临床疾病护理技术与护理精要

任秀英　主编

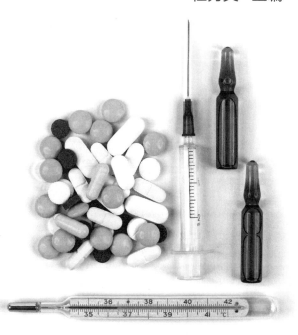

中国纺织出版社有限公司

图书在版编目（CIP）数据

临床疾病护理技术与护理精要 / 任秀英主编. -- 北京 : 中国纺织出版社有限公司, 2022.8

ISBN 978-7-5180-9543-8

Ⅰ.①临…　Ⅱ.①任…　Ⅲ.①护理学　Ⅳ.①R47

中国版本图书馆CIP数据核字（2022）第084287号

责任编辑：樊雅莉　　　责任校对：高　涵　　　责任印制：王艳丽

中国纺织出版社有限公司出版发行

地址：北京市朝阳区百子湾东里A407号楼　邮政编码：100124

销售电话：010—67004422　传真：010—87155801

http://www.c-textilep.com

中国纺织出版社天猫旗舰店

官方微博 http://weibo.com/2119887771

唐山玺诚印务有限公司印刷　　　各地新华书店经销

2022年8月第1版第1次印刷

开本：889×1194　1/16　印张：11.5

字数：341千字　定价：78.00元

凡购本书，如有缺页、倒页、脱页，由本社图书营销中心调换

编 委 会

主　编　任秀英　孙　晶　曹玉杰　张　燕　范春荣

副主编　刘雨辰　马　珍　耿佳颖　杜　红
　　　　　王国华　柴玉斌　曲振宁　赵淑云

编　委　(按姓氏笔画排序)
　　　丁相瑜　哈尔滨医科大学附属第一医院
　　　马　珍　佳木斯大学附属第一医院
　　　马　峰　佳木斯大学附属第一医院
　　　王　君　哈尔滨医科大学附属第二医院
　　　王　坤　哈尔滨医科大学附属第四医院
　　　王国华　哈尔滨医科大学附属第二医院
　　　王景佳　佳木斯大学
　　　付玉华　佳木斯大学
　　　曲振宁　中国人民解放军联勤保障部队第九七〇医院
　　　朱　岩　佳木斯大学附属第一医院
　　　任秀英　佳木斯大学附属第一医院
　　　刘雨辰　佳木斯大学附属第一医院
　　　孙　健　哈尔滨医科大学附属第二医院
　　　孙　晶　佳木斯大学附属第一医院
　　　孙桂英　佳木斯大学附属第一医院
　　　杜　红　哈尔滨医科大学附属第四医院
　　　邱莉莉　哈尔滨医科大学附属第二医院
　　　张　燕　烟台毓璜顶医院
　　　张华英　佳木斯大学
　　　张晓楠　哈尔滨医科大学附属第二医院
　　　张海英　哈尔滨医科大学附属第二医院
　　　范春荣　菏泽市第三人民医院
　　　赵淑云　佳木斯大学附属第一医院
　　　段丽娜　哈尔滨医科大学附属第四医院
　　　姜文玲　哈尔滨医科大学附属第一医院
　　　姜晓艺　佳木斯大学
　　　耿佳颖　佳木斯大学附属第一医院
　　　柴玉斌　哈尔滨医科大学附属第二医院
　　　曹玉杰　佳木斯大学附属第一医院
　　　赫英贤　佳木斯大学附属第一医院

前　言

　　护理学是以维护和促进健康、减轻病痛、提高生命质量为目的，运用专业知识和技术，为人民提供健康服务的一门学科。近年来，随着科技的进步，护理学的发展日新月异，许多护理新理论和新技术不断涌现并广泛应用于临床，有效地减轻了患者负担、缓解了患者病情。这就要求护理工作人员具备更高的人文素质、实践技能、整体护理知识和社会知识，本书正是在这样的背景下编写而成的。

　　本书首先介绍护理质量管理、护理安全管理、基础护理技术给药技术、灌肠和导尿技术与常见症状护理，然后阐述临床常见的疾病护理，具体包括呼吸内科常见疾病的护理、心血管内科常见疾病的护理、消化内科常见疾病的护理、肾内科常见疾病的护理、内分泌科常见疾病的护理、血液内科常见疾病的护理、神经内科常见疾病的护理知识。本书的作者从事临床护理工作多年，具有丰富的临床经验和深厚的理论功底。希望本书能为临床护理工作者处理相关问题提供参考，也可作为医学院校学生和基层医生学习之用。

　　由于编写经验和组织能力所限，加之时间仓促，书中难免有不妥之处，欢迎广大读者批评指正。同时也建议读者在临床使用过程中，参考本书时应根据临床实际情况判断，以免发生疏漏。

编　者
2022 年 4 月

目 录

第一章

护理质量管理

第一节　护理质量管理的基本方法

一、质量管理的基本工作

进行质量管理工作必须具备一些基本条件、手段和制度，这是质量管理的基础，护理质量管理也不例外。

护理质量管理要重视质量管理教育，使全体人员树立"质量第一"的思想。质量管理教育包括两个方面：一是技术培训，二是质量管理的普及宣传和思想教育。通过教育要达到以下目的：①克服对质量管理认识的片面性，进一步理解质量管理的意义，树立"质量管理，人人有责"的思想；②使每个护理人员掌握有关的质量标准、管理方法和质量管理的工具，如会看图表等；③使全体人员弄清质量管理的基本概念、方法及步骤。

除进行质量管理教育外，还要建立健全质量责任制，即将质量管理的责任明确落实到各项具体工作中，使每个护理人员都明白自己在质量管理中的责任、权力、具体任务和工作关系，在其位，任其责，形成质量管理的体系，并与奖惩制度联系起来。

二、质量管理的工作循环

全面质量管理保证体系运转的基本方式是以 PDCA（计划—执行—检查—处理）的科学程序进行循环管理的。它是 20 世纪 50 年代由美国质量管理专家戴明根据信息反馈原理提出的全面质量管理方法，故又称戴明循环。

（一）PDCA 循环的步骤

PDCA 循环包括质量保证系统活动必须经历的 4 个阶段 8 个步骤，其主要内容如下。

1. 计划阶段

计划阶段包括制定质量方针、目标、措施和管理项目等计划活动，在此阶段主要是明确计划的目的性、必要性。这一阶段分为 4 个步骤：①调查分析质量现状，找出存在的问题；②分析影响质量的各种因素，查出产生质量问题的原因；③找出影响质量的主要因素；④针对主要原因，拟定对策、计划和措施，包括实施方案、预计效果、时间进度、负责部门、执行者和完成方法等内容。

2. 执行阶段

执行阶段是管理循环的第 5 个步骤。它是按照拟定的质量目标、计划、措施具体组织实施和执行，即脚踏实地按计划规定的内容去执行的过程。

3. 检查阶段

检查阶段是管理循环的第 6 个步骤。它是把执行结果与预定的目标对比，检查拟定计划目标的执行情况。在检查阶段，应对每一项阶段性实施结果进行全面检查，衡量和考查所取得的效果，注意发现新的问题，总结成功的经验，找出失败的教训，并分析原因，以指导下一阶段的工作。

4. 处理阶段

处理阶段包括第 7、第 8 两个步骤。第 7 步为总结经验教训，将成功的经验加以肯定，形成标准，以便巩固和坚持；将失败的教训进行总结和整理，记录在案，以防再次发生类似事件。第 8 步是将不成功和遗留问题转入下一循环中去解决。

PDCA 循环不停地运转，原有的质量问题解决了又会产生新的问题，问题不断产生而又不断解决，如此循环不止，这就是管理不断前进的过程。

（二）PDCA 循环的特点

1. 大环套小环，互相促进

如果整个医院是一个大的 PDCA 循环，那么护理部就是一个中心 PDCA 循环，各护理单位如病房、门诊、急诊室、手术室等又是小的 PDCA 循环。大环套小环，直至把任务落实到每一个人；反过来小环保大环，从而推动质量管理不断提高。

2. 阶梯式运行，每转动一周就提高一步

PDCA 4 个阶段周而复始地运转，而每转一周都有新的内容与目标，并不是停留在一个水平上的简单重复，而是阶梯式上升，每循环一圈就要使质量水平和管理水平提高一步。PDCA 循环的关键在于"处理这个阶段"，就是总结经验，肯定成绩，纠正失误，找出差距，避免在下一循环中重犯错误。

三、护理质量的循环管理

护理质量管理既是一个独立的质量管理系统，又是医院质量管理工作中的一个重要组成部分，因此，它是在护理系统内不同层次上的循环管理，也是医院管理大循环中的一个小循环。所以，护理质量循环管理应结合医院质量管理工作，使之能够纳入医院同步惯性运行的循环管理体系中。

我国大多数医院在护理管理中实施计划管理，即各层次管理部门有年计划、季计划、月安排、周重点，并对是否按计划达标有相应的检查制度及制约措施。

各护理单元及部门按计划有目的地实施，护理各层管理人员按计划有目的地检查达标程度，所获结果经反馈后及时修订偏差，使护理活动按要求正向运转。具体实行时可分为以下 4 个阶段。

1. 预查

以科室为单位按计划、按质量标准和项目对存在的问题进行检查，为总查房做好准备。

2. 总查房

护理副院长、护理部主任对各科进行检查，现场评价，下达指令。

3. 自查

总查房后，科室根据上级指令、目标与计划和上月质量管理情况逐项分析检查，找出主要影响因素，制定下月的对策、计划、措施。

4. 科室质量计划的实施

科室质量计划落实到组或个人，进行 PDCA 循环管理。这种动态的、循环的管理办法，就是全面管理在护理质量管理中的具体实施，对护理质量的保证起重要作用。

（任秀英）

第二节　护理质量评价

一、目的

（1）衡量工作计划是否完成，衡量工作进展的程度和达到的水平。

（2）检查工作是否按预定目标或方向进行。

（3）根据实际提供的护理数量、质量，评价护理工作需要满足患者的程度、未满足的原因及其影响因素，为管理者提高护理管理质量提供参考。

（4）通过评价工作结果肯定成绩，找出缺点和不足，并指出努力的方向。也可以通过比较，选择最佳方案来完成某项工作。

（5）检查护理人员工作中实际欠缺的知识和技能，为护士继续教育提供方向和内容。

（6）促进医疗护理的质量，保障患者的权益。

（7）确保医疗设施的完善，强化医疗行政管理。

二、原则

1. 实事求是原则

评价应建立在事实的基础上，将实际执行情况与原定的标准和要求进行比较。这些标准必须是评价对象能够接受的，且在实际工作中是可以测量的。

2. 可比性原则

评价与对比要在双方水平、等级相同的人员中进行，制定标准应适当，每位护士都能通过学习达标。

三、护理人员的评价

护士工作的任务和方式是多样化的，因此在评价时应从不同的方面去进行，如护士的积极性和创造性、完成任务所具备的知识基础、与其他人一起工作的协作能力等。对护士经常或定期地进行评价，考察护理工作绩效，为护理人员培养、职称评定、奖罚提供依据。一般从人员素质、护理服务效果、护理活动过程的质量或将几项结合起来进行评价。

1. 素质评价

从政治素质、业务素质、职业素质3个方面来综合测定基本素质，从平时的医德表现及业务行为看其政治素质及职业素质；从技能表现、技术考核成绩、理论测试等项目来考核业务素质。可用问卷测评方式或通过反馈来获得综合资料，了解护士的基本情况，包括他们的道德修养、积极性、坚定性、首创精神、技能表现、工作态度、学识能力、工作绩效等素质条件。

2. 结果评价

结果评价是对护理人员服务结果的评价。由于很多护理服务的质量不容易确定具体目标，评价内容多为定性资料，不易确定具体的数据化标准，所以结果评价较为困难。并且在评价后，只能告诉护理人员是否达到了目标，并不能告诉他以后怎样去达到目标，因此应采用综合方法进行评价，以求获得较全面的护理人员服务质量评价结果。通过信息反馈，指导护理人员明确完成护理任务的具体要求和正确做法。

3. 护理活动过程的质量评价

这类评价的标准注重护士的实际工作做得如何，评价护理人员的各种护理活动，如某医院病室对主班护士任务的执行情况进行评价。

这种评价的优点是给工作人员以具体的标准、指标，使评价对象知道如何做才是正确的，有利于护理人员素质和水平的提高。不足之处是费时间，且内容限制在具体任务范围之内，比较狭窄，对人的责任评价范围小，只能评价护理人员在具体岗位上的工作情况。

4. 综合性评价

用几方面的标准综合起来进行评价，凡与护理人员工作结果有关的活动都可包括在内，如对期望达到的目标、行为举止、素质、所期望的工作结果和工作的具体指标等进行全面的考核与评价。

四、临床护理质量评价

临床护理质量评价，就是衡量护理工作目标完成的程度，衡量患者得到的护理效果。临床护理质量评价的内容如下。

1. 基础质量评价

基础质量评价着重评价进行护理工作的基本条件，包括组织机构、人员素质与配备、仪器、设备与资源等。这些内容是构成护理工作质量的基本要素。具体评价以下几个方面。

（1）环境。各护理单位是否安全、清洁、整齐、舒适。

（2）护理人员的素质与配备。是否在人员配备上做出了合适的安排、人员构成是否适当、人员素质是否符合标准等。

（3）仪器与设备。器械设备是否齐全、性能完好情况、急救物品完好率、备用无菌注射器的基数以及药品基数是否足够等。

（4）护理单元布局与设施。患者床位的安排是否合理、加床是否适当、护士站离重症患者的距离有多远等。

（5）各种规章制度的制定及执行情况，有无各项工作质量标准及质量控制标准。

（6）护理质量控制组织结构。可根据医院规模设置不同层次的质控组织，如护理部质控小组、科护士长质控小组、护士长质量控制小组。

2. 环节质量评价

主要评价护理活动过程中的各个环节是否达到质量要求，具体如下。

（1）是否应用护理程序组织临床护理活动，向患者提供身心整体护理。

（2）心理护理，健康教育开展的质量。

（3）是否准确及时地执行医嘱。

（4）病情观察及治疗效果的观察情况。

（5）对患者的管理如何，如患者的生活护理、医院内感染等。

（6）与后勤及医技部门的协调情况。

（7）护理报告和记录的情况。

此外，也可按三级护理标准来评价护理工作的质量。在环节质量的评价中，还常用定量评价指标来评价护理工作质量，其具体内容如下。

（1）基础护理合格率。

（2）特护、一级护理合格率。

（3）护理技术操作合格率。

（4）各种护理表格书写合格率。

（5）常规器械消毒灭菌合格率。

（6）护理管理制度落实率。

3. 终末质量评价

终末质量评价是评价护理活动的最终效果，是从患者角度评价所得到的护理效果与质量，是对每个患者最后的护理结果或成批患者的护理结果进行质量评价。终末质量评价的选择和制定是比较困难的，因为影响的因素比较多，有些结果不一定能说明护理的效果，如伤口愈合率与治愈率的高低不一定完全是护理的结果。根据现代医学模式，护理结果的评价应当包括患者的生理、心理、社会、精神等各个方面。

将上述 3 个方面相结合来进行评价，即综合评价，能够全面说明护理服务的质量。评价结果所获得的信息经反馈纠正偏差，达到质量控制的目的。

五、护理质量的评价方法

1. 建立健全质量管理和评价组织

质量管理和评价要有组织保证，落实到人。

2. 加强信息管理

信息是计划和决策的依据，是质量管理的重要基础。护理质量管理要靠正确与全面的信息，因此应注意获取和应用信息，对各种信息进行集中、比较、筛选、分析，从中找出影响质量的主要的、一般的、共性的和特性的因素，再从整体出发，结合客观条件做出指令，然后进行反馈管理。

3. 采用数理统计指标进行评价

建立反映护理工作数量、质量的统计指标体系，使质量评价更具有科学性。在运用统计方法时，应注意统计资料的真实性、完整性和准确性，注意统计数据的可比性和显著性。应按照统计学的原则，正确对统计资料进行逻辑处理。

4. 常用的评价方式

常用的评价方式有同级间评价、上级评价、下级评价、服务对象评价（满意度）、随机抽样评价等。

5. 评价的时间

评价的时间可以是定期的检查与评价，也可以是不定期的检查与评价。定期检查可按月、按季度、按年进行，由护理部统一组织全面检查评价。但要注意掌握重点问题、重点单位。不定期检查评价主要是各级护理管理人员、质量管理人员深入实际，随时按质量管理的标准进行检查评价。

六、临床护理服务评价程序

评价工作是复杂的过程，也是不断循环的过程。一般有如下步骤。

（一）确定质量评价标准

1. 标准要求

理想的标准和指标应详细说明所要求的行为或成果，将其存在的状况、程度和应存在的行动或成果的数量写明。制定指标的要求：①具体（数量、程度和状况）；②条件适当，具有一定的先进性和约束力；③简单明了，易于掌握；④易于评价，可以测量；⑤反映患者需求与护理实践。

2. 制定标准时明确内容

①建立标准的类型；②确定标准的水平是基本水平或最高水平；③所属人员参与制定，共同确定评价要素及标准；④符合实际，可被接受。

标准是衡量事物的准则，是医疗护理实践与管理实践的经验总结，是经验与科学的结晶。只有将事实与标准比较之后，才能找出差距，评价才有说服力。

（二）收集信息

收集信息可通过建立汇报统计制度和制定质量检查制度来进行。对护理工作数量、质量的统计数字收集应及时准确，做好日累计、月统计工作。除通过统计汇报获得信息外，还可采用定期检查与抽查相结合的方式，将检查所收集到的信息与标准对照，获得反馈信息，计算达标程度。

（三）分析评价

应反复分析评价的过程，如分析：①评价标准是否恰当、完整，被评价者是否明确；②收集资料的方式是否正确、有效，收集的资料是否全面，能否反映实际情况；③资料与标准的比较是否客观；④所采用的标准是否一致。

（四）纠正偏差

将执行结果与标准对照，分析评价过程后找出差距，对评价结果进行分析，提出改进措施，以求提高护理工作的数量与质量。

七、评价组织

在我国，医院一般是在护理部的组织下设立护理质量检查组，作为常设机构或临时组织。由护理部主任（副主任）领导，各科室护士长参加，分项（如护理技术操作、理论、临床护理、文件书写、管理质量等）或分片（如门诊、病区、手术室等）检查评价。多采用定期自查、互查互评或上级检查方式进行。

院外评价组织经常由上级卫生行政部门组成，并联合各医院评价组织对医院工作进行评价。其中护理评审组负责评审护理工作质量。

八、注意事项

1. 标准恰当

制定的标准恰当，评价方法科学、适用。

2. 防止偏向

评价人员易产生宽容偏向，或易忽略某些远期发生的错误，或对近期发生的错误比较重视，使评价结果发生偏向，应对此加以克服。

3. 提高能力

为增进评价的准确性，需提高评价人员的能力，必要时进行培训，学习评价标准、方法，明确要注意的问题，使其树立正确的评价动机，以确保评价结果的准确性与客观性。

4. 积累资料

积累完整、准确的记录以及有关资料，既能节省时间，便于查找，又是促进评价准确性的必要条件。

5. 重视反馈

评价会议前准备要充分，会议中应解决关键问题，注意效果，以达到评价目的。评价结果应及时、正确地反馈给被评价者。

6. 加强训练

按照标准加强对护理人员的指导训练较为重要。平时按标准提供优质护理服务质量，检查与评价时才能获得优秀结果。

（孙　晶）

第二章

护理安全管理

第一节　护理安全文化的构建

随着社会的进步、经济的发展和法律法规的不断健全，人们的健康、法律、自我保护意识和维权意识不断增强，对护理服务的要求越来越高，医疗护理纠纷也逐渐增多，护理实践将面临更加复杂的环境。特别是新的《医疗事故处理条例》和《侵权责任法》颁布实施以后，对护理安全管理提出了更高的要求。如何保证护理工作的安全，科学实施护理安全管理，控制护理缺陷和差错事故的发生成为护理管理者面临的重要问题。

一、概念

安全文化的概念是在 1986 年苏联切尔诺贝利核电站爆炸事故发生后，国际原子能机构在总结事故发生原因时明确提出的，INSAG（国际核安全检查组）认为安全文化是存在于单位和个人中的各种素质和态度的综合，是一种高于一切的观念。安全文化是为了人们安全生活和安全生产创造的文化，是安全价值观和安全行为准则的总和，体现为每一个人、每一个单位、每一个群体对安全的态度、思维程度及采取的行为方式。

医院安全文化的概念是由 Singer 等于 2003 年首先提出的。医院安全文化就是将文化的所有内涵向以安全为目的的方向推进的一种统一的组织行为，以及医院内所有员工对待医疗安全的共同态度、信仰、价值取向。护理安全文化是医院安全文化的重要组成部分。

护理安全是指在实施护理过程中患者不发生法律和法定的规章制度允许范围以外的心理、机体结构或功能上的损害、障碍、缺陷或死亡。护理安全管理是护理管理的核心，是护理质量的重要标志之一。

护理安全文化是护理管理中引入的新概念，美国围手术期注册护士协会（AORN）把护理安全文化定义为一个组织具有风险意识、安全第一的工作理念，把差错作为组织改进的机遇，建立差错报告系统及有效的改进机制，即认为如果一个组织缺失护理安全文化，大部分患者的安全将得不到保障。护理安全文化包含 8 个观点，3 种意识。8 个观点为预防为主、安全第一、安全超前、安全是效益、安全是质量、安全也是生产力、风险最小化和安全管理科学化；3 种意识为自我保护意识、风险防范意识、防患于未然意识。8 个观点，3 种意识被认为是护理安全文化的精髓。Mustard 认为建立护理安全文化是评价护理质量和识别、预防差错事故的重要手段。因此，护理安全文化的建立是确保护理安全的前提和保证，护理安全文化的构建和完善是护理管理者面临的一个重要课题。

二、不安全因素

1. 制度不健全或不详尽

护理规章制度是护理安全的基本保证，规章制度不健全或不详尽，使护士在实际工作中无章可循，遇到问题时不知如何应对，往往会对患者的安全构成威胁，以致发生护理纠纷。

2. 人力资源不足

充足的护理人员配置是完成护理工作的基本条件，超负荷的工作常使护理人员无法适应多角色的转变，极易出现角色冲突。

3. 护理人员能力与岗位不匹配

护理过失的发生与护士素质和能力有着直接的联系，护士队伍日趋年轻化，工作中缺乏经验，专科知识不扎实，急救操作不熟练，病情观察不仔细，发现问题、处理问题不及时，这些都是造成护理不安全的隐患。

4. 仪器、设备保障不力

仪器、设备保养或维修不及时，抢救仪器、设备不能及时到位或没有处于备用状态，极易导致护理安全问题的发生。

5. 沟通渠道不畅通

医务人员彼此之间有效的沟通是患者安全工作的重要前提。医护之间缺乏沟通和协调，如病情变化时未及时通知医生、医嘱开立时间与护士执行时间不一致、医生临时口头医嘱过后漏补、病情记录内容出现差异等，都是导致纠纷的隐患。

三、护理安全文化的构建内涵

人类自从有了护理这一活动，护理安全就一直贯穿于护理活动的始终，总结后形成了许多安全防范的方法和措施，逐渐构建了护理安全文化，丰富了现代护理内容。护理安全文化的建设，从现代护理现状看，单单关注护士的护理措施与方法是远远不够的，还应该关注患者内心的安全问题（医疗安全、人身安全、生活安全等）。

1. 改变护理安全的观念

根据安全促进理论，建立新的安全护理理念，包括：差错将发生在任何系统和部门，没有人能幸免，通过努力，寻找、发现系统和部门中的薄弱点；在纠正错误之前，首先找出问题发生的根本原因；纠错不是纠正直接的问题而是纠正整个系统，不把一个问题简单地判断为"人的因素"；简化工作流程，避免出错；对出差错者提供帮助。

2. 以护理质量文化促进护理质量改进

护理质量文化的内容分为护理质量文化内层（精神层）、中层（制度层）、外层（物质层）3层，共同构成了护理质量文化的完整体系。内层主要体现在质量价值观、质量意识与理念、质量道德观方面；中层包含质量方针、目标、管理体系、质量法律、法规、标准、制度；外层包括护士的质量行为、质量宣传教育、开展质量月活动、院容院貌等。3个层次相互作用，其中内层（精神层）是关键的部分，是护理人员质量价值观和道德观、质量管理理念及质量意识与精神的结合。只有建立持续改进、追求卓越的理念，不断对中层进行完善，使其适应"以人为本，以文化为人"的管理理念，而且成为护理人员自觉遵守的行为准则，外层（物质层）才会长久、卓越。

3. 建立共同的安全价值观

构建安全文化体系首先要统一思想，建立共同的安全价值观。护理部利用安全培训班、晨会、安全活动日等深入病房，参加医护人员的安全交流活动，让全体护理人员懂得安全是一切医疗护理工作的基础，它在效率与效益之上，为了安全，必要的牺牲和投入是必需的，也是值得的。安全无小事，护理无小事，因为我们面对的是既神圣又脆弱的生命。共同的安全价值观便于指令性任务的执行，高度的统一行动，在提高工作效率的同时也始终保持着安全意识。

安全文化是安全工作的根本，倡导安全自觉遵守。著名经济学家于光远有句名言："国家富强在于经济，经济繁荣在于企业，企业兴旺在于管理，管理优劣在于文化。"营造安全文化氛围，做好护理安全管理工作，首先必须在全体人员中树立护理安全的观念，加强职业道德教育，时刻把患者安危放在首位。建立安全第一的观点，让每位护理人员都明白，在护理的各个环节都可能存在安全隐患，如果掉以轻心，势必危机四伏，给患者带来不可弥补的伤害。树立安全的心理素质、安全的价值观。

护理安全管理是一个系统工程，必须建立长效管理机制，营造安全文化氛围，使人人达到"我会安全"的理想境界。人的管理重点在于管好人、教化人、激励人、塑造人，是所有管理中最重要的环节。管理重点在规范化阶段护士、实习护士、新入院或转科患者、危重患者及疑难病患者的管理。规范化阶段护士、实习护士临床工作经验不足，加之工作环境的刺激性，工作目标的挑战性，学习与工作中的"精神压力"、"紧迫感"、考试、评比、检查、竞赛、护理质量控制等，心理应激耐受力差，难以适应工作环境，正确指导他们把这些看作是适度的心理应激，是促进学习工作的手段，是人正常功能活动的必要条件，把工作看成一件快乐的事情，就能逐渐拥有良好的心理素质。新入院或转科患者由于发病或病情发生变化等，易产生焦虑或猜疑而导致心理应对不良，危重患者及疑难病患者病情变化快、反复，不易察觉，甚至出现突然死亡等严重问题，一旦碰到患者病情变化，规范化阶段护士及实习护士心理准备不足，就会显得惊慌，易给患者及其家属带来不安全感，易引起护理纠纷。护士长要经常提醒他们，利用晨会、床头交接班、科务会上反复讲，天天看，怎么做，如何应对，使他们心理承受力逐渐加强，并以以往血的教训警示大家。

4. 建立系统的护理差错分析方法

对护理差错事件进行登记和分析。原因分析包括组织和管理因素、团队因素、工作任务因素、环境因素、个人因素、患者因素等方面。组织和管理因素包括制度、工作流程、组织结构等；团队因素指交流与合作、沟通等；环境因素包括设备、布局设置等；个人因素包括知识、经验、责任心等；患者因素包括患者的情感状态、理解能力、配合程度等。通过对护理差错事件的原因和性质的系统分析，找出造成护理差错的量化数据，为护理管理者找出关键环节提供理论依据。

5. 实施人性化的处理程序，建立畅通的护理差错报告制度

护理工作的复杂性、多样性、重复性等特点使护理人员难免出现这样或那样的差错。这就需要从已发生的事件及错误中分析存在的问题，制定好预防差错发生的策略。同时实施"无惩罚性护理不良事件上报制度"，改变传统的惩罚性措施，把错误作为一个改进系统、预防不良事件发生的机会，转变过去那种对出现护理安全隐患的个人予以经济处罚、通报批评、延迟晋升等做法，护理差错不纳入当事人及部门领导的绩效考核体系。从过去强调个人行为错误转变为重视对系统内部的分析，这并不是否认问责制，而是因为这样会阻止护理人员对护理安全隐患进行正确的报告，难以实现患者的安全。科室做好自查工作，防范差错事故的发生，出现护理差错时要及时上报，科室或护理部要在例会上对差错事故进行分析，目的是查找原因、吸取教训，避免类似的错误再次发生。护理部定期组织质控小组对上报的差错进行分析讨论，提出解决问题的参考意见，给全院护理人员提供一个分享经验的平台。有效的差错报告体系不仅保证了患者的安全，也为护理管理提供了一个可持续进行的护理质量改进的有效途径。

6. 建立标准化护理工作流程

管理者在制订护理工作流程时，必须有一个指导思想，即简化程序，将所需解决的问题减少到最低程度，在不违反原则的前提下，尽可能地使流程简单，既减少差错，又提高工作效率。同时建立、修订护理工作流程时，必须从系统、防御的角度去制定。

7. 护理管理者对安全问题的关注与参与

护理管理者必须树立安全第一的思想，把安全管理作为首要的任务来抓，经常对系统进行重新评估和设计，同时要参与护理安全文化的教育工作，做好护理安全的检查工作。

8. 倡导团队协作精神，加强与合作者及患者的沟通

护理工作连续性强，环环相扣，护理人员之间的监督、协助、互补能有效发现、堵截安全漏洞；同时和医院的其他工作人员，尤其是医护双方加强沟通交流，认真听取不同意见，共同做好安全问题的防范，加强医院内各科室的协作与交流，有效防止差错的发生；提倡医护药检一体化，医护人员间的默契配合和高度信任，临床药师的及时指导，计算机医嘱的 PASS 系统等多方位体现团队协作精神，也更促进了护理安全文化氛围的形成。

9. 强化患者安全满意度调查

患者对安全的参与更直接有效地满足患者对安全的需求。有文献报道某医院每月进行床边护理满意

度调查和出院患者电话回访，其中包含征求患者对治疗、检查、用药、护理措施等心存疑问的方面，了解患者的需求，让患者参与患者的安全，加强医护患之间的沟通，明确告知患者在治疗及护理过程中潜在的危险，在沟通中达成安全共识，使患者放心，家属满意，取得了满意的效果。

通过构建护理安全文化、改变护理安全的观念、促进质量文化的建设、建立健全护理安全管理制度，以及护理风险应急和管理预案、合理调配护理人力资源、加强医护患之间的沟通、开展患者安全满意度调查等，旨在减少护理安全隐患，减少护理差错和纠纷的发生。但护理安全文化的建设是一项长期、持续的工作，是一项系统工程，还需要结合我国具体国情，从多角度、多层面分析护理安全问题，提出针对性预防措施，在护理实践过程中不断总结和发展。

（曹玉杰）

第二节　护理安全管理组织架构、职责

一、目的

为了进一步加强护理安全管理，落实各级护理人员职责和各项护理规章制度，加强护理安全前馈管理，及时发现护理安全隐患并制定落实整改措施。

二、目标

（1）建立护理质量安全管理体系。

（2）加强护理安全制度的建设。

（3）及时发现及纠正护理安全隐患。

（4）杜绝严重差错事故的发生，降低护理缺陷发生率，保障患者安全。

三、护理安全管理组织架构

护理质量管理与持续改进委员会→护理安全小组→科护理安全小组（3~4名）→病区护理安全员（至少1名）。

四、护理安全管理组织主要职能

（1）制定临床护理安全考核标准。

（2）制订质控计划及考核内容。

（3）督促指导所在科室护理安全相关制度执行情况，及时发现存在问题并适时提出修改建议。

（4）及时发现本科室护理安全工作过程中存在的问题、安全隐患，并针对护理安全存在的问题进行原因分析，提出改进意见并落实整改措施。

（5）协调处理护理制度建设方面的有关工作。

（6）定期组织护理缺陷分析，提出改进建议。

（7）定期修订各项护理应急预案并检查落实情况。

五、工作程序

（1）凡护理部下发的护理安全相关的规章制度，由科护士长及病区护士长逐层宣传及落实，护理安全小组协助做好落实工作及落实情况的反馈。

（2）凡需要责任追究的事项（护理质量及服务缺陷、意外事故等）由所在科室病区、科护士长、护理部及相关安全小组成员负责调查核实并提出处理及整改意见，再由护理部病房管理组及护理部主任讨论决定。

（3）安全小组成员根据工作职能开展工作，针对临床护理安全工作实际所收集和提出的意见和建议由病区—科—护理部逐级提出和汇总讨论，最后交由护理质量管理与持续改进委员会和护理部主任会议讨论决定。

六、工作要求

（1）安全小组成员随时发现及收集有关护理安全制度及护理工作过程中的安全隐患，并及时提出相关整改措施。

（2）安全小组成员每月按《护理安全隐患检查标准》对所管辖病区进行检查，以发现病区安全隐患，并与相关护理管理人员共同分析原因，提出整改措施并进行追踪落实。

（3）每半年逐级组织安全小组成员进行有关安全工作研讨并提出护理安全工作的改进措施。

（4）每月对护理缺陷进行讨论分析、定性并提出整改意见。

（张　燕）

第三节　护理不良事件上报系统的构建与管理

确保住院患者安全是临床护理的基本原则，是护理质量管理的核心。目前患者安全问题已经在全世界范围内引起高度重视。世界发达国家的实践证明，医疗差错和不良事件报告系统的建立能促进医疗质量和患者安全，达到医疗信息的共享，最终达到减少医疗错误、确保患者安全的目的。在 2005 年国际医院交流和合作论坛上国内外专家指出，报告系统的建立是最难的，因为有诸多因素阻碍着不良事件的呈报。

中国医院协会在《2007 年度患者安全目标》中明确提出"鼓励主动报告医疗不良事件"，体现了"人皆会犯错，犯错应找原因"的管理理念，所以营造鼓励个人报告护理不良事件并能让护士感到舒适的外部环境十分重要。卫健委 2008 年在《医院管理年活动指南》中也明确要求各级卫生机构要鼓励报告医疗不良事件，但是目前还没有建立规范化、制度化的医疗不良事件外部和内部报告系统。

一、概念

护理不良事件是指在护理工作中发生的，不在计划中，未预计到或通常不希望发生的事件。包括患者在住院期间发生的跌倒、用药错误、走失、误吸或窒息、烫伤及其他与患者安全相关的非正常的护理意外事件，通常称为护理差错或护理事故。但为准确体现《医疗事故处理条例》的内涵及减少差错或事故这种命名给护理人员造成的心理负担与压力，科学合理对待护理缺陷，所以现以护理不良事件来进行表述。

患者安全是指患者在接受医疗护理过程中避免由于意外而导致的不必要伤害，主要强调降低医疗护理过程中不安全的设计、操作及其行为。

二、护理不良事件分级标准

我国香港医管局关于护理不良事件的管理办法中不良事件分级标准内容如下：0 级事件指在执行前被制止；Ⅰ级事件指事件发生并已执行，但未造成伤害；Ⅱ级事件指轻微伤害，生命体征无改变，需进行临床观察及轻微处理；Ⅲ级事件指中度伤害，部分生命体征有改变，需进一步临床观察及简单处理；Ⅳ级事件指重度伤害，生命体征明显改变，需提升护理级别及紧急处理；Ⅴ级事件指永久性功能丧失；Ⅵ级事件指死亡。

英国患者安全局（NPSA）关于患者安全性事件的分级如下：无表示没有伤害；轻度表示任何需要额外观察或监护治疗患者的安全性事件，以及导致轻度损害；中度表示任何导致适度增加治疗的患者安全性事件，以及结果显著但没有永久性伤害；严重表示任何出现持久性伤害的患者安全事件；死亡表示任何直接导致患者死亡的安全性事件。

三、影响护理不良事件上报的因素分析

有学者调查研究显示，在临床护士护理不良事件上报影响因素中，排序前5位的是担心因个人造成的不良事件影响科室分值、害怕其他人受到影响、担心上报其他同事引起的不良事件影响彼此间关系、担心被患者及其家属起诉、担心上报后会受到处罚。长期以来，护理差错或事故多以强制性的，至少是非自愿性的形势报告。在医院内部，护理人员的职称晋升、年终评比等通常都与不良事件或过失行为挂钩，一旦发生就一票否决，而且会对自身的名誉造成伤害。在实际操作中，护理不良事件的上报缺乏安全、无责的环境。在护理不良事件发生后，更多的护士首先选择告知护士长或者自己认为可相信的同事，这在一定程度上影响了安全且保密的上报环境。同时，目前国内的医疗环境，患者对于医院和医务人员的不理解，往往带来严重的过激行为，医疗纠纷的处理机制尚不健全，医院对于医疗纠纷的处理一筹莫展，护理人员更加担心不良事件的上报会给医疗纠纷的处理"雪上加霜"，这导致了护理人员更加不愿主动上报医疗不良事件。

关于人口学资料对护理不良事件上报的影响，有学者调查研究显示，大专学历者平均得分高，本科学历者最低。不同学历护士护理不良事件上报影响因素评分比较，差异有统计学意义（$P < 0.01$）。学历高者，对于理论知识掌握相对更全面，对护理安全也有较高的认识。有研究表明，对不良事件的认知程度决定对一项护理操作是否定义为不良事件的判断能力。护理人员会因为错误的操作没有造成患者的伤害而不上报，他们不认为此类事件是不良事件。而医护人员对于医疗不良事件报告有足够的认知及正向态度是成功报告的关键。中专学历者不良事件上报影响因素平均得分低，可能是因为中专护士人数少，一般参加基础护理工作，不良事件发生率较低，从而对是否上报的矛盾也小。不良事件上报影响因素平均得分护师最低，护士最高。$10 \sim 19$年工龄者平均得分最低，$1 \sim 9$年工龄者次之，20年及以上者平均得分最高。不同职称和工龄护士的护理不良事件上报影响因素评分比较，差异有统计学意义（$P_{均} < 0.01$）。其原因可能是工龄长的护士大多未经过系统的理论学习，第一学历普遍较低，对于不良事件的认知多从临床经验中总结得出。同时，在实际临床工作中，工龄长的护士因为其丰富的临床经验多需负责临床带教任务，若实习护士发生不良事件，带教老师需要承担一定的责任，这同样关系个人利益，同时存在对实习护士职业发展的影响，在一定程度上影响了不良事件的上报。$10 \sim 19$年工龄的平均得分最低，可能是该年龄段护士学历相对提高，经过一定时期的临床工作，具有一定的临床经验，同时科室资深护士对其仍有监督作用，而且该阶段的护士有较多的机会参加各种护理继续教育，对于新理论、新知识的掌握较好，对护理安全认识较深，因而对不良事件多能主动告知给护士长或年长护士。$1 \sim 9$年工龄的护士多为临床新护士，工作经验不足，发生不良事件的概率较大，但是又害怕上报对自己、对科室有影响，害怕受罚影响其职业生涯发展；另一方面，对不良事件的认识相对不足，从而影响其对护理不良事件的主动上报。

四、强化护理不良事件自愿上报的措施

1. 加强护理人员对护理不良事件的安全认知和医疗法律意识的培养

有学者认为，给予医护人员对不良事件适当的训练和教育可促进报告行为。医护人员若相信报告不良事件可用来预防错误的再发生，就会相信可以透过资讯从中获益，分享学习，进而促进其报告行为。Kohn等指出，要提高医护人员的认知水平，就必须了解不良事件报告系统的流程，报告的种类、目的及责任，不良事件的定义和报告后的利益。因此，应给予医护人员对不良事件的训练和教育，加强医护人员的认知水平，培养其正确的态度。

2. 加强护理人员业务素质培训

临床实践表明，护士的素质和能力与护理差错、护理事故的发生往往有着直接的联系，是维护安全护理最重要的基础。因此，加强护士业务素质培训，提高理论知识水平，对提升护理质量非常重要。护理管理者既要做好护士"三基"培训，又要重视对护士专科理论和专科技能的培训，并加强考核，提高护士业务素质，保证工作质量。同时，对于临床带教老师，要加强带教过程中的护理安全意识，避免

不良事件发生。

3. 转变管理模式

实行非惩罚报告制度，创造不良事件上报的无惩罚性环境，营造"安全文化"氛围。其核心是避免以问责为主要手段来管理差错及事故。应建立一套规范化、制度化的护理不良事件内部和外部报告系统，明确强制报告和自愿报告的范畴，委托专项研究机构负责对医疗不良事件报告系统的执行情况进行督查。一方面让护理人员按照规范程序进行强制报告，对未报告事件的部门或个人进行处罚；另一方面鼓励自愿上报，加强整个系统的保密性，并对报告数据及时进行分析、评价，查找不良事件发生的根本原因，同时提出的改进建议应该针对系统、流程或制度，而不仅针对个人，营造一种"安全文化"的氛围，把不良事件上报的管理制度提升到文化管理的层次，放弃目前拒绝承认错误、惩罚失败的文化，使医院每位护理人员在正确的安全观念支配下规范自己的行为。

五、护理不良事件上报系统的构建

目前，中国医疗卫生行业中推行已久的是医疗事故报告系统，不良事件报告系统尚处于初步阶段。护理不良事件报告系统有两种形式，即强制性报告系统和自愿报告系统。

强制性报告系统（MRS）主要定位于严重的、可以预防的医疗差错和可以确定的不良事件，规定必须报告造成死亡或加重病情最严重的医疗差错。通过分析事件的原因，公开信息以最少的代价解决最大的问题。

自愿报告系统（VRS）是强制性报告系统的补充，鼓励机构或个人自愿报告异常事件，其报告的事件范围较广，主要包括未造成伤害的事件和近似失误，由于不经意或是及时的介入行动，使原本可能导致意外伤害或疾病的事件或情况并未真正发生。医疗事故报告系统的应用，体现了医疗管理者希望在医务人员医疗实践过程将安全提升到最优先地位。

护理不良事件报告系统可分为外部报告系统和内部报告系统。内部报告系统主要以个人为报告单位，由医院护理主管部门自行管理的报告系统；外部报告系统主要以医院护理主管部门为报告单位，由卫生行政部门或行业组织管理的报告系统。

1. 建立护理不良事件的管理机构和信息系统

成立质量控制科，负责对不良事件登记、追踪，并联合护理部对不良事件进行通告和处理。此外医院还在内部网站上建立不良事件报告系统，可以通过该系统进行不良事件网络直报，使质控科和护理部能在第一时间得知不良事件的发生，并通知护理风险管理委员会采取相应的预防和补救措施。

2. 制作统一的护理不良事件自愿报告系统登记表

借鉴其他国家的医院异常事件、用药差错和事故报告制度的做法，建立电子版护理不良事件自愿报告系统登记表，采用统一的护理不良事件报告表。记录项目包括：发生日期、时间、地点、患者基本情况、护士基本情况、发生问题的经过、给患者造成的影响、引起护理不良事件的原因、改正措施等。

3. 护理不良事件的报告程序

发生不良事件后，护士长立即调查分析事件发生的原因、影响因素及管理等各个环节，并制定改进措施。当事人在医院的内网中填写电子版《护理不良事件报告表》，记录事件发生的具体时间、地点、过程、采取的措施和预防措施等内容后直接网络提交，打印一式两份，签名后1份提交护理部，1份科室留存。根据事件严重程度和调查进展情况，一般要求48小时内将报告表填写完整后提交护理部（患者发生压疮时，按照压疮处理报告制度执行）。事件重大、情况紧急者应在处理的同时口头上报护理部和质控科。针对科室报告的不良事件，护理部每月组织护理风险管理委员会分析原因，每季度公布分析处理结果，并跟踪处理及改进意见的落实情况，落实情况列入科室护理质量考核和护士长任职考评内容。

4. 护理不良事件的报告范围

护理不良事件的发生与护理行为相关，如违反操作规程、相关制度等。护理不良事件的发生造成患者的轻微痛苦但未遗留不良后果，如漏服口服药、做过敏试验后未及时观察结果又重复做；护理不良事件的发生未造成伤害，但根据护理人员的经验认为再次发生同类事件有可能会造成患者伤害，如过敏者管理不到位、标识不全；存在潜在的医疗安全或医疗纠纷事件，如对特殊重点患者未悬挂安全警示标识等。

5. 护理不良事件的报告原则

报告者可以报告自己发生的护理不良事件，也可以报告所见他人发生的护理不良事件。报告系统主要采取匿名的形式，对报告人严格保密，自愿报告者应遵循真实、不得故意编造虚假情况、不得诽谤他人原则，对报告者采取非处罚性、主动报告的原则。主动报告包括：护士主动向护士长报告，总护士长主动向护理部报告。

6. 建立"患者安全质量管理"网络

建立护理部主任、总护士长、科护士长三级管理体系。有计划地跟踪检查，以保证每一项措施能够落实到位。制定出"护理安全质量检查表"，每月对全院的各护理单元进行检查，督促措施的落实，纠正偏差，以此保证各项护理安全工作的实施。

7. 全体护理人员参与质量安全控制

将科室各项护理质量安全指标分配到个人，内容包括护士仪表、医德医风规范要求、病房管理、特级及一级护理质量、基础护理质量、急救物品、药品、器械管理、消毒隔离管理、护理文书书写管理、用药安全等，结合各岗位工作质量标准，每日进行自查互查。

8. 组织学习培训

组织护士学习各项护理质量安全标准，要求护理人员明确掌握本病区质量安全的内容及标准，发现他人或自己存在的质量与安全隐患、护理缺陷主动报告，不徇私情，不隐瞒。

9. 自愿报告的管理方法

成立三级护理不良事件自愿报告管理系统，由病区—护理部—主管院长逐级上报。发生护理不良事件后护理人员应立即报告护士长，并积极采取措施，将损害降至最低。护士长将每月自愿报告的护理不良事件进行分类、统计、汇总，及时上报给护理部，并在每月的质量安全会议上对各种护理不良事件发生原因进行分析，了解管理制度、工作流程是否存在问题，确定事件的真实原因，提出整改措施。护理部根据全院不良事件发生情况，组织专家进行调查研究，提出建议，并及时反馈给一线临床护理人员，对典型病例在全院点评。点评时不公布科室及当事人姓名，点评的目的主要是为预防此类事件的再次发生。主管院长负责对相关工作制度、流程进行审查。

10. 制定护理不良事件自愿报告处理制度

传统的管理模式在不良事件发生后需逐级上报并进行讨论，还要"确定事故性质，提出讨论意见"，最终按照责任的大小给予个人和科室相应的处罚。这种以惩罚为主的传统的管理模式成为护理人员不敢报告不良事件的主要因素。对医疗不良事件进行开创性研究的美国医学专家 Lucian Leape 教授提出，发生差错后担心被惩罚是当今医疗机构内患者安全促进的唯一最大障碍。同时国外的实践也表明在非惩罚性的环境下，员工更乐于指出系统的缺陷，报告各类意外事件和安全方面的隐患。为此护理管理部门应尽快建立一个非惩罚性的、安全的不良事件报告系统，确保各种不良事件能够迅速、高效地呈报给护理管理部门，便于护理管理人员对事件进行集中分析，从对系统的纠正方面来揭示需要关注的伤害和伤害发生发展的趋势，为医院护理质量的提高提供最佳指导意见。对自愿报告责任护士免于处罚，自愿报告人员为消除护理安全隐患提出合理化建议的、对保障护理安全有贡献的给予奖励。

11. 制定实施管理办法

（1）自查与他查：根据全院统一的《护理质量检查标准》及《患者安全目标》管理的要求，每日进行自查与他查，对检查中存在的问题、潜在的安全风险做到及时记录，及时纠正。

（2）班后小结：要求每位护士在下班前，对自己的工作进行认真审查，针对自己工作中存在的问题、潜在的风险及时记录，确认并改进后签名，以提醒自己及警示他人。

（3）组织讨论：护士长每月对表中记录的护理质量安全问题进行归类总结，每月在护士业务学习会上组织全科护士进行原因分析讨论，并共同提出改进措施。

（4）考核：护理人员绩效考核实施量化考核制，即与季度之星评选挂钩，根据护士工作质量进行考核评分，对主动报告的不良事件，如果在规定的时间内及时阅读并改进的，不扣个人质量分，并适当加分。若护理不良事件由患者及其家属指出，或护士长日查中查出，在当事人个人绩效考核成绩中适当扣分。

总之，患者的护理安全是医院管理的核心内容之一。护理管理者应了解护理不良事件上报影响因素和程度，采取相应的措施，应用科学的管理原则和处理方式，建立更完善的不良事件报告系统，为患者创建安全的就医环境，确保患者就医安全。

（范春荣）

第四节　护理安全分级

护理安全是指在实施护理的全过程中，患者不发生法律和规定的规章制度允许范围以外的心理、机体结构或功能上的损害、障碍、缺陷或死亡。护理安全是护理管理的重点。

医疗质量与患者安全是全球医疗服务所面临的重大问题，已引起世界卫生组织（WHO）和各国的高度重视。护理工作作为医院医疗工作的重要组成部分，护理安全已成为衡量服务质量的重要指标，与患者的身心健康及生命安全息息相关。

在临床中护理工作虽然具有专业性、复杂性及高风险性，但这并不表示"护理安全"和"患者安全"不可掌控。有学者指出，30%～50%的不良事件可以通过预防得以避免。通过对住院患者不安全因素进行预防性评估，用建立护理安全分级的方法帮助医护人员识别高危患者，并采取切实有效的措施，以最大限度减少护理安全隐患，保证患者安全。

一、护理安全分级的由来

分级护理是指根据患者病情的轻、重、缓、急及自理能力评估，给予不同级别的护理。我国的分级护理始于1956年，由护理前辈张开秀和黎秀芳所倡导并一直沿用至今，国内医院的分级护理制度也是由此发展而来的。目前，国内医院的护理级别，一般均由医生根据等级护理制度要求，结合患者病情，以医嘱的形式下达，然后护士根据护理等级所对应的临床护理要求，为患者提供相应的护理服务。

受分级护理制度的启发，认为可以对患者现存的安全隐患进行全面、有效的评估，将安全隐患等级按照低、中、高、危档划分，建立护理安全分级，以预防和保证患者在医疗服务中的安全。

护理安全分级是在护理安全的基础上为实现患者安全而制定的分级制度，通过对患者不安全因素的评估、分级，能够使护士对患者可能出现的安全隐患进行防范，防微杜渐，减少和控制护理缺陷和事故的发生。

护理安全分级与分级护理制度的区别为：等级的下达者为护士，而非医生；等级的下达依据是患者的安全隐患，而非患者病情的轻重缓急。例如，对于深昏迷的患者，其病情危重，属于一级或特级护理，但针对其安全隐患的评估，由于其处于昏迷状态，安全隐患主要为压疮的发生，而跌倒、坠床或拔管的危险因素则较低。《2009年度患者安全目标》由中国医院协会在中华人民共和国卫健委医政司指导下制定，具体内容是：严格执行查对制度，提高医务人员对患者身份识别的准确性；提高用药安全；严格执行在特殊情况下医务人员之间有效沟通的程序，做到正确执行医嘱；严格防止手术患者、手术部位及式式发生错误；严格执行手术卫生，落实医院感染控制的基本要求；建立临床实验室"危急值"报告制度；防范与减少患者跌倒事件发生；防范与减少患者压疮发生；主动报告医疗安全（不良）事件；鼓励患者参与医疗安全。该文件中患者安全目标的提出也是护理安全分级在临床工作中实施的必要。

二、护理安全分级的制定

1. 重视评估患者自身安全的影响因素

英国著名学者 Vincent 从制度背景、组织管理因素、临床工作环境、医疗团队因素、医护工作者、任务因素以及患者自身因素 7 个方面归纳了影响患者安全问题的因素。虽然管理制度、人员、任务等因素是影响患者安全的重要因素，但患者自身因素是患者在特定时间内本身所具有的，不同患者之间存在高度的差异性、多样性和不确定性，且同一因素也可能对患者安全造成多方面的影响。因此，对患者自身影响安全的因素评估对护理临床实践有更直接的指导意义。有调查发现，患者自身存在的危险因素较多，每一种安全问题中患者自身至少存在 5 项以上的危险因素。因此，重视对患者自身相关安全因素的评估是十分必要的。

2. 筛选常见患者安全问题，为临床护理安全防范提供警示

患者在住院期间可能发生的安全问题多种多样，这无疑增加了护理安全防范工作的难度。有调查结果显示，不同级别医院、不同科室临床常见的安全问题中，排序位居前 6 位的安全问题基本相同，说明安全问题发生的种类和频率是有规律可循的。常见安全问题的筛出，可为临床护理人员的安全管理及预防工作指明方向，临床护理人员可以针对常见的安全问题，采取针对性强的预防措施，对护理安全防范工作具有指导意义。

3. 筛选患者自身影响因素，为评估患者安全提供依据

目前，临床上使用的有关患者的评估工具不多且涉及问题单一，而现有的护理评估表的评估内容也较少涉及患者安全方面。因此，临床上需要能客观反映患者安全问题的护理评估工具。

有研究表明，不论是护理人员的总体评价结果，还是各级医院、不同科室护理人员的评价结果，剔除在临床工作中已取得较好管理效果或已有明确规章制度可循的护理安全问题，同时结合临床工作经验，排序居前 4 位的常见安全问题基本均包含周围静脉输液渗出或外渗、跌倒或坠床、意外脱管、压疮。据此，筛选出临床上常见的住院患者安全问题为周围静脉输液渗出或外渗、跌倒或坠床、意外脱管、压疮。

三、护理安全分级的评估

1. 周围静脉输液渗出或外渗的评估

周围静脉输液渗出或外渗患者自身影响因素，见表 2-1。

表 2-1　周围静脉输液渗出或外渗患者自身影响因素

排序	影响因素	得分
1	神经精神情况：躁动、昏迷	1
2	静脉条件：细、弯曲、弹性差、静脉炎等	1
3	输注药液：抗肿瘤药物、高渗药物等	1
4	血管穿刺史：长期反复静脉穿刺	1
5	穿刺部位：近关节处血管、指趾间细小静脉等	1
6	皮肤状况：不同程度的水肿	1
7	局部感觉功能障碍	1
8	年龄：大于 65 岁或小于 12 岁	1
9	疾病因素：外周血管疾病、糖尿病等	1
10	输液量大、速度快	1
11	输液方式：使用加压、注射泵或输液泵	1

2. 跌倒或坠床的评估

详见住院患者跌倒或坠床危险因素评估表（表2-2）。

表2-2 住院患者跌倒或坠床危险因素评估表

项目	危险因素	评分值（分）
年龄	年龄 > 80 岁	5
	年龄 65 ~ 79 岁	4
	年龄 < 9 岁	2
跌倒史	跌倒既往史	5
视、听力、平衡功能	眩晕症	5
	步态不稳	5
	视力下降	2
	听力下降	2
疾病因素	关节疾病	4
	TIA	4
	直立性低血压	4
	出血量 > 500 mL	4
	血红蛋白 < 6 g/L	3
	高血压病	2
	心绞痛	2
	心律失常、心功能不全	2
神经精神情况	老年痴呆	3
	烦躁不安	2
	昏迷	2
肢体情况	肢体残缺	5
	偏瘫	4
	关节变硬、变形、疼痛	4
	肢体肌力下降	4
	移动时需要帮助	4
药物影响	使用镇静药	2
	使用利尿、降压药	2
	使用抗抑郁药	2
	使用降血糖药	1
	使用化学治疗药	1
	使用缓泻剂	1
	使用抗凝血药	1
环境因素	路面（不平、积水、有障碍物）	3
	光线昏暗	3
	病床未固定、床摇手未放内	3
	病号服不合身	2
其他症状	身体虚弱	2
	尿频、尿急	1
	皮肤感觉异常	1

3. 意外脱管的评估

首先对患者进行布卢姆斯瑞镇静评分（BSS）和格拉斯哥昏迷量表（GCS）评分，使用风险分层工具来确定患者意外脱管的风险程度。C 区域患者故意拔管风险高，B 区域患者处在高敏感区，而 A 区域患者不存在故意拔管的风险。

根据导管的位置、作用及意外脱管后相对的危害性大小，将导管分Ⅰ、Ⅱ、Ⅲ类，并将每类导管细分了若干类型。

同一导管对于不同病种，其分类可能不同。如食管癌术后患者，胃管属于Ⅰ类导管，一旦拔除严重影响术后恢复；而对于一般的慢性疾病，只需胃管鼻饲肠内营养的患者，胃管就属于Ⅲ类导管。

导管的具体分类需临床各科室针对各自收治的主要病种，加以设置和具体细化。如心脏外科患者其常见导管Ⅰ类包括气管插管，气管切开套管，胸腔、心包及纵隔引流管、心脏临时起搏器、主动脉内球囊反搏泵（IABP）置管、体外膜氧合（ECMO）置管等；Ⅱ类包括中心静脉导管、中心静脉导管穿刺术（PICC）导管、有创血压监测导管等；Ⅲ类包括尿管、氧气管、胃及十二指肠营养管、外周静脉导管、鼻温监测管等。

最后根据患者的风险分层和导管类型确定患者意外脱管的安全等级。危险度 1 级（低度危险）指风险分层位于 A 层，有Ⅱ类、Ⅲ类导管的患者；危险度 2 级（中度危险）指风险分层位于 A 层的Ⅰ类导管患者，以及风险分层位于 B 层的Ⅲ类导管的患者；危险度 3 级（高度危险）指风险分层位于 C 层的各类导管患者及位于 B 层的Ⅰ类、Ⅱ类导管患者。评估时间为患者新入院或转科时；患者意识或病情变化时；患者留置（拔除）导管时。

4. 压疮的评估

压疮的发生会增加患者的痛苦、住院时间、医疗费用和病死率，给患者、患者家庭和社会带来沉重负担，也增加护理工作量。防范与减少患者院内压疮是医院质量管理中的重要方面，也是评价医疗护理质量的重要指标。应用压疮危险因素评估量表（RAS）评估患者情况是预防压疮的关键一步。在临床上常用的较理想的评估量表是美国的压疮预防指南推荐应用的 Braden 压疮风险评估量表（表 2-3）。Braden 量表是目前用于预测压疮最完整、使用最广泛的量表，其灵敏度和特异度均较理想，临床效度较高，简便、易行。

Braden 量表得分范围为 6~23 分，得分越高，说明发生压疮的危险越低。18 分为压疮发生危险的诊断界值，15~18 分为低危；13~14 分为中危；10~12 分为高危；≤9 分为极高危。

表 2-3　Braden 压疮风险评估量表

项目	1 分	2 分	3 分	4 分
感觉	完全受限	非常受限	轻度受限	未受损
潮湿	持续潮湿	潮湿	有时潮湿	很少潮湿
活动能力	限制卧床	坐位	偶尔行走	经常行走
移动力	完全无法移动	严重受限	轻度受限	未受限
营养状态	非常差	可能缺乏	充足	丰富
摩擦力和剪切力	有问题	有潜在问题	无明显问题	—

四、护理安全等级卡片及护理安全标识的制定

1. 护理安全等级卡片

护理安全等级卡片长 15 cm，宽 10 cm，分为上、下两部分，上部分宽 4 cm，纵向将卡片上部均分为 3 个色块，绿色、橙色和紫色，分别代表危险度的 1、2、3 级；下部分宽 6 cm，为白色底板，用以注明患者的一般信息，包括姓名、性别、年龄、住院号、入院诊断及日期等。此卡片将悬挂于患者床头醒目位置，便于识别。分级护理卡片挂于床尾。

2. 护理安全标识的制定

将4种安全问题分别制成相应的标识，标识为等边三角形，边长3 cm，黄底，内画黑色图案，图案能明显代表此4种意外情况。经评估筛选出有安全隐患的患者，根据各项安全问题的等级不同，分别将其标识贴于等级卡片的相应位置。如患者经评估其意外脱管危险度为3级，跌倒或坠床和压疮危险度为2级，将代表意外脱管的标识贴于等级卡的紫色区域，将代表跌倒或坠床和压疮的2张标识贴于橙色区域。

五、护理安全分级的临床应用建议

对评定出的高危患者，护理人员应给予足够的重视，加强巡视、观察并根据其自身特点为其制定相应的护理措施。护士在为患者制定护理措施时，不应只注意危险度级别，还应关注危险度级别较高的原因。同一危险度级别，因患者自身情况不同，其护理措施也会不同。如同为跌倒、坠床危险度3级的患者，在评估中其主要问题为意识障碍、躁动的，护理人员就应给患者加设床挡，进行适当约束，必要时遵医嘱给予镇静剂。而对于肢体功能障碍的患者，护理人员就应将患者安置在宽敞、空间较大的病房，将患者的日常生活用品放置在其随手可取的位置，为患者提供助步器，如患者如厕可提供便器等，最大限度地预防不良事件的发生。在为患者制定护理措施时，应结合患者的自身特点，提供切实有效的个性化护理。

在临床上应用护理安全分级，可使患者及其家属明白其目前的状态、危险度级别及需要家属配合的内容，以减少和避免意外发生后所引起的纠纷，也让患者了解自身的身体状况，预知自己的危险性，提高自我管理能力，及时寻找和接受援助。将护理安全等级卡片贴于患者床头作为警示标志，也便于医护人员、部分患者、患者家属辨识，并知道该患者存在的主要安全问题，必要时给予协助、保护并采取相应的护理干预。

（刘雨辰）

第五节　患者参与

患者和居民参与能够反映一个国家对医疗质量的重视程度，对医疗质量管理的发展也具有明确的指示作用。患者参与对于推动患者安全运动具有十分重要的意义，美国患者安全目标联合会将患者参与其照护过程作为保障患者安全的策略，中国医院协会也将鼓励患者参与医疗安全作为保障患者安全的目标之一。在卫健委颁发的2011年版医院评审标准实施细则中将患者参与列为保证患者安全的一项重要内容。在当前我国医药卫生体制五项公立医院改革中，提高患者满意度是公立医院改革的重要内容。而患者满意度的提高与患者参与安全管理有高度正相关关系。尽管患者参与在医院管理中的重要作用已得到医院管理人员的广泛认可，但长期以来患者更多是医疗服务的被动接受者，在医院质量与安全管理中的重要作用没有受到足够的重视。

一、患者参与在医院管理中的重要性

患者参与可以表现在医院工作的各个环节，对医院管理、诊疗过程、环境、安全以及院感等多方面都会产生重要影响。参与者可以包括除医院现职员工外的所有人员，而鉴于中国文化的特点，患者参与也包括患者家属这一重要部分。在患者参与管理中安全管理是最重要的内容。

1. 患者参与医院安全管理

医院设置患者安全管理委员会是实现患者参与医院管理的主要途径。通过邀请患者或其家属等来参加医疗安全相关组织，能够实现3个方面的作用：首先，患者参与医院规章制度的制定，从患者角度提出的建议使制度更好地代表了患者的利益；其次，患者提供对医院各部门的监督和评价有助于质量的改进与提高；最后，患者还可以参与医疗纠纷的解决。因为患者安全委员会的委员是来自患者，他们会从患者的角度用患者习惯的语言沟通，较易为患者及其家属所接受。他们互相沟通后再进行院方的协调，会收到更好的效果。此外，目前较为管理者接受的患者满意度调查也是患者参与的重要形式。

2. 患者参与诊疗过程

患者参与的重要作用在医院诊疗过程中的各个方面都得到了证实。患者配合医生详细如实描述症状及病情，有助于医生的正确诊断。患者参与用药安全，通过告知住院患者药物使用管理方法，并在给药过程中，鼓励患者说出他们所观察到的药物类型、剂量、给药方式及服药反应，能够为加强住院患者用药安全发挥重要作用。而患者掌握所用药物安全方面的信息，会加强其服药依从性，一定程度上减少了药物滥用，降低医药比例。而通过执行患者参与的术前核对，不仅增加了医患双方的沟通，更减少了手术部位错误的发生。有研究表明，在研究药品的不良反应时，由患者自我报告得出的药物不良反应的发生率要远远高于医生的观察数据。例如，在关于治疗肿瘤药物的不良反应中，采用患者自我报告的方法，虚弱、食欲下降、恶心、呕吐、腹泻、便秘等药物不良反应的发生率明显高于医生研究观察到的结果。同样，患者参与给药过程的查对更是解决查对错误的有效方法。另外，患者参与在降低医院感染率方面也得到了学术界的一致认可。不良事件的报告由患者参与后上报率会有所增加，同时患者参与更好地保证了患者的知情权。

3. 患者参与患者安全

患者参与患者安全是世界患者安全联盟倡导的 6 个行动纲领之一，旨在代表患者的心声，建立患者和患者安全倡导者、医疗服务消费者与提供者共同参与的国际网络。强调患者积极参与一切相关工作，在推动患者安全运动中发挥重要作用。2004 年 10 月，WHO 启动世界患者安全联盟。基于改善全球患者安全的核心原则，联盟正式提出"患者参与患者安全"（PPS）等 6 个行动计划。患者参与患者安全自提出后即得到了医院管理者的普遍认可。中国医师协会提出的 2007 年度患者安全目标中，第 8 个重点目标就是鼓励患者参与医疗安全。

二、患者参与的有效实施方法

尽管患者参与对医院的质量与安全具有重要意义，且多数患者对参与临床决策持积极态度，但目前的研究表明患者参与并不乐观。在一项调查研究中，95% 的患者希望了解与疾病相关的医学信息，其中有 60% 的患者希望从医生处了解疾病治疗的信息，而仅有 46.2% 的患者达到目的，因此要采取有效方法来保证患者参与。

1. 构建医院安全文化氛围

医院的安全文化氛围是实现患者参与的保障。构建医院安全文化最重要的是工作人员将保证患者安全作为工作的第一目标，要求医院职工每个人都要参与到患者安全中去，其中领导的态度极其重要。领导通过建立相关规章制度及自身的榜样作用来保证员工和患者最大限度地参与。构建安全文化要求医务人员改变追求完美、不犯错误的观点，代之以注重以安全为目标的系统设计，创造一个使人不容易犯错误的环境。现代的观点也认为，人是有缺点的，是人就会犯错误，不论他们受到多好的训练，医务人员也不例外。只有医务人员接受自己可能犯错误的事实，才能真正执行预防错误发生的系统设计，也才能报告自己的错误以警示其他同业人员。构建安全文化要注重实现医院安全文化的 3 个支柱，即信任、改进和报告。建立一个相互信任的环境，包括管理人员与一线工作人员之间，医生与护士及各个专业之间，医务人员与患者之间的相互信任；建立相互信任的关系后，还需要医院提供各专业平等发展、平等对话的机会，如医生，患者，护士，相关检验、功能科的技术人员，药剂师等之间平等，才能保证各专业人员都能够从专业角度对存在的问题提出改进方法。也只有实现了信任和改进，才能够实现报告的流畅性，才能把保证患者安全的质量管理真正落到实处。

2. 注重健康团队的工作模式

尽管患者参与被认为是防止医疗差错事故发生的重要方法，但在临床上实施患者参与并不是一个简单的事情，需要整个健康团队成员的努力。随着医学的发展，医院分工越来越精细。疾病的康复需要医生，护士，营养科、康复科、检验科人员，病理科、药剂科、影像科、功能科、外送等多个部门的有效服务和患者的主动配合才能实现。疾病的诊断与治疗不仅需要专业的精深知识，也需要广博的知识。这样复杂的系统中，健康团队的工作模式不仅需要各专业人员具有很强的合作意识，还需要有专业人员来提供联络、组织的功能，而这个专业需要广博的知识和密切接触患者，也许护理专业将是这个功能的最佳实现者。

3. 重视健康教育，促进患者在医疗护理过程中的角色转变

较低的健康知识水平是患者参与的主要障碍，因此重视患者及其家属的健康教育是保证患者参与的必备条件，同时还可以通过健康教育来促进患者或其家属转变其在治疗过程的角色。健康教育的内容应主要包括以下两个部分：通过讲解疾病知识、治疗、护理的相关知识等，使患者及其家属掌握健康知识，从而具有参与的能力，同时也提高了其自身管理健康的能力及全民的健康素养；通过灌输"患者安全是每一个人的责任"，拉近公众的期待或认知与医疗服务提供者间的认知差距。使患者或其家属从认为诊断和治疗是医务人员的事，自己只是消极接受者的角色转变为主动参与诊断治疗中，是疾病治疗过程中的一个重要的角色。将患者参与医疗活动过程中的责任进行宣教，如患者要提供准确的信息、完整填写健康史和调查问卷、监督医护人员工作、遵从医嘱并提问等，来保证患者有效地参与。

4. 医护人员转变观念，支持患者参与

研究表明患者参与的意愿很高，相反医生对患者参与持有否定的态度，因此医务人员应转变观念支持患者参与。医务人员要本着永远把患者安全、患者权益放在第一位的态度才能够真正欢迎患者参与与监督。同时，鉴于治疗中患者家属的重要性，患者参与一部分是代表了患者家属的参与。医生认为存在的困难是与患者沟通缺乏时间，另外，由于治疗中的个体差异使治疗结果存在不确定性而难以与患者沟通。

5. 转变对待不良事件的态度及处理方法

不良事件上报对提高医院安全的效果得到了专家的一致认可。不良事件上报不仅有助于通过深入分析不良事件的产生原因来避免其发生，还对其他可能发生相似事件的工作人员提出预警。但目前不良事件的报告率要远远低于发生率，其原因不仅与医务人员、科室管理人员对不良事件上报的观念没有转变有关，也与分析不良事件时主要从责任人角度来分析以及处理时主要以采取惩罚责任人的处理方法有关，而没有从系统上来找原因。在不良事件发生后，系统的原因不可忽视。口服药的机器摆药系统就是一个案例，通过使用计算机系统来摆药而将护士手工摆药的错误发生率降为零。此外，医院计算机系统的使用也大大减少了护士手抄医嘱的错误。因此，管理部门在不良事件发生后能够从系统上找原因，更便于整个组织的进步；而各个部门担负自己的责任，更便于错误根源的解决。只有转变对待不良事件的态度，才能使医务人员真正欢迎患者参与到自己工作的每一个环节。不过，不良事件的分析与处理也要避免从一个极端走向另一个极端，个人在错误中的责任也一定要重视，惩罚仍是纠正错误习惯的一个重要手段。另外，患者及其家属等对待不良事件的态度也是决定患者参与的因素之一。现在医疗行业医患的不信任关系、暴力事件及触目惊心的医闹等问题使医护人员很难真诚地欢迎患者参与。

患者参与是保证医院质量与安全的重要方法，是我国医院第二评审周期中医院评审的一项重要内容，在如今医药体制改革步入深水区、公立医院改革进一步深入的形式下，患者参与医疗安全管理不仅仅提高医疗质量，也是有效维护患者合法权益、营造和谐医院的有效举措。但在实际工作中，患者参与仍然没有被医务人员广泛认可和采纳，需要管理者采取多种方法保证患者参与到各项工作中，以发挥其重要作用。

（马　珍）

第三章

基础护理技术

第一节 移动患者

一、目的

运送由于病情或治疗要求移动而身体不能自行移动的患者。

二、用物准备

平车及被服。

三、评估

(1) 患者病情、意识状态。

(2) 患者体重、躯体活动能力、皮肤情况。

(3) 有无约束、各种管路情况。

(4) 患者移动的目的，活动耐力及合作程度。

四、操作要点

(1) 携用物至病床旁，核对并解释，取得患者的配合，妥善固定好患者身上的导管、输液管等。

(2) 搬运患者。移开床旁桌、椅，松开盖被，协助患者穿好衣服、移至床边。

1) 挪动法：将平车紧靠床边，大轮端靠床头，轮闸制动。协助患者按上半身、臀部、下肢的顺序依次向平车挪动，让患者头部卧于大轮端。

2) 一人法：协助患者屈膝，一臂自患者腋下伸至对侧肩部外侧，一臂伸入患者大腿下，嘱患者双臂交叉于搬运者颈后，移步转身轻放平车。

3) 两人法：两人站在床的同侧，一名护士一手托患者颈肩部，另一手托腰部；另一名护士一手托患者臀部，另一手托膝部，使患者身体向搬运者倾斜，同时移步，合力抬起患者轻放于平车上。

4) 三人法：一名护士一手托患者头、颈、肩，另一手托胸背部；另一名护士一手托患者腰部，另一手托臀部；第三名护士一手托患者腘窝，另一手托小腿部，使患者身体向搬运者倾斜，合力抬起患者轻放于平车上。

5) 四人法：将平车紧靠床边（大轮端靠床头），患者腰、臀下铺中单，一名护士托患者头、颈肩部；另一名护士托患者双腿；另两名护士分别站于床及平车两侧，紧握中单四角，合力抬起患者轻放于平车上。

6) "过床易"使用法："过床易"适用于不能自行活动的患者，将平车与床平行并紧靠床边，平车与床的平面处于同一水平，固定平车和床。护士分别站于平车与床的两侧并抵住，站于床侧护士协助患者向床侧翻身，将"过床易"平放在患者身下 1/3 或 1/4 处，向斜上方 45°轻推患者；站于车侧护士，向斜上方45°轻拉协助患者移向平车，待患者上平车后，协助患者向床侧翻身，将"过床易"从患者身下取出。

（3）妥善安置各种管路，为患者盖好盖被。

（4）观察输液通畅情况。

五、注意事项

（1）搬运患者时动作应轻稳，协调一致，确保患者安全舒适。

（2）尽量使患者靠近搬运者，以达到节力。

（3）将患者头部置于平车的大轮端，以减轻颠簸与不适。

（4）推车时车速应适宜。护士站于患者头侧以观察病情，下坡时应使患者头部在高处一端。

（5）对骨折患者应在平车上垫木板，并固定好骨折部位再搬运。

（6）在搬运患者过程中保证输液和引流的通畅。

（耿佳颖）

第二节　无菌技术

一、目的

保持无菌物品和无菌区域不被污染，防止病原微生物侵入或传播给他人。

二、用物准备

无菌钳包（含无菌持物钳和镊子罐）、无菌治疗巾、无菌手套、无菌容器、无菌溶液、治疗盘、污物碗。

三、评估

操作环境：操作台宽阔、清洁、干燥，治疗室光线明亮，在30分钟内无打扫。

四、操作要点

1. 无菌钳包

（1）核对无菌钳包有无破损及消毒日期。

（2）打开无菌钳包。

（3）取出镊子罐立于治疗台面上。

（4）标明打开日期及时间。

2. 取无菌治疗巾及铺无菌盘

（1）检查无菌包及包皮有无破损，核对灭菌日期。

（2）检查治疗盘是否清洁、干燥。

（3）无菌治疗巾包应放在清洁、干燥、平坦宽敞处。

（4）打开无菌治疗巾包，取出无菌治疗巾并铺于无菌盘中，应在清洁、干燥、平坦宽敞处操作。

3. 取无菌溶液

（1）核对及检查所用溶液瓶签、名称、浓度、有效期，注意瓶子有无裂缝，检查溶液有无沉淀、浑浊及变色。

（2）按要求打开溶液瓶，倒少量溶液旋转冲洗瓶口。

（3）倒无菌溶液置入无菌容器内，将治疗巾盖好，注明开瓶时间。

4. 戴无菌手套

（1）取下手表，洗手。

（2）核对手套包上的号码和灭菌日期。

（3）按要求戴手套，将手套的翻转处套在工作服衣袖外边。

（4）脱手套方法正确。

五、注意事项

（1）治疗盘必须清洁干燥，无菌巾避免潮湿。

（2）铺巾时不可触及无菌面，覆盖无菌巾时对准边缘，一次盖好，避免污染。

（3）无菌盘有效期时间为4小时。

（4）取无菌持物钳时不可触及无菌容器口边缘及无菌溶液以上的容器内壁。使用时应保持钳端向下，不可倒转向上，用后立即放入无菌容器中。如到远处夹取物品时，无菌持物钳应连同无菌容器一并搬移，就地取出使用。无菌持物钳只能用于夹取无菌物品，不能用于换药和消毒皮肤。

（5）不可将无菌物品或非无菌物品伸入无菌溶液瓶内蘸取或直接接触瓶口倒液。

（6）倒出的无菌溶液不可倒回溶液瓶内。

（7）未戴手套的手不可触及手套外面，戴手套的手则不可触及未戴手套的手及手套的里面。

（8）手套破裂或污染，立即更换。

（杜　红）

第三节　住院患者清洁

一、全身沐浴

（一）目的

（1）清除皮肤污垢，保持皮肤清洁，使患者舒适。

（2）增强皮肤血液循环及排泄功能，预防皮肤感染及压疮发生。

（3）观察和了解患者的一般情况，满足身心需要。

（二）用物准备

脸盆、肥皂、面巾、浴巾、大毛巾、清洁衣裤及拖鞋等。

（三）操作要点

（1）观察患者一般情况，决定能否沐浴。

（2）调节浴室温度至22～24 ℃，水温以40 ℃左右为宜。

（3）携用物送患者入浴室。交代注意事项，如调节水温方法、呼叫铃的应用、注意安全、贵重物品保管等。

（4）对体弱患者给予必要协助，避免患者过劳。

（5）浴室不可闩门，可在门外挂牌示意，以便护士随时观察，避免意外。

（6）注意患者沐浴时间，若时间过久，应予询问。

（7）沐浴后，观察患者一般情况，必要时做记录。

（四）注意事项

（1）空腹或饱餐后避免沐浴。7个月以上孕妇禁盆浴，衰弱、创伤及心脏病需卧床休息的患者不宜沐浴。

（2）防止患者受冻、烫伤、跌滑、眩晕等意外情况发生，一旦发生异常及时处理。

（3）视患者情况指导患者选择盆浴或淋浴。

二、床上擦浴

（一）目的

同全身沐浴。

（二）用物准备

护理车上备：热水壶、污水桶、毛巾、清洁衣裤、50%乙醇、便器及爽身粉，必要时备小剪刀、屏风，以及患者自己的面巾、肥皂（沐浴液）、梳子、脸盆等。

（三）操作要点

（1）向患者解释，关闭门窗，用屏风遮挡患者。室温在 24 ℃左右。

（2）按需给便器。

（3）根据病情放平床头及床尾，松床头，盖被。

（4）备水，水温一般 50 ℃左右。试温，根据患者耐受度及季节调温。

（5）将擦洗毛巾折叠成手套形，浴巾铺于擦洗部位下面，擦洗顺序为眼、鼻、耳、脸、上肢、双手、胸腹、背部、下肢、会阴部，手脚可直接浸泡在盆内清洗。

（6）擦洗方法。

1）先用擦上肥皂的湿毛巾擦洗。

2）清洁湿毛巾擦净肥皂。

3）拧干毛巾后再次擦洗。

4）用大毛巾边按摩边擦干。

（7）骨隆凸处擦洗后用 50% 酒精按摩。

（8）必要时梳发、剪指甲、换清洁衣裤。

（四）注意事项

（1）注意保暖，每次只暴露正在擦洗的部位，并防止不必要的暴露及湿污床单。

（2）擦洗动作应平稳有力，以刺激循环并减少瘙痒感。

（3）体贴患者，保护患者自尊；减少翻动次数，不要使患者过度疲劳。

（4）仔细擦净颈部、耳后、腋窝、腹股沟等皮肤褶皱处。

（5）擦洗过程中，保持水温适宜，及时更换热水及清水。

（6）注意观察患者情况，出现不适，立即停止擦洗，及时给予处理。

（7）皮肤有异常应予记录，并采取相应措施。

（8）护士注意节力。擦浴时使患者移近护士，避免不必要的走动，减少不必要的劳动。

三、足浴

（一）目的

（1）促进末梢循环，保持局部皮肤清洁，预防压疮。

（2）使患者舒适，易于入睡。

（3）促进炎症吸收，治疗局部疾患。

（二）用物准备

足盆内盛热水（42 ℃左右），小毛巾、大毛巾各 1 条，橡皮单，50%乙醇，必要时备肥皂。

（三）操作要点

（1）向患者解释以取得合作，患者仰卧屈膝。

（2）脚下垫橡皮单、大毛巾，放上足盆。

（3）双足浸泡片刻后擦洗，酌情用肥皂。勿溅湿床单。

（4）用大毛巾擦干双足，必要时内外踝用50%酒精按摩。

四、床上洗头

（一）目的

清除头部污秽，增进头发血液循环。预防头部寄生虫及皮肤感染。

（二）用物准备

马蹄形垫或洗头器、橡皮单、毛巾、浴巾、别针、污水桶、纱布或眼罩、棉球、洗发液、梳子、热水、脸盆。有条件者可备电吹风、洗头车，更便于操作。

（三）操作要点

（1）调节室温，以24℃左右为宜。
（2）向患者解释，移开床旁桌椅。
（3）帮助患者头靠近床边，屈膝仰卧。肩下置橡皮单，解开衣领，颈部围毛巾，并用别针固定。
（4）马蹄形垫用塑料布包裹后置于颈后，开口朝下，塑料布另一头形成槽下部接污水桶。
（5）棉球塞两耳，纱布或眼罩遮住双眼。
（6）试水温后湿润头发，使用洗发液从发际向头部揉搓，用梳子梳理除去脱发，放于污物袋。
（7）用热水冲洗头发，直到洗净为止。
（8）擦干头发及面部，撤去用物。

（四）注意事项

（1）注意保暖，时间不宜过长，洗发后及时擦干头发以防着凉。
（2）注意保护被褥、衣服清洁干燥，勿使水流入患者眼、耳内。
（3）注意水温，防止烫伤。
（4）注意观察病情变化。
（5）不宜给衰弱患者洗发。

（王国华）

第四节　新型采血法

一、一次性定量自动静脉采血器采血法

一次性定量自动静脉采血器，用于护理和医疗检测工作，与注射器采血相比较，可预防交叉感染，特别是有各种已配好试剂的采血管，这不仅减少了化验和护理人员配剂加药工作量，而且可避免差错发生。

（一）特点

1. 专用性

专供采集静脉血样标本用。血液可直接通过胶管吸入负压贮血管内。血液完全与外界隔离，避免了溶血和交叉感染，提高了检测的准确度。

2. 多功能性

已配备各种抗凝剂、促凝剂，分别适用于各种检验工作。改变了长期以来存在的由于检验、护理人员相关知识不协调，导致试剂成分与剂量不规范，影响检测效果的状况。

3. 高效性

一次性定量自动静脉采血器不需人力拉引，不需另配试管、试剂和注射器，可一针多管采取血样标本，还可一针多用，采完血不必拔出针头又可输液，是注射器采血时间的2/3。从而大大减轻了护理、

检验人员的劳动强度和患者痛苦，也不会因反复抽注造成溶血。

（二）系列采血管

1. 普通采血管

（1）适用于检测项目：①血清电解质钾、钠、氯、钙、磷、镁、铁、铜等离子测定；②肝功能、肾功能、血脂、葡萄糖、心肌酶、风湿系列等生化测定；③各种血清学、免疫学等项目测定，如抗"O"抗体、类风湿因子（RF）、碱性磷酸酶（ALP）、血清甲胎蛋白（AFP）、绒毛膜促性腺激素（HCG）、抗核抗体（ANA）、癌胚抗原（CEA）、免疫球蛋白（Ig）、三碘甲腺原氨酸（T_3）、甲状腺素（T_4）、补体C3、肥达试验、外斐反应及狼疮细胞检查等。

（2）采集方法：在接通双针头后至采血完毕，将贮血管平置、送检。

2. 3.8%枸橼酸钠抗凝采血管

（1）适用检测项目：魏氏法血细胞沉降率测定专用。

（2）在接通双针头后至采血完毕，将贮血管轻轻摇动4~5次，使抗凝剂与血液充分混匀，达到抗凝的目的后送检。

3. 肝素抗凝采血管

（1）适用于检测项目：血液流变学测定（采血量不少于5 mL），红细胞比，微量元素检测。

（2）采集方法：接通双针头后至采血完毕，将采血管轻轻摇动4~5次，使抗凝剂与血液充分混匀，达到抗凝的目的后送检。

注意：本采血管不适用作酶类测定。

4. 乙二胺四乙酸（EDTA）抗凝采血管

（1）适用检测项目：温氏法红细胞沉降率及血细胞比容检查，全血或血浆生化分析，纤维蛋白原测定，各种血细胞计数、分类及形态观察，贫血及溶血，红细胞病理、血红蛋白检查分析。

（2）采集方法：同肝素抗凝采血管。

5. 草酸钠抗凝采血管

（1）适用于检测项目：主要用于凝血功能的测定。

（2）采集方法：同肝素抗凝采血管。

（三）操作要点

（1）检查真空试管是否密封，观察试管密封胶塞的顶部是否凹平，如果凸出则说明密封不合格，需更换试管。

（2）按常规扎上止血带，局部皮肤消毒。

（3）取出小包装内双针头，持有柄针头，取下针头保护套，刺入静脉。

（4）见到小胶管内有回血时，立即将另端针头（不需取下针头套）刺入贮血管上橡胶塞中心进针处，即自动采血。

（5）待达到采血量时，先拔出静脉上针头，再拔掉橡皮塞上的针头，即采血完毕（如果需多管采血时，不需拔掉静脉上针头，只需将橡胶塞上针头拔出并刺入另一贮血管即可）。

（6）如需抗凝血，需将每支贮血管轻轻摇动4~5次，使血液与抗凝剂充分混匀后，平置送检。如不需抗凝的血，则不必倒摇，平置送检即可。

（四）注意事项

（1）包装破损严禁使用。

（2）一次性使用后销毁。

（3）环氧乙烷灭菌，有效期两年。

二、小静脉逆行穿刺采血法

常规静脉取血，进针的方向与血流方向一致，在静脉管腔较大的情况下，取血针的刺入对血流影响不明显。如果穿刺的是小静脉，血流就会被取血穿刺针阻滞，针头部位就没有血流或血流不畅，不容易取出血来。小静脉逆行穿刺采血法的关键是逆行穿刺，也就是针头指向远心端，针头迎着血流穿刺，针体阻止血液回流，恰好使针头部位血流充盈，更有利于取血。

（一）操作要点

（1）选择手腕、手背、足腕、足背或身体其他部位充盈好的小静脉。

（2）常规消毒，可以不扎止血带。

（3）根据取血量选用适宜的一次性注射器和针头。

（4）针头指向远心端，逆行穿刺，针头刺入小静脉管腔 3~5 mm，固定针管，轻拉针栓即有血液进入针管。

（5）采足需要血量后，拔出针头，消毒棉球按压穿刺部位。

（二）注意事项

（1）尽可能选择充盈好的小静脉。

（2）可通过按压小静脉两端仔细鉴别血液流向。

（3）注射器不能漏气。

（4）固定针管要牢，拉动针栓要轻，动作不可过大。

（5）本方法特别适用于肥胖者及婴幼儿静脉取血。

三、细小静脉直接滴入采血法

在临床护理中，对一些慢性病患者，特别是消耗性疾病的患者进行常规静脉采血时，常因针管漏气、小静脉管腔小等原因导致标本溶血，抽血不成功，给护理工作带来很大麻烦。而细小静脉直接滴入采血法，不仅能减轻患者的痛苦，还能为临床提供准确的检验数据。

（一）操作要点

（1）选择手指背静脉、足趾背浅静脉、掌侧指间小静脉。

（2）常规消毒：在所选用的细小静脉旁或上方缓慢进针，见回血后立即用胶布将针栓固定，暂不松开压脉带。

（3）去掉与针栓相接的注射器，将试管接于针栓下方约 1 cm 处，利用压脉带的阻力和静脉本身的压力使血液自行缓缓沿试管壁滴入至所需量为止。

（4）为防止凝血，可边接边轻轻旋转试管，使抗凝剂和血液充分混匀。

（5）操作完毕，松压脉带，迅速拔出针头，用棉签压住穿刺点。

（二）注意事项

（1）选择血管时，不要过分拍挤静脉或扎压脉带过久，以免造成局部瘀血和缺氧，致使血液成分遭破坏而致溶血。

（2）进针深浅度适宜，见回血后不要再进针。

（3）固定针栓时，动作要轻柔，嘱患者不要活动，以达到滴血通畅。

（4）此方法适用于急慢性白血病、肾病综合征和消化道癌症等患者。

四、新生儿后囟采血法

在临床护理中，给新生儿特别是早产儿采血时，常因血管细小、管腔内血液含量相对较少而造成操作失败，以致延误诊断和抢救时机。后囟采血法是将新生儿或 2~3 个月以内未闭合的后囟作为采集血标本的部位，这种方法操作简便，成功率高，安全可靠。

（一）操作要点

（1）穿刺部位在后囟中央点，此处为窦汇，是头颈部较大的静脉腔隙。

（2）患儿右侧卧位，面向操作者，右耳下方稍垫高，助手固定患儿头部及肩部。

（3）将后囟毛发剃净，面积为 5 ~ 8 cm²，用 2.5% 碘酊消毒皮肤后，再用 75% 乙醇脱碘。用同样的方法消毒操作者左手示指，并在后囟中央点固定皮肤。

（4）右手持注射器，中指固定针栓，针头斜面向上，手及腕部紧靠患儿头部（作为固定支点），针头向患儿口鼻方向由后囟中央点垂直刺入，进针约 0.5 cm，略有落空感后松开左手，试抽注射器活塞见回血，抽取所需血量后拔针，用消毒干棉签按压 3 ~ 5 分钟，不出血即可。

（二）注意事项

（1）严格无菌操作，消毒皮肤范围应广泛，避免细菌进入血液循环及颅内引起感染。

（2）对严重呼吸衰竭，有出血倾向，特别是颅内出血的患儿，禁用此方法。

（3）进针时右手及胸部应紧靠患儿头部以固定针头，避免用力过度致进针太深而刺伤脑组织。

（4）进针后抽不到回血时，可将针头稍进或稍退，也可将针头退至皮下稍移位后再刺入，切忌针头反复穿刺，以免感染或损伤脑组织。

（5）操作过程中，严密观察患儿的面色、呼吸，如有变化立即停止操作。

五、脐血采集法

人类脐血含有丰富的造血细胞，具有不同于骨髓及外周血的许多特点，这种通常被废弃的血源，可提供相当数量的造血细胞，用于造血细胞移植。脐血还可提供免疫球蛋白，提高机体免疫力。因而近年来，人类脐血已开始应用于临床并显示出广泛的应用前景。

（一）操作要点

（1）在胎儿着冠前，按无菌操作规程的要求准备好血袋和回输器，同时做好采血的消毒准备。

（2）选择最佳采集时间。在避免胎儿窘迫的前提下，缩短第二产程时间，胎盘剥离之前是理想的采集时机。

（3）胎儿娩出后立即用碘酊、乙醇消毒脐轮端以上脐带约 10 cm，然后用两把止血钳夹住脐带，其中一把止血钳用钳带圈套好，距脐轮 1 cm 处夹住脐带，另一把钳与此相距 2 cm，并立即用脐带剪断脐。

（4）迅速选择母体端脐带血管暴起处作为穿刺部位采血，收集脐血适量后，再用常规消毒方法严格消毒回输器与血袋连接处，立即封口形成无菌血袋。

（5）采血后留好血交叉标本，立即送检、储存，冷藏温度为-4 ℃，保存期 10 天。

（二）注意事项

（1）采集的对象应是各项检验和检查指标均在正常范围的患者。

（2）凡甲肝、乙肝、丙肝等传染病患者，不得采集。羊水Ⅲ°污染、羊水中有胎粪、脐带被胎粪污染患者不得采集。早产、胎盘早剥、前置胎盘、孕妇贫血或娩出呼吸窘迫新生儿的患者不得采集。

（3）脐血的采集，应选择素质好、责任心强、操作技术熟练的护士专人负责，未经培训者不得上岗。

（4）严格把好使用及检查关，脐血收集后，须由检验科鉴定脐血血型。使用前须与受血者做交叉配血试验，方可使用。

（柴玉斌）

第五节 注射新方法

一、Z 型注射法

各种药物进行肌内注射时，都可采用 Z 型注射法。此法简便易行，可减少患者注射时疼痛，特别是可显著减轻注射后疼痛，尤其适用于需长时间接受肌内注射者。

（一）操作要点

（1）常规吸药后更换一无菌针头。

（2）选取注射部位，常规消毒皮肤，用左手将注射部位皮肤、皮下组织向一侧牵拉或向下牵拉，用左手拇指和示指拔掉针头帽，其余各指继续牵拉皮肤。

（3）右手将注射器内空气排尽后，刺入注射部位，抽吸无回血后注入药液，注射完毕立即拔针，放松皮肤及皮下组织，使得药液封闭在肌肉组织内。

（二）注意事项

（1）如注射右旋糖酐铁时，注药完毕后需停留10秒后拔出针头。

（2）禁止按摩注射部位，以避免药物进入皮下组织产生刺激而引起疼痛。

二、水肿患者的静脉穿刺方法

临床工作中，水肿患者水肿明显，肢体肿胀时，看不到也不易触及静脉血管，此类患者需要静脉注射或滴注治疗时，就会遇到困难，现介绍一种简便方法。

用两条压脉带，上下相距约15 cm，捆扎患者的肢体，肢体远端最好选用较宽的压脉带，捆在患者的腕部、肘部或踝部。捆扎1分钟左右后，松开肢体远端压脉带，在此部位看到靛蓝色的静脉后，行静脉穿刺。

该方法也适用于因肥胖而难以进行静脉穿刺的患者。

三、小静脉穿刺新方法

一些患者因长期输液或输入各种抗癌药物，血管壁弹性越来越差，血管充盈不良，给静脉穿刺带来很大困难。此时如能有效利用小静脉，既可减轻患者痛苦，又能使较大血管壁弹性逐渐恢复。

其方法是：用棉签蘸1%硝酸甘油均匀涂在患者拟输液部位上，然后用湿热小毛巾置于此部位3分钟左右，表浅小静脉迅速充盈，此时可进行静脉穿刺。因湿热毛巾外敷促使血管扩张，并可增加硝酸甘油的渗透作用，而硝酸甘油具有扩张局部静脉的作用。

此方法适用于慢性衰竭及末梢循环不良患者，静脉不清晰的小儿患者，长期静脉输液或输入刺激性药物后血管硬化患者，休克患者，术前需紧急输入液体但静脉穿刺困难而局部热敷按摩无效者。

四、氦氖激光静脉穿刺新方法

氦氖激光治疗仪是采用特定波长的激光束，通过光导纤维置入人体血管内对血液进行净化照射的仪器。氦氖激光在治疗时是通过静脉穿刺来完成的。如采用激光套管针进行静脉穿刺，易造成穿刺失败，若改用9号头皮针进行静脉穿刺，取代套管针，不仅节省原材料，还能减轻患者痛苦。

（一）操作要点

（1）首先接通电源，打开机器开关，根据需要调节功率，一般在1.5～2.2 mV，每次照射60～90分钟。

（2）将激光针用2%戊二醛溶液浸泡30分钟后取出，用0.1%肝素盐水冲洗，以免戊二醛溶液损伤组织细胞。

（3）将9号头皮针末端硅胶管部分拔掉，留下带有约1 cm长塑料部分的针头。将激光针插入头皮针腔内，安置于纤维管前端的针柄上拧紧螺帽。

（4）选择较粗直的肘正中静脉、头静脉、手背静脉或大隐静脉等，将脉枕放在穿刺部位下，于穿刺点上方约6 cm处扎紧压脉带。

（5）常规消毒，针尖斜面向上使穿刺针与皮肤成15°刺入皮下，沿静脉走向潜行刺入静脉，再将激光针稍向外拉，见头皮针末端的塑料腔内有回血后，再轻轻送回原处。

（6）·松压脉带，胶布固定，将复位键打开使定时键为 0 并计时。

（二）注意事项

（1）每次治疗应随时观察病情变化，如患者出现兴奋、烦躁不安、心慌等可适当调节输出功率，缩短照射时间。

（2）为防止突然断电不能准确计时，应采用定时键与其他计时器同时计时。

（3）治疗结束后关闭电源，将头皮针和激光针一起拔出。将激光针用清水清洗干净后浸泡于 2% 戊二醛溶液中待用。

五、冷光乳腺检查仪用于小儿静脉穿刺法

小儿静脉穿刺一直沿用凭肉眼及手感来寻找静脉的方法。由于小儿皮下脂肪厚，皮下静脉细小，尤其伴有肥胖、水肿、脱水时，常给静脉穿刺带来困难。冷光乳腺检查仪不仅能把乳腺肿物的大小、透光度显示出来，还能清晰地显示出皮下静脉的分布走行。应用乳腺检查仪，可大大加快寻找静脉的速度，尤其能将肉眼看不到、手摸不清的静脉清晰地显示出来，提高了穿刺成功率。特别是为危重病患儿赢得了抢救时间，提高了护士的工作效率，可减轻患儿不必要的痛苦，取得家长的信任和支持，密切护患关系。

（一）操作要点

1. 四肢静脉的选择

按常规选择好穿刺部位，以手背静脉为例，操作者左手固定患儿手部，右手将冷光乳腺检查仪探头垂直置于患儿掌心，让光束透射手掌，推动探头手柄上的滑动开关，调节光的强度，便可把手背部静脉清晰地显示出来，选择较大的静脉行常规消毒穿刺。

2. 头皮静脉的选择

按常用穿刺部位，以颞静脉为例，首先在颞部备皮，操作者以左手固定患儿头部，右手将探头垂直抵于颞部皮肤，移动探头并调节光的强度，可在探头周围形成的透射区内寻找较粗大的静脉，常规消毒穿刺。

（二）注意事项

（1）调节光的强度应由弱到强，直到显示清晰。

（2）四肢静脉以手背静脉、足背静脉效果最佳。

六、普通头皮针直接锁骨下静脉穿刺法

在临床危重患者的抢救中，静脉给药是抢救成功的最可靠的保证，特别是危重婴幼儿患者，静脉通道能否尽快建立成为抢救成功与否的关键。对于浅表静脉穿刺特别困难者，以往大多采用传统的静脉切开法或较为先进的锁骨下静脉穿刺法，但这两种方法难度较高，且又多用于成年患者，用普通头皮针直接锁骨下静脉穿刺，便可以解决这一难题。

（一）操作要点

1. 定位

（1）体位：患者取仰卧位，枕垫于肩下，使颈部充分暴露。

（2）定点：取锁骨的肩峰端与胸锁关节连线的内 1/3 作为进针点。

（3）定向：取胸骨上端与喉结连线的 1/2 处与进针点连线，此线为进针方向。

2. 进针

将穿刺部位做常规消毒，在定点上沿锁骨下缘进针，针尖朝进针方向，进针深度视患儿年龄的大小、体形的胖瘦而定，一般为 2.0～2.5 cm，见回血后再继续进针 2～3 mm 即可。

3. 固定

针进入血管后保持 45° 左右的斜度立于皮肤上，所以固定前应先在针柄下方垫少许棉球，再将胶布

交叉贴于针柄及皮肤上，以防针头左右摆动，将部分输液管固定在皮肤上，以防牵拉输液管时引起针头移位或脱落。

（二）注意事项

（1）输液期间尽量减少活动，若进行检查、治疗及护理时应注意保护穿刺部位。

（2）经常检查穿刺部位是否漏液，特别是穿刺初期，按压穿刺部位周围有无皮下气肿及血肿。

（3）在排除原发性疾病引起的呼吸改变后，应注意观察患儿的呼吸频率、节律是否有改变，口唇是否有发绀现象。因锁骨下静脉的后壁与胸膜之间的距离仅为 5~7 mm，以防针尖透过血管，穿破胸膜，造成血胸、气胸。

（4）拔针时，用无菌棉球用力按压局部 3~5 分钟，以免因局部渗血而形成皮下血肿，影响患儿的呼吸及再次注射。若需保留针头，其方法与常规浅表静脉穿刺保留法相同。

七、高压氧舱内静脉输液法

高压氧舱内静脉输液，必须保持输液瓶内外压力一致，如果产生压差，则会出现气、液体均流向低压区，而发生气泡、液体外溢等严重后果。若将密闭式输液原通气方向改变，能较好地解决高压氧舱内静脉输液的排气，保持气体通畅，使输液瓶内压力与舱内压力一致，从而避免压差现象。

（一）操作要点

（1）患者静脉输液时，全部使用塑料瓶装，容量为 500 mL 的静脉用液体。

（2）取一次性输液器，按常规操作为患者静脉输液，操作完毕，将输液瓶倒挂于输液架上。

（3）用碘酒消毒该输液瓶底部或侧面（距液面 5 cm 以上）。

（4）将密闭式输液瓶的通气针头从下面的瓶口处拔出，迅速插入输液瓶底部或侧面已消毒好的部位，使通气针头从瓶口移至瓶底，改变原来的通气方向。

（5）调节墨菲滴管内液面至 1/2 高度，全部操作完成，此时患者方可进入高压氧舱接受治疗。

（二）注意事项

（1）舱内禁止使用玻璃装密闭式静脉输液。

（2）使用三通式静脉输液器时，需关闭通气孔，按上述操作方法，在瓶底或瓶侧插入一个 18 号粗针头即可。

（3）使用软塑料袋装静脉输液时，需夹闭原通气孔，按上述操作方法，在塑料袋顶端刺入一个 18 号粗针头，即可接受高压氧治疗。

八、静脉穿刺后新型拔针法

在临床中静脉穿刺拔针时，通常采用"用干棉签按压穿刺点，迅速拔出针头"的方法（下称旧法），运用此法操作，患者血管损伤和疼痛明显。如果将操作顺序调换为"迅速拔出针头，立即用干棉签按压穿刺点"（下称新法），可使患者的血管损伤和疼痛大为减轻。

经病理学研究和临床实验观察，由于旧法拔针是先用干棉签按压穿刺点，然后迅速拔出针头，锋利的针刃是在压力作用下退出血管，这样针刃势必会对血管造成机械性的切割损伤，致血管壁受损甚至破裂。在这种伤害性刺激作用下，可释放某些致痛物质并作用于血管壁上的神经末梢而产生痛觉冲动。由于血管受损，红细胞及其他血浆成分漏出管周，故出现管周瘀血。由于血管内皮损伤，胶原暴露，继发血栓形成和血栓机化而阻塞管腔。由于血管壁损伤液体及细胞漏出，引起管周大量结缔组织增生，致使管壁增厚变硬，管腔缩小或闭塞，引起较重的病理变化。

新法拔针是先拔出针头，再立即用干棉签按压穿刺点。针头在没有压力的情况下退出管腔，因而减轻甚至去除了针刃对血管造成的机械性切割损伤，各种病理变化均较旧法拔针轻微。

九、动脉穿刺点压迫止血新方法

目前，介入性检查及治疗已广泛地应用于临床，术后并发皮下血肿者时有发生，尤以动脉穿刺后多见。其原因主要是压迫止血方法不当，又无直观的效果判断指标。如果采用压迫止血新方法，可有效地预防该并发症的发生。

其方法是，当动脉导管及其鞘拔出后，立即以左手示、中二指并拢重压皮肤穿刺口靠近心端 2 cm 左右处即动脉穿刺口处，保持皮肤穿刺口的开放，使皮下积血能及时排出，用无菌纱布及时擦拭皮肤穿刺口的出血（以防止凝血块形成而过早被堵住）。同时调整指压力量直至皮肤穿刺口无持续性出血则证明指压有效，继续压迫 15～20 分钟，先抬起两指少许，观察皮肤穿刺口无出血可终止压迫，再以弹性绷带加压包扎。

十、动、静脉留置针输液法

动、静脉留置针输液是近几年兴起的一种新的输液方法。它选择血管广泛，不易刺破血管形成血肿，能多次使用同一血管，维持输液时间长，短时间内可输入大量液体，是烧伤休克期、烧伤手术期及术后维持输液的理想方法。

（一）操作要点

1. 血管及留置针的选择

应选择较粗且较直的血管。血管的直径在 1 cm 左右，前端有一定弯曲者也可。一般选择股静脉、颈外静脉、头静脉、肘正中静脉、前臂浅表静脉、大隐静脉，也可选择颞浅静脉、额正中静脉、手背静脉等。留置针选择按血管粗细、长度而定。股静脉选择 16 G 留置针，颈外静脉、头静脉、肘正中静脉、前臂浅表静脉、大隐静脉可选用 14～20 G 留置针，其他部位宜选用 18～24 G 留置针。

2. 穿刺

进针部位用1% 普鲁卡因或利多卡因0.2 mL 行局部浸润麻醉约30 秒后进针，进针方法同一般静脉穿刺，回血后将留置针外管沿血管方向推进，外留0.5～2.0 cm。左手按压留置针管尖部上方血管，以免出血或空气进入，退出针芯，接通输液。股静脉穿刺在腹股沟韧带股动脉内侧采用45°角斜刺进针，见回血后同上述穿刺方法输液，但股静脉穿刺因其选择针体较长，操作时应戴无菌手套。

3. 固定

（1）粘胶纸固定：用3M 系列透明粘胶纸 5 cm×10 cm 规格贴于穿刺部位，以固定针体及保护针眼，此法固定牢固、简便，且粘胶纸有一定的伸缩性，用于正常皮肤关节部位的输液，效果较好。

（2）缝合固定：将留置针缝合于局部皮肤上，针眼处用棉球加以保护，此方法多用于通过创面穿刺的针体固定或躁动不安的患者。

（3）普通医用胶布固定：同一般静脉输液，多用于前臂、手背等小静脉处。

（二）注意事项

（1）行股静脉穿刺输液时应注意：①因股静脉所处部位较隐蔽，输液过程中要注意观察局部有无肿胀，防止留置针管脱出致液体渗入皮下；②因血管粗大，输液速度很快，应防止输液过快或液体走空发生肺水肿或空气栓塞；③若回血凝固，管道内所形成的血凝块较大，应用 5～10 mL 无菌注射器接于留置针局部将血凝块抽出，回血通畅后接通输液，若抽吸不出，应拔除留置针，避免加压冲洗管道，防止血凝块脱落导致血栓栓塞；④连续输液期间每天应更换输液器 1 次，针眼周围皮肤每天用碘酊、乙醇消毒后，再盖以乙醇棉球和无菌纱布予以保护。

（2）通过创面穿刺者，针眼局部每天用0.2% 氯己定液清洗 2 次，用油纱布及无菌纱布覆盖保护，若局部为焦痂，每天可用2% 碘酊涂擦 3～4 次，针眼处用碘酊棉球及无菌纱布保护。

（3）对前端血管发红或局部液体外渗肿胀者应立即予以拔除。

（4）留置针管同硅胶导管，其尖端易形成血栓，为侵入的细菌提供繁殖条件，故一般保留 3～7 天。若行痂下静脉穿刺输液，保留时间不超过 3 天。

十一、骨髓内输注法

骨髓内输注是目前欧美一些国家小儿急救的一项常规技术。小儿急救时，常因中央静脉插管困难及静脉切开浪费时间，或休克导致外周血管塌陷等原因而无法建立静脉通道，采用骨髓内输注法进行急救，安全、省时、高效。因长骨有丰富的血管网，髓内静脉系统较为完善，髓腔由海绵状的静脉窦隙网组成，髓窦的血液经中央静脉管回流入全身循环。若将髓腔视为坚硬的静脉通道，即使在严重休克时或心脏停搏时也不塌陷。当然，骨髓内输注法并不能完全取代血管内输注，只不过作为血管内输注法一项有效的补充替代方法，仅局限于急救治疗中静脉通路建立失败，而适时建立输注通路可以明显改善预后的患者。

心脏停搏、休克、广泛性烧伤、严重创伤以及危及生命的癫痫持续状态患者，可选择骨髓内输注法。患有骨硬化症、骨发育不良症、同侧肢体骨折的患者，不宜采用此方法，若穿刺部位出现蜂窝织炎、烧伤感染或皮肤严重撕脱则应另选他处。

（一）操作要点

（1）骨髓穿刺针的选择：可采用骨髓穿刺针、15 ~ 18 号伊利诺斯骨髓穿刺针或 Sur-Fast（美国产）骨髓穿刺针。18 ~ 20 号骨髓穿刺针适用于 18 个月以下的婴幼儿，稍大一些的小儿可采用 13 ~ 16 号针。

（2）穿刺部位的选择：最常用的穿刺部位是股骨远端和胫骨远、近端，多数首选胫骨近端，因其有较宽的平面，软组织少，骨性标志明显，但 6 岁以上小儿或成人常因该部位厚硬，穿刺难而选择胫骨远端。胫骨近端为胫骨粗隆至胫骨内侧中点下方 1 ~ 3 cm，胫骨远端为胫骨内侧内踝与胫骨干交界处，股骨远端为外踝上方 2 ~ 3 cm。

（3）穿刺部位常规消毒，固定皮肤，将穿刺针旋转钻入骨内，穿过皮质后，有落空感，即进入了髓腔。确定针入髓腔的方法为，接注射器抽吸有骨髓或缓慢注入 2 ~ 3 mL 无菌盐水（若有明显阻力则表示针未穿过皮质或进入对侧皮质）。

（4）针刺入髓腔后，先以肝素盐水冲洗，以免堵塞，然后接输液装置。

（5）输注速度：液体从髓腔给药的速度应小于静脉给药速度。胫骨远端部常压下 13 号针头输注速度为 10 mL/min，加压 40 kPa 为 41 mL/min。胫骨近端部输注速度为 19 mL/min，加压情况下可达常压下 2 ~ 3 倍。

（6）待建立血管通路后，及时中断骨髓内输注，拔针后穿刺部位以无菌纱布及绷带加压压迫 5 分钟。

（二）注意事项

（1）操作过程应严格无菌操作，且骨髓输注留置时间不宜超过 24 小时，尽快建立血管通路后应及时中断骨髓内输注，以防骨髓炎发生。

（2）为预防穿刺部位渗漏，应选择好穿刺部位，避开骨折骨，减少穿刺次数。确定好针头位于髓腔内，必要时可摄片。为防止针移位，应固定肢体，减少搬动。定时观察远端血供及软组织情况。

（3）婴幼儿穿刺时，若采用大号穿刺针，而穿刺点又偏向胫骨干，易引起医源性胫骨骨折。因此，应选择合适穿刺针，胫骨近端以选在胫骨粗隆水平或略远一点为宜。

（曲振宁）

第四章

给药技术

第一节　口服给药法

药物口服后，经胃肠道吸收，可发挥局部或全身治疗作用。

一、摆药

（一）药物准备类型

1. 中心药房摆药

目前国内不少医院均设有中心药站，一般设在医院内距离各病区适中的地方，负责全院各病区患者的日间用药。

病区护士每日上午在医生查房后把药盘、长期医嘱单送至中心药站，由药站专人处理医嘱，并进行摆药、核对。口服药摆每日 3 次量，注射药物按一日总量备齐。然后由病区护士当面核对无误后，取回病区，按规定时间发药。发药前须经另一人核对。

各病区另设一药柜，备有少量常用药、贵重药、针剂等，作为临时应急用。所备的药物须有固定基数，用后及时补充，交接班时按数点清。

2. 病区摆药

由病区护士在病区负责准备自己病区患者的所需药品。

（二）用物

药柜（内有各种药品）、药盘（发药车）、小药卡、药杯、量杯（10～20 mL）、滴管、药匙、纱布或小毛巾、小水壶（内盛温开水）、服药单。

（三）操作方法

1. 准备

洗净双手，戴口罩，备齐用物，依床号顺序将小药卡（床号、姓名）插于药盘上，并放好药杯。

2. 按服药单摆药

一个患者的药摆好后，再摆第 2 个患者的药，先摆固体药再摆水剂药。

（1）固体药（片、丸、胶囊）：左手持药瓶（标签在外），右手掌心及小指夹住瓶盖，拇指、示指和中指持药匙取药，不可用手取药。

（2）水剂：先将药水摇匀，左手持量杯，拇指指在所需刻度，使与视线处于同一水平，右手持药瓶，标签向上，然后缓缓倒出所需药液。应以药液低面的刻度为准。同时有几种水剂时，应分别倒入不同药杯内。更换药液时，应用温开水冲洗量杯。倒毕，瓶口用湿纱布或小毛巾擦净，然后放回原处。

3. 其他

主要包括：①药液不足 1 mL 须用滴管吸取计量，1 mL ＝15 滴；为使药量准确，应滴入已盛好少许冷开水的药杯内，或直接滴于面包上或饼干上服用；②患者的个人专用药，应注明床号、姓名、药名、剂量、时间，以防差错，专用药不可借给他人用；③摆完药后，应根据服药单查对 1 次，再由第 2 人核对无误后，方可发药。如需研碎的药，可用乳钵研碎。用清洁巾盖好药盘待发。清洗滴管、乳钵等，清理药柜。

二、发药

（一）用物

温开水、服药单、发药车。

（二）操作方法

1. 准备

发药前先了解患者情况，暂不能服药者，应作交班。

2. 发药查对，督促服药

按规定时间，携服药单送药到患者处，核对服药单及床头牌的床号、姓名，并询问患者姓名，回答与服药本一致后再发药，待患者服下后方可离开。

3. 根据不同药物的特点正确给药

主要包括：①抗生素、磺胺类药物应准时给药，以保持药物在血液中的有效浓度；②健胃、助消化药物宜在饭前或饭间服，对胃黏膜有刺激的药宜在饭后服；③对呼吸道黏膜有安抚作用的保护性镇咳药，服后不宜立即饮水，以免稀释药液而降低药效；④某些由肾排出的药物，如磺胺类，尿少时可析出结晶，引起肾小管堵塞，故应鼓励患者多饮水；⑤对牙齿有腐蚀作用和使牙齿染色的药物，如铁剂，可用饮水管吸取，服后漱口；⑥服用强心苷类药物应先测脉率、心率及节律，若脉率低于 60 次/分或节律不齐时不可服用；⑦有配伍禁忌的药，不宜在短时间内先后服用，如呋喃妥因与碳酸氢钠溶液等碱性药液；⑧催眠药应就寝前服用。

发药完毕，再次与服药单核对一遍，看有无遗漏或差错。药杯集中处理。清洁药盘放回原处。需要时做好记录。

（三）注意事项

（1）严格遵守三查七对制度（操作前、中、后查，核对床号、姓名、药名、浓度、剂量、方法、时间），防止发生差错。

（2）老、弱、小儿及危重患者应协助服药，鼻饲者应先注入少量温开水，后将药物研碎、溶解后由胃管注入，再注入少量温开水冲洗胃管。更换或停止药物，应及时告诉患者。若患者提出疑问，应重新核对清楚后再给患者服下。

（3）发药后，要密切观察服药后效果及有无不良反应，若有反应，应及时与医生联系，给予必要的处理。

（赵淑云）

第二节　注射给药法

注射给药是将无菌药液或生物制品用无菌注射器注入体内，达到预防、诊断、治疗目的的方法。

一、药液吸取法

1. 从安瓿内吸取药液

将药液集中到安瓿体部，用消毒液消毒安瓿颈部及砂轮，在安瓿颈部划一踞痕，重新消毒安瓿颈部，拭去碎屑，掰断安瓿。将针尖斜面向下放入安瓿内的液面下，手持活塞柄抽动活塞吸取所需药量。抽吸毕将针头套上空安瓿或针帽备用。

2. 从密封瓶内吸取药液

除去铝盖的中央部分并消毒密封瓶的瓶塞，待干。往瓶内注入与所需药液等量的空气（以增加瓶内压力，避免瓶内负压，无法吸取），倒转密封瓶及注射器，使针尖斜面在液面下，轻拉活塞柄吸取药液至所需量，再以示指固定针栓，拔出针头，套上针帽备用。

若密闭瓶或安瓿内为粉剂或结晶时，应先注入所需量的溶剂，使药物溶化，然后吸取药液。黏稠药液如油剂可先加温（遇热变质的药物除外），或将药瓶用双手搓后再抽吸，混悬液应摇匀后再抽吸。

3. 注射器内空气驱出术

一手指固定于针栓上，拇指、中指扶持注射器，针头垂直向上，一手抽动活塞柄吸入少量空气，然后摆动针筒，并使气泡聚集于针头口，稍推动活塞将气泡驱出。若针头偏于一侧，则驱气时应使针头朝上倾斜，使气泡集中于针头根部，如上法驱出气泡。

二、皮内注射法

皮内注射法是将少量药液注入表皮与真皮之间的方法。

（一）目的

（1）各种药物过敏试验。

（2）预防接种。

（3）局部麻醉。

（二）用物

（1）注射盘或治疗盘内盛2%碘酊、75%乙醇、无菌镊、砂轮、无菌棉签、开瓶器、弯盘。

（2）1 mL注射器、4½号针头，药液按医嘱。药物过敏试验还需备急救药盒。

（三）注射部位

（1）药物过敏试验在前臂掌侧中下段。

（2）预防接种常选三角肌下缘。

（四）操作方法

（1）评估：了解患者的病情、合作程度、对皮内注射的认识水平和心理反应，若进行药物过敏试验还需了解患者的"三史"（过敏史、用药史、家族史）；介绍皮内注射的目的、过程，取得患者配合；评估注射部位组织状态（皮肤颜色，有无皮疹、感染及皮肤划痕阳性）。

（2）准备用物，并按医嘱查对后抽好药液，放入铺有无菌巾的治疗盘内，携物品至患者处，再次核对。

（3）助患者取坐位或卧位，选择注射部位，以75%乙醇消毒皮肤、待干。乙醇过敏者用生理盐水清洁皮肤。

（4）排尽注射器内空气，示指和拇指绷紧注射部位皮肤，右手持注射器，针尖斜面向上，与皮肤成5°角刺入皮内，放平注射器，平行将针尖斜面全部进入皮内，左手拇指固定针栓，右手快速推注药液0.1 mL。也可右手持注射器左手推注药液，使局部可见半球形隆起的皮丘，皮肤变白，毛孔变大。

（5）注射完毕，快速拔出针头，核对后交代患者注意事项。

（6）清理用物，按时观察结果并正确记录。

（五）注意事项

（1）忌用碘酊消毒皮肤，并避免用力反复涂擦。

（2）注射后不可用力按揉，以免影响结果观察。

三、皮下注射法

皮下注射法是将少量药液注入皮下组织的方法。

（一）目的

（1）需迅速达到药效和药物不能或不宜口服时采用。

（2）局部供药，如局部麻醉用药。

（3）预防接种，如各种疫苗的预防接种。

（二）用物

注射盘，1～2 mL 注射器，5～6 号针头，药液按医嘱准备。

（三）注射部位

上臂三角肌下缘、上臂外侧、股外侧、腹部、后背、前臂内侧中段。

（四）操作方法

（1）评估患者的病情、合作程度、对皮下注射的认识水平和心理反应；介绍皮下注射的目的、过程，取得患者配合；评估注射部位组织状态。

（2）准备用物，并按医嘱查对后抽好药液，放入铺有无菌巾的治疗盘内，携带物品至患者处，再次核对。

（3）助患者取坐位或卧位，选择注射部位，皮肤做常规消毒（2%碘酊以注射点为中心，呈螺旋形向外涂擦，直径在 5 cm 以上，待干，然后用 75%乙醇以同法脱碘 2 次，待干）或安尔碘消毒。

（4）持注射器排尽空气。

（5）左手示指与拇指绷紧皮肤，右手持注射器，示指固定针栓，针尖斜面向上，与皮肤成 30°～40°，过瘦者可捏起注射部位皮肤，快速刺入针头 2/3，左手抽动活塞观察无回血后缓缓推注药液。

（6）推完药液，用干棉签放于针刺处，快速拔出针后，轻轻按压。

（7）核对后助患者取舒适卧位，整理床单位，清理用物，必要时做记录。

（五）注意事项

（1）持针时，右手示指固定针栓，切勿触及针梗，以免污染。

（2）针头刺入角度不宜超过 45°，以免刺入肌层。

（3）对皮肤有刺激作用的药物，一般不做皮下注射。

（4）少于 1 mL 药液时，必须用 1 mL 注射器，以保证注入药量准确无误。

（5）需经常做皮下注射者，应建立轮流交替注射部位的计划，以达到在有限的注射部位吸收最大药量的效果。

四、肌内注射法

肌内注射法是将少量药液注入肌肉组织的方法。

（一）目的

（1）给予需在一定时间内产生药效，而不能或不宜口服的药物。

（2）药物不宜或不能静脉注射，要求比皮下注射更迅速发生疗效时采用。

（3）注射刺激性较强或药量较大的药物。

（二）用物

注射盘，2～5 mL 注射器，6～7 号针头，药液按医嘱准备。

（三）注射部位

一般选择肌肉较丰厚、离大神经和血管较远的部位，其中以臀大肌、臀中肌、臀小肌最为常用，其次为股外侧肌和上臂三角肌。

1. 臀大肌注射区定位法

（1）十字法：从臀裂顶点向左或向右侧画一水平线，然后从该侧髂嵴最高点做一垂直线，将臀部分为4个象限，选其外上象限并避开内角（内角定位：髂后上棘至大转子连线）即为注射区。

（2）连线法：取髂前上棘和尾骨连线的外上1/3处为注射部位。

2. 臀中肌、臀小肌注射区定位法

（1）构角法：以示指尖与中指尖分别置于髂前上棘和髂嵴下缘处，由髂嵴、示指、中指所构成的三角区内为注射部位。

（2）三指法：髂前上棘外侧三横指处（以患者的手指宽度为标准）。

（3）股外侧肌注射区定位法：在大腿中段外侧，膝上10 cm，髋关节下10 cm处，宽约7.5 cm。此处大血管、神经干很少通过，范围较大，适用于多次注射或2岁以下婴幼儿注射。

（4）上臂三角肌注射区定位法：上臂外侧、肩峰下2~3横指处。此处肌肉不如臀部丰厚，只能做小剂量注射。

（四）患者体位

为使患者的注射部位肌肉松弛，应尽量使患者体位舒适。

1. 侧卧位

下腿稍屈膝，上腿伸直。

2. 俯卧位

足尖相对，足跟分开。

3. 仰卧位

适用于病情危重不能翻身的患者。

4. 坐位

座位稍高，便于操作。非注射侧臀部坐于座位上，注射侧腿伸直。门诊患者多采用此体位。

（五）操作方法

（1）评估患者的病情、合作程度、对肌内注射的认识水平和心理反应；介绍肌内注射的目的、过程，取得患者配合；评估注射部位组织状态。

（2）准备用物，并按医嘱查对后抽好药液，放入铺有无菌巾的治疗盘内，携带物品至患者处，再次核对。

（3）协助患者取合适卧位，选择注射部位，常规消毒或安尔碘消毒注射部位皮肤。

（4）排气，左手拇指、示指分开并绷紧皮肤，右手以执笔式持注射器，中指固定针栓，用前臂带动腕部的力量，将针头迅速垂直刺入肌内，一般刺入2.5~3 cm，过瘦者或小儿酌减，固定针头。

（5）松左手，抽动活塞，观察无回血后，缓慢推药液。如有回血，酌情处理，可拔出或进针少许再试抽，无回血方可推药。推药同时注意观察患者的表情及反应。

（6）注射毕，用干棉签放于针刺处，快速拔针并按压。

（7）核对后协助患者穿好衣裤，安置舒适卧位，整理床单位。清理用物，必要时做记录。

（六）Z径路注射法和留置气泡技术

1. Z径路注射法

注射前以左手示指、中指和环指使待注射部位皮肤及皮下组织朝同一方向侧移（皮肤侧移1~2 cm），绷紧固定局部皮肤，维持到拔针后，迅速松开左手，此时位移的皮肤和皮下组织位置复原，原先垂直的针刺通道随即变成Z形。该方法可将药液封闭在肌肉组织内而不易回渗，利于吸收，减少硬结的发生，尤其适用于老年人等特殊人群，以及刺激性大、难吸收药物的肌肉注射。

2. 留置气泡技术

方法为用注射器抽吸适量药液后，再吸入0.2~0.3 mL空气。注射时，气泡在上，当全部药液注入后，再注入空气。其方法优点：将药物全部注入肌肉组织而不留在注射器无效腔中（每种注射器的无效腔量不一，范围从0.07~0.3 mL），以保证药量的准确；同时可防止拔针时，药液渗入皮下组织引起刺激，产生疼痛，并可将药液限制在注射肌肉局部而利于组织的吸收。

（七）注意事项

（1）切勿将针梗全部刺入，以防从根部衔接处折断。万一折断，应保持局部与肢体不动，速用止血钳夹住注射针断端取出。若全部埋入肌肉内，即请外科医生诊治。

（2）臀部注射，部位要选择准确，偏内下方易伤及神经、血管，偏外上方易刺及髂骨，引起剧痛及断针。

（3）推药液时必须固定针栓，推速要慢，同时注意患者的表情及反应。如为油剂药液更应持牢针栓，以防用力过大针栓与乳头脱开，药液外溢；若为混悬剂，进针前要摇匀药液，进针后持牢针栓，快速推药，以免药液沉淀造成堵塞或因用力过猛使药液外溢。

（4）需长期注射者，应经常更换注射部位，并用细长针头，以避免或减少硬结的发生。一旦发生硬结，可采用理疗、热敷或外敷活血化瘀的中药，如蒲公英、金黄散等。

（5）2 岁以下婴幼儿不宜在臀大肌处注射，因幼儿尚未能独立行走，其臀部肌肉一般发育不好，有可能伤及坐骨神经，应选臀中肌、臀小肌或股外侧肌注射。

（6）两种药液同时注射又无配伍禁忌时，常采用分层注射法。当第一针药液注射完，随即拧下针筒，接上第二副注射器，并将针头拔出少许后向另一方向刺入，试抽无回血后，即可缓慢推药。

五、静脉注射法

（一）目的

（1）药物不宜口服、皮下或肌内注射，需要迅速发生疗效者。

（2）做诊断性检查，由静脉注入药物，如肝、肾、胆囊等检查需注射造影剂或染料等。

（二）用物

注射盘、注射器（根据药量准备）、7 ~ 9 号针头或头皮针头、止血带、胶布，药液按医嘱准备。

（三）注射部位

1. 四肢浅静脉

肘部的贵要静脉、正中静脉、头静脉；腕部、手背及踝部或足背浅静脉等。

2. 小儿头皮静脉

额静脉、颞静脉等。

3. 股静脉

位于股三角区股鞘内，股神经和股动脉内侧。

（四）操作方法

1. 四肢浅表静脉注射术

（1）评估患者的病情、合作程度、对静脉注射的认识水平和心理反应；介绍静脉注射的目的、过程，取得患者配合；评估注射部位组织状态。

（2）准备用物，并按医嘱查对后抽好药液，放入铺有无菌巾的治疗盘内，携物品至患者处，再次核对。

（3）选择静脉，在注射部位上方 6 cm 处扎止血带，止血带末端向上。皮肤常规消毒或安尔碘消毒，同时嘱患者握拳，使静脉显露。备胶布 2 ~ 3 条。

（4）注射器接上头皮针头，排尽空气，在注射部位下方，绷紧静脉下端皮肤并使其固定。右手持针头使其针尖斜面向上，与皮肤成15° ~ 30°角，由静脉上方或侧方刺入皮下，再沿静脉走向刺入静脉，见回血后将针头与静脉的角度调整好，顺静脉走向推进0.5 ~ 1 cm 后固定。

（5）松止血带，嘱患者松拳，用胶布固定针头。若需采集血标本，则止血带不放松，直接抽取血标本所需量，也不必胶布固定。

（6）推完药液，以干棉签放于穿刺点上方，快速拔出针头后按压片刻，无出血为止。

（7）核对后安置舒适卧位，整理床单位。清理用物，必要时做记录。

2. 股静脉注射术

常用于急救时加压输液、输血或采集血标本。

（1）评估、查对、备药同四肢静脉注射。

（2）患者仰卧，下肢伸直略外展（小儿应有人协助固定），局部常规消毒或安尔碘消毒皮肤，同时消毒术者左手示指和中指。

（3）于股三角区扪股动脉搏动最明显处，予以固定。

（4）右手持注射器，排尽空气，在腹股沟韧带下一横指、股动脉搏动内侧0.5 cm垂直或成45°角刺入，抽动活塞见黯红色回血，提示已进入股静脉，固定针头，根据需要推注药液或采集血标本。

（5）注射或采血毕，拔出针头，用无菌纱布加压止血3～5分钟，以防止出血或形成血肿。

（6）核对后安置舒适卧位，整理床单位。清理用物，必要时做记录，血标本则及时送检。

（五）注意事项

（1）严格执行无菌操作原则，防止感染。

（2）穿刺时务必沉着，切勿乱刺。一旦出现血肿，应立即将针拔出，按压局部，另选他处注射。

（3）注射时应选择粗直、弹性好、不易滑动而易固定的静脉，并避开关节及静脉瓣。

（4）需长期静脉给药者，为保护静脉，应有计划地由小到大、由远心端到近心端选血管进行注射。

（5）对组织有强烈刺激的药物，最好用一副等渗生理盐水注射器先行试穿，证实针头确在血管内后，再换注射器推药。在推注过程中，应试抽有无回血，检查针梗是否仍在血管内。经常听取患者的主诉，观察局部体征，如局部疼痛、肿胀或无回血时，表示针梗脱出静脉，应立即拔出，更换部位重新注射，以免药液外溢而致组织坏死。

（6）药液推注的速度，根据患者的年龄、病情及药物的性质而定，并随时听取患者的主诉和观察病情变化，以便调节。

（7）股静脉穿刺时，若抽出鲜红色血，提示穿入股动脉，应立即拔出针头，压迫穿刺点5～10分钟，直至无出血为止。一旦穿刺失败，切勿再穿刺，以免引起血肿，有出血倾向的患者，忌用此法。

（六）特殊患者静脉穿刺法

1. 肥胖患者

静脉较深，不明显，但较固定不滑动，可摸准后再行穿刺。

2. 消瘦患者

皮下脂肪少，静脉较滑动，穿刺时须固定静脉上下端。

3. 水肿患者

可按静脉走向的解剖位置，用手指压迫局部，以暂时驱散皮下水分，显露静脉后再穿刺。

4. 脱水患者

静脉塌陷，可局部热敷、按摩，待血管扩张显露后再穿刺。

六、动脉注射法

（一）目的

（1）采集动脉血标本。

（2）施行某些特殊检查，注入造影剂，如脑血管检查。

（3）施行某些治疗，如注射抗癌药做区域性化疗。

（4）抢救重度休克，经动脉加压输液，以迅速增加有效血容量。

（二）用物

（1）注射盘、注射器（按需准备）、7～9号针头、无菌纱布、无菌手套，药液按医嘱准备。

（2）若采集血标本需另备标本容器、无菌软塞，必要时还需备酒精灯和火柴。一些检查或造影根据需要准备用物和药液。

（三）注射部位

选择动脉搏动最明显处穿刺。采集血标本常用桡动脉、股动脉。区域性化疗时，应根据患者治疗需要选择，一般头面部疾病选用颈总动脉，上肢疾病选用锁骨下动脉或肱动脉，下肢疾病选用股动脉。

（四）操作方法

（1）评估患者的病情、合作程度、对动脉注射的认识水平和心理反应；介绍动脉注射的目的、过程，取得患者配合；评估注射部位组织状态。

（2）准备用物，并按医嘱查对后抽好药液，放入铺有无菌巾的治疗盘内，携带用物至患者处，再次核对。

（3）选择注射部位，协助患者取适当卧位，消毒局部皮肤，待干。

（4）戴手套或消毒左手示指和中指，在已消毒范围内摸到欲穿刺动脉的搏动最明显处，固定于两指之间。

（5）右手持注射器，在两指间垂直或与动脉走向成40°角刺入动脉，见有鲜红色回血，右手固定穿刺针的方向及深度，左手以最快的速度注入药液或采血。

（6）操作完毕，迅速拔出针头，局部加压止血5～10分钟。

（7）核对后安置患者于舒适卧位，整理床单位。清理用物，必要时做记录，如有血样标本则及时送检。

（五）注意事项

（1）采血标本时，需先用1∶500肝素稀释液湿润注射器管腔。

（2）采血进行血气分析时，针头拔出后立即刺入软塞以隔绝空气，并用手搓动注射器使血液与抗凝药混匀，以避免凝血。

（赫英贤）

第五章

灌肠和导尿技术

第一节　灌肠技术

肠道是人体参与排便活动的重要器官，主要起到消化、吸收、排出代谢产物的作用。当肠道发生功能或形态改变时，会导致一系列病理变化，出现相应的临床症状，包括腹胀、腹泻、便秘等。灌肠技术是将一定量的溶液，由肛门经直肠灌入结肠，以帮助患者清洁肠道、排便、排气或由肠腔供给药物，达到确定诊断和治疗目的的方法。根据灌肠目的的不同，可分为不保留灌肠和保留灌肠，其中，不保留灌肠又可分为大量不保留灌肠、小量不保留灌肠和清洁灌肠。此外，还有简易的肠道清洁技术，包括口服高渗溶液，如口服硫酸镁法、口服甘露醇法等，以及患者可以自行进行的简易通便术，如肥皂栓法、开塞露法等。随着科技的发展，目前临床上广泛应用先进的仪器进行肠道灌洗，如大肠水疗仪、结肠灌洗机等，同样能达到肠道清洁和治疗的目的。

一、大量不保留灌肠

（一）目的

（1）刺激肠蠕动，软化和清除粪便，驱除肠内积气，减轻腹胀。

（2）清洁肠道，为手术、检查或分娩做准备。

（3）稀释和清除肠道内的有害物质，减轻中毒。

（4）灌入低温液体，为高热患者降温。

（二）用物

（1）治疗盘内备灌肠筒1套、24～26号肛管、血管钳或调节夹、弯盘、棉签、润滑剂。

（2）卫生纸、橡胶单及治疗巾、水温计、量杯。

（3）输液架、便器及便器巾、屏风。

（三）常用溶液

（1）0.1%～0.2%肥皂液、生理盐水。

（2）灌肠液量：成年人500～1000 mL，小儿200～500 mL，1岁以下小儿50～100 mL。

（3）灌肠温度：39～41 ℃，降温用28～32 ℃，中暑降温用4 ℃。

（四）操作方法

（1）备齐用物，携带至患者床旁，核对患者并解释，以取得合作。嘱患者排尿，关闭门窗，用屏风遮挡。

（2）助患者脱裤至膝部，取左侧卧位，两腿屈膝，臀部移至床沿。垫橡胶单及治疗巾于臀下，盖好盖被仅露出臀部。左侧卧位有利于液体借助重力作用从直肠流至结肠。肛门括约肌失去控制者，可取仰卧位，臀下垫便器。

（3）挂灌肠筒于输液架上，筒内液面距肛门40～60 cm，弯盘置于臀边。肛管前端涂润滑剂，并与灌肠筒连接。排出肛管内空气,用血管钳夹紧橡胶管。分开臀部露出肛门,嘱患者做排便动作或张口深慢呼吸,同时将肛管轻轻插入直肠内 7~10 cm,小儿插入 4~7 cm,固定肛管,松开血管钳,使溶液缓缓流入。

(4)观察灌肠筒内液面下降和患者的反应,若溶液流入受阻,可前后旋转移动肛管或挤捏肛管。患者如有便意,可将灌肠筒放低,减慢流速,并嘱其做深呼吸,以降低腹压,或夹闭肛管,暂停灌肠 30 秒,再缓慢进行。

(5)待溶液将要流完时,夹紧橡胶管,用卫生纸包裹肛管轻轻拔出放入弯盘。擦净肛门,助患者穿裤平卧,并尽可能保留 5~10 分钟,以利粪便软化。

(6)不能下床的患者,给予便器,将卫生纸及呼叫器放于易取处。排便后及时取出便器。

(7)整理床单,开窗通气,整理用物。

(8)观察大便性状,并做记录,必要时留取标本送检。记录于当天体温单的排便栏内。灌肠的缩写符号为 E,0/E 表示灌肠后无排便,1/E 表示灌肠后排便 1 次,1 1/E 表示自行排便 1 次,灌肠后排便 1 次。

(五)注意事项

(1)灌肠溶液的温度、浓度、液量、流速(压力)要适宜,插管动作应轻而稳,有肛门疾病者应小心,以免损伤局部黏膜。

(2)妊娠妇女及急腹症、消化道出血、严重心血管疾病患者禁忌灌肠。

(3)肝性脑病患者禁用肥皂液灌肠,以减少氨的产生和吸收。充血性心力衰竭和水、钠潴留患者禁用生理盐水灌肠。

(4)伤寒患者灌肠时筒内液面不得高于肛门 30 cm,灌入液体量不得超过 500 mL。

(5)注意保护患者隐私。操作中随时观察病情,发现患者有脉速、面色苍白、出冷汗或剧烈腹痛、心慌、气急等症状,应立即停止,并及时与医生取得联系,给予处理。

(6)指导患者养成良好的排便习惯,多食蔬菜、水果,多饮水和加强运动。

(7)若为降温灌肠,应保留 30 分钟后排便,排便 30 分钟后测温并记录。

二、小量不保留灌肠

(一)目的

(1)软化大便,解除便秘。

(2)排除肠道内的气体,减轻腹胀。

(二)用物

(1)治疗盘内备注洗器或小容量灌肠筒、20~22 号肛管、止血钳、润滑剂、棉签、温开水 5~10 mL。遵医嘱准备灌肠液。

(2)弯盘、卫生纸、橡胶单、治疗巾。

(3)输液架、便器及便器巾、屏风。

(三)常用溶液

(1)"1、2、3"溶液:50% 硫酸镁 30 mL,甘油 60 mL,温开水 90 mL。

(2)甘油或液状石蜡加等量温开水。

(3)温度:38 ℃。

(四)操作方法

(1)备齐用物,携带至患者床旁,核对患者并解释。

(2)协助患者取左侧卧位,双膝屈曲,脱裤至膝部,臀部移至床沿,置橡胶单及治疗巾于患者臀下。

（3）将弯盘置于患者臀边，用注洗器抽吸药液或用小容量灌肠筒代替注洗器，连接肛管，润滑肛管前端，排气夹管。

（4）用卫生纸分开患者肛门，显露肛门口，嘱患者做排便动作或深呼吸，将肛管轻轻插入直肠7～10 cm。

（5）固定肛管，松开血管钳缓缓注入溶液。注毕后夹管，取下注洗器后再吸取溶液，松夹后再行灌注，如此反复直至溶液注完。若使用小容量灌肠筒，则筒内液面距肛门30 cm，使液体缓缓流入。

（6）注入温开水5～10 mL，抬高肛管尾端，使管内溶液全部灌入，夹管或反折肛管，用卫生纸包裹肛管，轻轻拔出，擦净肛门。

（7）助患者平卧，嘱其尽量保留溶液10～20分钟再排便。

（8）同大量不保留灌肠。

三、清洁灌肠

（一）目的

（1）彻底清除肠腔内大便，为直肠、结肠检查和手术做肠道准备。

（2）协助排除体内毒素。

（二）用物

同大量不保留灌肠。

（三）常用溶液

0.1%～0.2%肥皂液、生理盐水。

（四）操作方法

反复多次使用大量不保留灌肠，首次用肥皂水，以后用生理盐水，直至排出液澄清无粪质为止。每次灌入的溶液量为500 mL，灌肠时压力要低，液面距离肛门高度不超过40 cm。

四、保留灌肠

（一）目的

向直肠内或结肠内灌入药物，通过肠黏膜的吸收达到治疗的目的，常用于镇静、催眠、治疗肠道感染。

（二）用物

同小量不保留灌肠。选用较细肛管，肛管为20号以下或用导尿管代替。

（三）常用溶液

1. 镇静催眠

10%水合氯醛等。

2. 肠道抗感染

2%小檗碱（黄连素）液、0.5%～1%新霉素液、5%大蒜浸液或其他抗生素溶液。

3. 灌肠溶液量

不超过200 mL。

4. 温度

38 ℃。

（四）操作方法

（1）备齐用物，携带至患者床旁，核对患者并解释。

（2）嘱患者先排便排尿，以利于药液吸收。

（3）协助患者垫高臀部 10~15 cm，使药液易于保留。

（4）根据病情决定卧位，慢性细菌性痢疾病变部位多在直肠及乙状结肠，取左侧卧位；阿米巴痢疾病变多在回盲部，取右侧卧位。

（5）嘱患者深呼吸，轻轻插入肛管 15~20 cm，筒内液面距肛门 30 cm，按小量不保留灌肠操作方法将药液注入。

（6）药液注入完毕，拔出肛管，用卫生纸在肛门处轻轻按揉片刻，嘱患者卧床休息，保留灌肠溶液在 1 小时以上。

（7）整理床单位，清理用物，观察患者反应，并做好记录。

（五）注意事项

（1）肠道抗感染以晚上睡眠前灌肠为宜，此时活动减少，药液易于保留吸收，从而达到治疗的目的。

（2）排便后休息 30~60 分钟，再行灌肠。

（3）为保留药液，减少刺激，应做到肛管细、插入深，注入药液速度慢、量少，液面距肛门不超过 30 cm。

（4）肛门、直肠、结肠等手术后的患者或排便失禁的患者均不宜行保留灌肠。

五、简易通便法

（一）目的

采用通便剂协助患者排便，是一种简便、经济、有效的方法，经过指导患者也可自行完成，适用于老年、体弱久病的便秘患者。

（二）常用通便剂

通便剂由高渗液和润滑剂制成，具有吸出水分、软化大便和润滑肠壁、刺激肠蠕动的作用。常用的通便剂有开塞露、甘油栓、肥皂栓。

（三）方法

1. 开塞露法

开塞露由甘油或山梨醇制成，装于塑料胶壳内。使用时协助患者取左侧卧位，将开塞露顶端剪去，先挤出少量溶液润滑肛门，嘱患者深呼吸，放松肛门括约肌，将开塞露的前端轻轻插入肛门后再将药液挤入直肠内，成年人用量 20 mL，小儿 10 mL。嘱患者平卧，保留 5~10 分钟排便。

2. 甘油栓法

甘油栓是由甘油和明胶制成的栓剂。使用时手垫纱布或戴手套，嘱患者深呼吸，捏住甘油栓底部轻轻插入肛门至直肠，用示指推入 6~7 cm，并用纱布抵住，轻轻按揉，保留 5~10 分钟后排便。

3. 肥皂栓法

将普通肥皂削成圆锥形（底部直径 1 cm，长 3~4 cm），使用时手垫纱布或戴手套，嘱患者深呼吸，将肥皂栓蘸热水后轻轻插入肛门至直肠，用示指推入 6~7 cm，并用纱布抵住，轻轻按揉，保留 5~10 分钟排便。注意：肛门黏膜溃疡、肛裂及肛门有剧烈疼痛的患者禁用。

六、人工取便术

（一）目的

用手指插入直肠，破碎并取出嵌顿大便的方法，常用于大便嵌塞的患者采用灌肠等通便术无效时，以解除其痛苦。

（二）方法

患者取左侧卧位，双腿屈曲，臀下垫尿垫。操作者戴清洁手套，倒 1~2 mL 2% 利多卡因于右手示指端，插入肛门停留5分钟。右手示指指套涂润滑油，嘱患者张口呼吸，轻轻插入肛门，沿直肠壁进入直肠。手指轻轻摩擦，碾松大便，放入便器，反复进行。取便过程中观察患者反应，如发现患者有面色苍白、出汗、疲惫等表现，暂停取便，休息片刻。取便完毕，清洗且擦干肛门及臀部，若患者病情允许还可以热水坐浴，以促进排便。

七、灌肠技术的研究进展

由于传统的灌肠方法存在肠道清洁不彻底、患者难以耐受等缺点，随着科技的进步，灌肠技术得到长足发展，出现了新的灌肠技术及方法，如结肠灌洗技术，并在临床上得到广泛的应用。

结肠灌洗技术是利用专门的灌洗仪器，如使用结肠灌洗机，从肛门插入一细小软管至直肠，然后注入无菌温水，对大肠进行分段冲洗。充灌时，患者平躺，维持水温为 32～37 ℃，压力为 375～525 mmHg（50～70 kPa），流速为每分钟 100～1300 mL，逐段清洁直肠、乙状结肠、降结肠、横结肠和升结肠，作用于整个结肠。当患者有便意时，注入的温水通过污水管排出，当排出物澄清或肠腔压力减轻后再重复充灌。通过反复向肠腔内注水和排水，可使干硬的粪便逐渐软化、松散，同时促进肠黏膜分泌黏液润滑肠道，有助于排便。由于不断注入液体，直肠内压力达到排便阈值后，刺激直肠壁的牵张感受器，产生神经冲动，上传至延髓的排便中枢，交换信号后，发出传出神经冲动至效应器，引起降结肠、乙状结肠和直肠收缩，从而将粪便排出。这一过程与正常排便反射一致，同样是依靠结肠蠕动收缩将粪便排出，有利于帮助结肠恢复正常功能。

灌肠溶液可以根据灌肠目的的不同而有所选择，目前，临床上较常用的口服灌肠溶液有复方聚乙二醇电解质散。这是一种非渗透性的全肠灌洗液，是以聚乙二醇的多个羟基与水分子形成综合分子，使肠道内的液体保存量增多，粪便的体积增大，从而刺激排便反射，使肠蠕动增加而排出粪便。通常在 1～2 小时致腹泻，快速清洁肠道，相比于传统的口服灌肠液，其服用时间快、不良反应小。此外，还可以选用抗生素灌肠，配合治疗肠道感染，如采用诺氟沙星、复方磺胺甲噁唑保留灌肠治疗细菌性痢疾，磷酸钠用于术前肠道准备以及针灸配合中药灌肠等，都能起到很好的临床疗效。

（孙桂英）

第二节 导尿技术

排尿活动是一种受大脑皮质控制的反射活动，正常情况下是无痛、无障碍、可自主随意进行的，而在某些疾病或创伤情况下，常会出现各种排尿异常，需要运用导尿、留置导尿或膀胱冲洗等护理技术，以协助诊断、治疗疾病和预防并发症的发生。

一、导尿术/留置导尿管术

导尿术是指在严格无菌操作下，将导尿管自尿道插入膀胱，引流尿液的方法。留置导尿管术是指在导尿后，将导尿管保留在膀胱内，引流尿液的方法，以避免多次插管引起感染以及反复插管造成患者痛苦。

（一）目的

1. 导尿术

（1）为尿潴留患者引流出尿液，以减轻痛苦。

（2）协助临床诊断，如留取未受污染的尿标本做细菌培养；测量膀胱容量、压力及残余尿；进行尿道或膀胱造影等。

（3）为膀胱肿瘤患者进行膀胱内化疗。

2. 留置导尿管术

（1）抢救危重、休克患者时正确记录每小时尿量，测量尿相对质量，以密切观察患者的病情变化。

（2）盆腔脏器手术前排空膀胱，使膀胱持续保持空虚状态，避免术中误伤膀胱。

（3）某些泌尿系统疾病手术后留置导尿管，便于引流和冲洗，减轻手术切口的张力，有利于切口愈合。

（4）昏迷、瘫痪、尿失禁或会阴部有伤口的患者留置导尿管，以保持会阴部的清洁干燥。

（5）为尿失禁患者行膀胱功能训练。

（二）操作前准备

1. 护士准备

衣帽整洁，修剪指甲，洗手，戴口罩。

2. 评估患者并解释

（1）评估患者：了解患者身体状况（如病情、临床诊断、生命体征等）、患者的意识状态、合作程度、心理状况、生活自理能力、膀胱充盈度及会阴部皮肤黏膜情况，根据患者的自理能力，指导清洁外阴。

（2）向患者及其家属解释导尿的目的、方法、注意事项及配合要点。

3. 患者准备

清洁外阴，留置普通导尿管者剃去阴毛。

4. 用物准备

（1）无菌导尿包：①外阴初步消毒包，弯盘或治疗碗1个，小药杯1个（内盛棉球6个），止血钳或镊子1把，手套1个（左手）；②导尿包，弯盘1个，导尿管10号、12号各1根，小药杯1个（内盛棉球4个），止血钳或镊子2把，内有润滑油的小瓶1个，标本瓶1个，洞巾1个，治疗巾1个，小纱布1块。

（2）其他：治疗盘、弯盘，无菌持物镊2把，无菌手套1副，消毒溶液、消毒棉签，橡胶中单1条，治疗垫1块，浴巾1条，便器及便器巾，治疗车，屏风。

（3）留置导尿管术另备：型号合适的气囊导尿管1根，20 mL注射器1副，一次性无菌尿袋1个，橡皮筋1个，安全别针1个。使用普通导尿管者需备宽胶布、剃刀。

5. 环境准备

酌情关闭门窗，保持合适的室温，屏风保护患者。

（三）操作方法

1. 于治疗室准备物品

洗手，准备用物，将用物置于治疗车上层，便器及便器巾置于治疗车下层。治疗车推至患者处。

2. 患者准备

核对患者并给予解释，检查环境，保护隐私。操作者站于患者右侧，床尾盖被，肩部保暖，垫橡胶中单和治疗巾于患者臀下，协助患者脱去对侧裤腿，盖于近侧腿上，并盖浴巾保暖。对侧腿用盖被遮盖。患者取仰卧屈膝位，两腿外展显露外阴。

3. 打开导尿包

无菌导尿包置于患者两腿间，无菌持物镊整理无菌导尿包内的外阴消毒包和导尿包，倒氯己定溶液于外阴消毒包小药杯内。

4. 消毒、导尿

根据男、女患者尿道的解剖特点进行消毒、导尿。

（1）女患者导尿术：成人女性尿道短，长4～5 cm，富有扩张性，直径0.6 cm左右，尿道外口位于阴蒂下方，呈矢状裂。

1）初步消毒：操作者左手戴手套，右手持血管钳夹取消毒棉球消毒阴阜、大阴唇，左手分开大阴唇，依次消毒小阴唇和尿道口。消毒顺序为由外向内、自上而下，每个棉球限用1次。污棉球置于弯盘内。消毒后脱手套置于弯盘内，弯盘移至床尾。

2）整理用物：持物镊打开导尿包，按操作顺序摆放用物，倒消毒液于药杯内，浸湿棉球。

3）润滑导管：戴无菌手套，垫治疗巾于患者臀下，铺洞巾于会阴部，使洞巾口正对尿道口，并与导尿包包布形成一无菌区。选合适的导尿管，含有润滑油的棉球润滑导尿管前端。

4）消毒尿道口：盛消毒棉球的小药杯置患者大腿间外阴处。左手分开并固定小阴唇，右手持血管钳/镊子夹取消毒棉球，由内向外、自上而下，依次消毒尿道口、左右小阴唇、尿道口，每个棉球限用1次。污棉球、血管钳/镊子置于床尾弯盘内。

5）导尿：左手继续固定小阴唇，无菌弯盘置于洞巾口，嘱患者张口呼吸，血管钳夹持导尿管对准尿道口轻轻插入4~6 cm，见尿液后再插入1 cm，松开左手，下移固定导尿管，将尿液引流至弯盘内。

（2）男患者导尿术：男性尿道长18~20 cm，有2个弯曲，即活动的耻骨前弯和固定的耻骨下弯，有3个狭窄部，即尿道内口、膜部和尿道外口。

1）初步消毒：操作者左手戴手套，右手持血管钳夹取消毒棉球依次消毒阴阜、阴茎、阴囊。左手取纱布裹住阴茎略提起，将包皮向后推，暴露尿道口，右手持血管钳夹棉球自尿道口向外向后旋转擦拭尿道口、龟头、冠状沟。每个棉球限用1次。污棉球置于弯盘内。消毒后脱手套置于弯盘内，弯盘移至床尾。

2）整理用物：持物镊打开导尿包，按操作顺序摆放用物，倒消毒液于小药杯内，浸湿棉球。

3）润滑导管：戴无菌手套，垫治疗巾于患者臀下，铺洞巾于会阴部，使洞巾口正对尿道口，并与导尿包包布形成一无菌区。选合适的导尿管（使用气囊导尿管时检查气囊完整性），用含有润滑油的棉球润滑导尿管前端。

4）消毒尿道口：盛消毒棉球的小药杯置患者大腿间。左手用纱布裹住阴茎并提起，使之与腹壁成60°角，将包皮向后推露出尿道口，右手持血管钳夹棉球如前法消毒尿道口及龟头。每个棉球限用1次。污棉球、血管钳/镊子置于床尾弯盘内。

5）导尿：左手继续固定阴茎，无菌弯盘置于洞巾口，嘱患者张口呼吸，血管钳夹持导尿管前端对准尿道口轻轻插入20~22 cm，见尿液后再插入1~2 cm（留置导尿管者见尿液后再插入7~10 cm），将尿液引流至弯盘内。

5. 留取尿标本

如需做尿液培养，用无菌试管接取适量尿液，盖好瓶盖，连同小药杯放于治疗车上层。

6. 夹管、倒尿

弯盘内尿液达2/3时，血管钳夹住导尿管末端，将尿液倒入便器内，再打开导尿管继续放尿。注意询问患者感觉，观察患者反应。

7. 根据需要拔管或固定导尿管

（1）一次性导尿者：导尿完毕，纱布包裹尿管，轻轻拔出导管，并擦拭尿道口，置于弯盘内，撤洞巾、治疗巾，脱手套，整理导尿包，置于治疗车下层；撤除患者臀下橡胶中单和治疗垫，放于治疗车。协助患者穿裤子，整理床单位。

（2）留置导尿管者。

1）固定导尿管：①气囊导尿管固定法，取注射器向气囊内注入液体5~10 mL，轻拉尿管证实导尿管固定于膀胱内；②普通导尿管胶布固定法，男性患者取长12 cm、宽2 cm的胶布，在一端的1/3处两侧各剪一小口，折叠成无胶面，制成蝶形胶布。将2条蝶形胶布的一端粘贴在阴茎两侧，再用两条细长胶布做大半环形固定蝶形胶布于阴茎上，开口处向上，在距离尿道口1 cm处用胶布环形固定蝶形胶布的折叠端与导尿管上。女性患者将1块宽4 cm、长12 cm的胶布一端剪成3条，长约胶布的2/3，将未剪的一端贴于阴阜上，另一端3条的中间1条螺旋形粘贴于导尿管上，其余2条分别交叉贴在对侧大阴唇上。

2）连接集尿袋：取集尿袋连接于导尿管末端，使集尿袋位置低于膀胱高度，用橡皮筋和安全别针将集尿袋的引流管固定于床单上。注意引流管留出足够的长度，防止因翻身牵拉使导尿管脱出。

3）撤洞巾、治疗巾，脱手套，整理导尿包，置于治疗车下层；撤除患者臀下橡胶中单和治疗垫，放于治疗车。协助患者穿裤子，整理床单位。

8. 整理

清理用物，测量尿量，尿标本贴标签后送检。洗手，记录。

（四）注意事项

（1）必须执行查对制度和无菌操作原则。

（2）操作过程中注意保护患者隐私，注意保暖。

（3）老年女性尿道口回缩，插管时应仔细观察、辨认，避免误入阴道。如误插入阴道，应另换无菌导尿管重新插管。

（4）膀胱高度膨胀及极度虚弱的患者，第1次放尿不可超过1000 mL。大量放尿可使腹腔内压急剧下降，血液大量滞留于腹腔内，导致血压下降而虚脱；膀胱内压突然降低，还可导致膀胱黏膜急剧充血，出现血尿。

（5）为避免尿道损伤和导致泌尿系统感染，应掌握男性和女性尿道的解剖特点。

二、开放式膀胱冲洗术

（一）用物

冲洗液，安尔碘，棉签，血管钳，无菌膀胱冲洗器，弯盘，一次性换药碗2个，纱布2块。无留置导尿管者另备导尿用物。另备橡胶中单和治疗垫。

（二）操作方法

（1）在留置导尿管的基础上，铺橡胶中单和治疗垫于导尿管接头下方，弯盘置近旁。

（2）血管钳夹闭导尿管，分离导尿管和引流管接头，无菌纱布包裹引流管接头，防止污染。

（3）消毒导尿管口（由内自外），取膀胱冲洗器抽吸冲洗液200～300 mL，接导尿管匀速注入膀胱。

（4）取下冲洗器，冲洗液引流至弯盘内或使用冲洗器轻轻抽吸引流。如此反复冲洗，直至流出液澄清为止。

（5）冲洗完毕，取下冲洗管，消毒导尿管口，接引流袋，固定导尿管，引流袋位置低于膀胱，以利于尿液的引流。

（6）协助患者取舒适卧位，整理床单位。

（7）整理用物，洗手，记录冲洗液名称、冲洗量、引流量、引流液性质及冲洗过程中患者的反应。

（三）注意事项

（1）每次冲洗均应遵守无菌操作原则。

（2）冲洗抽吸时不宜用力过猛，以免造成黏膜损伤，吸出的液体不得再注入膀胱。

（3）冲洗时注意观察膀胱的充盈度以及患者的反应，冲洗中若患者感到剧痛等不适或引流液中有鲜血时，应停止冲洗，通知医生处理。

三、密闭式膀胱冲洗术

（一）用物

冲洗液，冲洗导管，安尔碘，棉签，输液架，弯盘，集尿袋。无留置导尿管者另备导尿用物。另备橡胶中单和治疗垫。

（二）操作方法

（1）消毒冲洗液，冲洗用导管连接冲洗液，排气。

（2）连接冲洗。使用三腔气囊导尿管时冲洗导管与导尿管侧腔连接，引流袋与主腔连接；使用双腔气囊导尿管时需使用Y形管，一端连接导尿管，另一端连接引流管。

（3）打开冲洗管冲洗，调节滴速。双腔气囊导尿管者先夹闭引流管，开放冲洗管。患者有尿意或滴入200~300 mL溶液后，关闭冲洗管，开放引流管直至引流出冲洗液量。按需要反复冲洗。

（4）余同"开放式膀胱冲洗术"。

（三）注意事项

（1）严格执行无菌操作原则，防止医源性感染。

（2）冲洗时液面距引流管约60 cm，以便产生一定的压力，利于液体的流入。根据引流液的颜色调节冲洗速度，一般为80~100滴/分，冲洗速度过快可增加患者膀胱刺激感，膀胱收缩导致冲洗液从导尿管侧溢出尿道外。如果冲洗液为药液，需在膀胱内保留15~30分钟再引流出体外。

（3）冲洗过程中注意观察冲洗、引流的通畅度，评估冲洗液入量和出量。

（4）注意观察患者的反应，若患者出现腹胀、腹痛、膀胱剧烈收缩等不适症状应减缓冲洗速度，必要时停止冲洗，通知医生处理。

（5）寒冷季节，冲洗液应加温至35 ℃左右，以免过冷液体刺激膀胱，引起膀胱痉挛。

（张华英）

第六章

常见症状护理

第一节　发热

发热是在致热源作用下或因各种原因引起体温调节中枢功能紊乱，使机体产热增多，散热减少，体温升高超出正常范围。可分为感染性发热和非感染性发热两大类。感染性发热较常见，由病原体引起；非感染性发热可由病原体之外的各种物质引起，目前越来越引起人们的关注。

发热过程包括3个时期：①体温上升期，其特点是产热大于散热，主要表现为皮肤苍白、疲乏无力、干燥无汗、畏寒，甚至寒战；②高热持续期，其特点是产热和散热趋于平衡，主要表现为面色潮红、口唇干燥、皮肤灼热、全身不适等；③体温下降期，其特点是散热大于产热，体温恢复到正常水平，主要表现为大汗、皮肤潮湿等。

将发热患者在不同时间测得的体温数值分别记录在体温单上，再将各体温数值点连接起来成体温曲线，该曲线的不同形态称为热型。某些发热性疾病具有独特的热型，细致观察有助于疾病诊断。常见热型及常见疾病对照见表6-1。

表6-1　常见热型及常见疾病对照表

热型	发热特点	常见疾病
稽留热	体温持续在39~40℃达数天或数周，24小时波动范围不超过1℃	大叶性肺炎、伤寒、斑疹伤寒、流行性脑脊髓膜炎
弛张热	体温在39℃以上，24小时内温差达1℃以上，体温最低时仍高于正常	败血症、风湿热、重症肺结核、化脓性炎症等
间歇热	体温骤然升高在39℃以上持续数小时或更长，然后下降至正常或正常以下，经过一个间歇，体温又升高，并反复发作，即高热期和无热期交替出现	疟疾、急性肾盂肾炎
回归热	体温急剧上升在39℃以上，持续数日后又骤然下降，但数日后又再上升	回归热、霍奇金病
波状热	体温逐渐上升达39℃以上，发热数日后逐渐下降，数日后又再发热	布鲁菌病
不规则热	发热无规律，且持续时间不定	结核病、支气管肺炎、流行性感冒、癌性发热

一、观察要点

1. 监测体温变化

一般每日测4次体温，高热时应4小时测量1次，待体温恢复正常3天后，改为每日1次或2次。注意发热的热型、程度及经过等。体温超过38.5℃，遵医嘱给予物理降温或药物降温，60分钟后复测体温，并做好记录和交班。

2. 注意水、电解质平衡

了解血常规、血细胞比容、血清电解质等变化。在患者大量出汗、食欲不佳及呕吐时，应密切观察内环境变化。

3. 观察末梢循环情况

高热而四肢末梢厥冷、发绀等提示病情加重。

4. 观察并发症

注意有无抽搐、休克等情况的发生。

二、护理措施

1. 降温

可选用物理或化学降温方法。物理降温有局部冷疗和全身冷疗两种，局部冷疗采用冷毛巾、冰袋、化学制冷袋，通过传导方式散热；全身冷疗应用温水或乙醇擦浴达到降温目的。药物降温通过机体蒸发散热达到降温目的，使用时应注意药物剂量，尤其是年老体弱及有心血管疾病者应防止虚脱或休克现象的发生。

2. 休息与活动

休息可减少能量的消耗，有利于机体康复。高热患者需卧床休息，低热者可酌情减少活动，适当休息。有谵妄、意识障碍的患者应加床挡，防止坠床。保持室内温湿度适宜，空气新鲜，定时开窗通风。

3. 补充营养和水分

提供富含维生素、高热量、营养丰富、易消化的流食或半流食。鼓励患者多饮水，以每日3 000 mL为宜，以补充高热消耗的大量水分，并促进毒素和代谢产物的排出。

4. 口腔和皮肤护理

每日酌情口腔护理2～3次或晨起、进食前后漱口。注意皮肤清洁卫生，穿棉质内衣，保持干燥。对于长期高热者，应协助其改变体位，防止压疮、肺炎等并发症出现。

5. 用药护理

遵医嘱正确应用抗生素，保证按时、足量、现用现配。

6. 心理护理

注意患者心理变化，及时进行疏导，保持患者心情愉快，处于接受治疗护理的最佳状态。

三、指导要点

（1）指导患者了解发热的处理方法，告诉患者忌自行滥用退热药及消炎药。

（2）指导患者注意休息，有利于机体康复。

（3）指导患者食用易消化、高碳水化合物的饮食，多饮水。

（4）保持口腔清洁，着宽松、棉质、透气的衣服，以利于排汗。

（5）指导患者积极配合治疗和护理。

（段丽娜）

第二节　呼吸困难

呼吸困难是指患者主观感觉空气不足、呼吸不畅，客观表现为呼吸用力，严重时可出现张口呼吸、鼻翼扇动、端坐呼吸甚至发绀，辅助呼吸肌参与呼吸运动，并且伴有呼吸频率、深度及节律异常。

一、分类

根据发生机制及临床特点，将呼吸困难归纳为以下5种类型。

1. 肺源性呼吸困难

主要是呼吸系统疾病引起的通气、换气功能障碍导致缺氧和（或）二氧化碳潴留。临床上分为3种。①吸气性呼吸困难，其特点为吸气时呼吸困难显著，重者出现胸骨上窝、锁骨上窝和肋间隙凹陷，即"三凹征";常伴有干咳及高调哮鸣,多见于喉水肿、气管异物、肿瘤或痉挛等引起上呼吸道机械性梗阻。②呼气性呼吸困难,其特点是呼吸费力,呼气时间延长,常常伴有哮鸣音,多见于支气管哮喘、慢性阻塞性肺疾病等。③混合性呼吸困难,吸气和呼气均感费力,呼吸频率增快,呼吸变浅,常常伴有呼吸音减弱或消失,常由重症肺炎、大量胸腔积液和气胸所致。

2. 心源性呼吸困难

最常见的病因是左心衰竭,也见于右心衰竭、心包积液等。临床常表现如下。①劳力性呼吸困难,常在体力活动时发生或加重,休息后缓解或消失,为左心衰竭最早出现症状。②夜间阵发性呼吸困难,患者在夜间已入睡后因突然胸闷、气急而憋醒,被迫坐起,呼吸深快。轻者数分钟后症状逐渐缓解,重者可伴有咳嗽、咳白色泡沫痰、气喘、发绀、肺部哮鸣音,称为心源性哮喘。③端坐呼吸,患者呼吸困难明显,不能平卧,而被迫采取高枕卧位、半卧位或坐位。

3. 中毒性呼吸困难

指药物或化学物质抑制呼吸中枢引起的呼吸困难,如酸中毒时出现深而大的呼吸困难等。

4. 神经精神性呼吸困难

常引起呼吸变慢、变深,并伴有节律异常,如吸气突然终止、抽泣样呼吸等。精神性呼吸困难常见于癔症患者。

5. 血源性呼吸困难

重症贫血可因红细胞减少,血氧不足而引起气促,尤以活动后加剧;大出血因缺血及血压下降,红细胞急剧减少,血氧下降,刺激呼吸中枢而引起呼吸困难。

二、观察要点

(1) 动态观察患者呼吸情况和伴随症状判断呼吸困难类型。

(2) 有条件可监测血氧饱和度及动脉血气变化,若血氧饱和度降低94%以下或病情加重,应及时处理。

(3) 密切观察呼吸困难改善情况,如发绀是否减轻,听诊肺部湿啰音是否减少。

三、护理措施

1. 体位

患者采取身体前倾坐位或半卧位,可使用枕头、靠背架或床边桌等支撑物,以自觉舒适为原则。避免过厚盖被或穿紧身衣服而加重胸部压迫感。

2. 保持呼吸道通畅

指导并协助患者进行有效的咳嗽、咳痰;每1~2小时协助翻身1次,并叩背使痰液排出;饮水、口服或雾化吸入祛痰药可湿化痰液,使痰液便于咳出或吸出。

3. 氧疗和机械通气的护理

根据呼吸困难的类型、严重程度不同,进行合理氧疗和机械通气。监测和评价患者的反应,安全管理机械通气系统,预防并发症,满足患者的基本需要。

4. 休息与活动

选择安静舒适、温湿度适宜的环境,合理安排休息和活动量,调整日常生活方式。若病情许可,改变运动方式和有计划地增加运动量,如室内走动、室外散步、快走、慢跑、打太极拳等,逐步提高活动耐力和肺活量。

5. 呼吸训练

如指导患者做缓慢深呼吸、腹式呼吸、缩唇呼吸等,训练呼吸肌,延长呼气时间,使气体能完全呼出。

6. 心理护理

呼吸困难引起患者烦躁不安、恐惧,而这些不良情绪反应又可进一步加重病情。因而医护人员应评估患者的心理状况，安慰患者，使其保持情绪稳定，增强安全感。

四、指导要点

（1）指导患者采取舒适卧位，合理安排休息与活动。
（2）指导患者保持呼吸道通畅，合理氧疗和机械通气。
（3）指导患者做缓慢深呼吸、腹式呼吸、缩唇呼吸等。
（4）指导患者积极配合治疗和护理。

（付玉华）

第三节　水肿

水肿是指液体在组织间隙过多积聚使组织肿胀，临床上最常见心源性水肿和肾源性水肿。心源性水肿最常见的病因是右心衰竭，特点是水肿首先出现在身体低垂部位，如卧床患者的腰骶部、会阴部或阴囊部，非卧床患者的足踝部、胫前。用指端加压水肿部位，局部可出现凹陷，称为压陷性水肿。重者可延及全身，出现胸腔积液、腹腔积液。肾源性水肿可分为两大类：①肾炎性水肿，从颜面部开始，重者波及全身，指压凹陷不明显；②肾病性水肿，一般较严重，多从下肢部位开始，常为全身性、体位性和凹陷性，可无高血压及循环瘀血的表现。

一、观察要点

（1）监测尿量：记录24小时出入量，若患者尿量 <30 mL/h，应立即报告医生。
（2）监测体重：于每天同一时间、着同一服装、用同一体重计，晨起排尿后，早餐前测量患者体重。
（3）观察水肿程度的变化，以及胸腔、腹腔和心包积液等。
（4）监测生命体征，尤其是血压。
（5）观察有无急性左心衰竭和高血压脑病的表现。
（6）密切监测实验室检测结果，如尿常规、肾小球滤过率、血尿素氮、血肌酐、血浆蛋白、血电解质等。

二、护理措施

1. 休息与体位

休息有利于增加肾血流量，提高肾小球滤过率，促进水钠排出，减轻水肿。下肢水肿明显者，卧床休息时可抬高下肢。轻度水肿者应限制活动，重度水肿者应卧床休息，伴胸腔积液或腹腔积液者宜采取半卧位。阴囊水肿者可用吊带托起。

2. 饮食护理

（1）钠盐：限制钠盐摄入，每天摄入量以 2～3 g 为宜。告知患者及其家属限制钠盐摄入的重要性以提高其依从性。限制含钠量高的食物，如腌制品或熏制品等。注意患者口味，提高烹饪技术以促进食欲，如可适当使用醋、葱、蒜、香料、柠檬、酒等。

（2）液体：液体摄入量视水肿程度及尿量而定。若24小时尿量达 1 000 mL 以上，一般不需严格限水，但不可过多饮水。若24小时尿量小于 500 mL 或有严重水肿者应严格限制水钠摄入，重者应量出为入，每天液体入量不应超过前一天24小时尿量加上不显性失水量（约 500 mL）。液体入量包括饮水、饮食、服药、输液等形式或途径进入体内的水分。

（3）蛋白质：低蛋白血症所致水肿者，若无氮质血症，可给予 1.0 g/（kg·d）的优质蛋白，优质蛋白是指富含必需氨基酸的动物蛋白，如鸡蛋、鱼、牛奶等，但不宜摄入高蛋白饮食，因为高蛋白饮食可致尿蛋白增加而加重病情。有氮质血症的水肿患者，应限制蛋白质的摄入，一般给予 0.6～0.8 g/（kg·d）

的优质蛋白。慢性肾功能衰竭患者需根据肾小球滤过率来调节蛋白质摄入量，肾小球滤过率 <50 mL/min 时应限制蛋白摄入量。

（4）热量：补充足够的热量以免引起负氮平衡，尤其是低蛋白饮食的患者，每天摄入的热量不可低于 126 kJ/kg，即 30 kcal/kg。

（5）维生素：注意补充机体所需的各种维生素。

3. 皮肤护理

严密观察水肿部位、肛周及受压处皮肤有无发红、水疱或破溃现象。保持床褥清洁、柔软、平整、干燥，严重水肿者使用气垫床。定时协助或指导患者变换体位，膝部及踝部等骨隆突处可垫软枕以减轻局部压力。使用便盆时动作应轻巧，勿强行推、拉，防止擦伤皮肤。嘱患者穿柔软、宽松的衣服。用热水袋保暖时水温不宜过高，防止烫伤。心力衰竭患者常因呼吸困难而被迫采取半卧位或端坐位，其最易发生压疮的部位是骶尾部，应予以保护；保持会阴部清洁干燥，男患者可用托带支托阴囊部。

4. 用药护理

遵医嘱使用利尿剂，密切观察药物的疗效和不良反应。长期使用利尿剂应监测酸碱平衡和血清电解质情况，观察有无低钾血症、低钠血症、低氯性碱中毒。低钾血症通常表现为肌无力、腹胀、恶心、呕吐以及心律失常；低钠血症可出现无力、恶心，肌痛性痉挛、嗜睡和意识淡漠；低氯性碱中毒表现为呼吸浅慢、手足抽搐、肌痉挛、烦躁和谵妄。利尿剂应用过快过猛（如使用大剂量呋塞米）还可导致有效血容量不足，出现恶心、直立性眩晕、口干、心悸等症状。呋塞米等强效利尿剂具有耳毒性，可引起耳鸣、眩晕以及听力丧失，应避免与链霉素等具有相同不良反应的氨基糖苷类抗生素同时使用。

5. 心理护理

水肿可引发患者焦虑、恐惧等不良情绪反应，不利于疾病的康复。因此医护人员应评估患者的心理状况，安慰患者，使其保持情绪稳定，增强安全感，树立战胜疾病的信心。

三、指导要点

（1）指导患者合理休息，定时更换体位，注意保护受压处。

（2）指导患者进低盐、富含优质蛋白和多种维生素、易消化的饮食。

（3）教会患者通过正确测量每天出入量、体重等评估水肿变化。

（4）向患者详细介绍有关药物的名称、用法、剂量、作用和不良反应，并告诉患者不可擅自加量、减量或停药，尤其是使用肾上腺糖皮质激素和环磷酰胺等免疫抑制剂时。

（王　坤）

第四节　咯血

咯血是指喉及喉以下呼吸道任何部位出血经口排出的过程。分为大量咯血（>500 mL/d，或 1 次 >300 mL）、中等量咯血（100~500 mL/d）、少量咯血（100 mL/d）或痰中带血。常见原因是肺结核、支气管扩张、肺炎和肺癌等。

一、观察要点

（1）患者的生命体征、神志、尿量、皮肤及甲床色泽，及时发现休克征象。

（2）观察咯血颜色和量，并记录。

（3）注意止血药物的作用和不良反应。

（4）注意窒息的先兆症状如咯血停止、发绀、自感胸闷、心慌、大汗淋漓、喉痒有血腥味及精神高度紧张等情况。

二、护理措施

1. 休息

宜卧床休息，保持安静，避免不必要的交谈。静卧休息，可使少量咯血自行停止。大咯血患者应绝对卧床休息，减少翻身，协助患者取患侧卧位，头侧向一边，有利于健侧通气，对肺结核患者还可防止病灶扩散。

2. 心理护理

向患者做必要的解释，使其放松身心，配合治疗，鼓励患者将积血轻轻咯出。

3. 输液护理

确保静脉通路通畅，并正确计算输液速度。

4. 记录

准确记录出血量和每小时尿量。

5. 备齐急救药品及器械

如止血剂、强心剂、呼吸中枢兴奋剂等药物，此外应备开口器、压舌板、舌钳、氧气、电动吸引器等急救器械。

6. 应用药物

（1）止血药物：注意观察用药不良反应。高血压、冠心病患者和孕妇禁用垂体后叶素。

（2）镇静药：对烦躁不安者常用镇静药，如地西泮 5～10 mg 肌内注射。禁用吗啡、哌替啶，以免抑制呼吸。

（3）止咳药：大咯血伴剧烈咳嗽时可少量应用止咳药。

7. 饮食护理

大量咯血者暂禁食，小量咯血者宜进食少量性凉或性温的流质饮食，避免饮用浓茶、咖啡、酒精等刺激性饮料。多饮水及多食富含纤维素食物，以保持大便通畅。便秘时可应用缓泻剂以防诱发咯血。

8. 窒息的预防及抢救配合

（1）咯血时嘱患者不要屏气，否则易诱发喉头痉挛。如出血引流不畅形成血块，可造成呼吸道阻塞。应尽量将血轻轻咯出，以防窒息。

（2）准备好抢救用品，如吸痰器、鼻导管、气管插管和气管切开包。

（3）一旦出现窒息，应立即开放气道，上开口器清除口腔、鼻腔内血凝块，用吸引器吸出呼吸道内的血液及分泌物。

（4）迅速抬高患者床尾，取头低足高位。

（5）如患者神志清醒，鼓励患者用力咳嗽，并用手轻拍患侧背部促使支气管内瘀血排出；如患者神志不清则应迅速将患者上半身垂于床边并一手托扶，另一手轻拍患侧背部。

（6）清除患者口腔、鼻腔内的瘀血。用压舌板刺激其咽喉部，引起呕吐反射，使其能咯出阻塞咽喉部的血块，对牙关紧闭者用开口器及舌钳协助。

（7）如上述措施不能使血块排出，应立即用吸引器吸出瘀血及血块，必要时立即行气管插管或气管镜直视下吸取血块。给予高浓度氧气吸入。做好气管插管或气管切开的准备与配合工作，以解除呼吸道阻塞。

三、指导要点

（1）告知患者注意保暖，预防上呼吸道感染。

（2）告知患者保持呼吸道通畅，注意引流与排痰。

（3）向患者讲解保持大便通畅的重要性。

（4）告知患者不要过度劳累，避免剧烈咳嗽。

（5）告知患者注意锻炼身体，增强抗病能力，避免剧烈运动。

（孙　健）

第五节 恶心与呕吐

呕吐是胃内容物返入食管，经口吐出的一种反射动作，分为恶心、干呕和呕吐 3 个阶段，也有呕吐可无恶心或干呕的先兆。恶心是一种可以引起呕吐冲动的胃内不适感，常为呕吐的前驱感觉，也可单独出现，主要表现为上腹部特殊不适感，常常伴有头晕、流涎、脉搏缓慢、血压降低等迷走神经兴奋症状。呕吐可将胃内有害物质吐出，是机体的一种防御反射，具有一定的保护作用，但大部分并非由此引起，且频繁而剧烈的呕吐可引起脱水、电解质紊乱等并发症。

一、分类

恶心与呕吐的病因很多，按发病机制可归纳为以下几种。

1. 反射性呕吐

（1）胃炎、消化性溃疡并发幽门梗阻、胃癌。

（2）肝脏、胆囊、胆管、胰、腹膜的急性炎症。

（3）胃肠功能紊乱引起的心理性呕吐。

2. 中枢性呕吐

主要由中枢神经系统疾病引起，如颅内压升高、炎症、损伤等。

3. 前庭障碍性呕吐

如迷路炎和梅尼埃病等。

二、观察要点

（1）呕吐的特点：观察并记录呕吐次数，呕吐物的性质、量、颜色和气味。

（2）定时监测生命体征并记录，直至稳定。血容量不足时可出现心率加快、呼吸急促、血压降低，特别是直立性低血压。持续性呕吐致大量胃液丢失而发生代谢性碱中毒时，患者呼吸变浅、变慢。

（3）注意水、电解质平衡，准确测量并记录每天的出入量、尿比重、体重。观察患者有无失水征象，依失水程度不同，患者可出现软弱无力、口渴、皮肤黏膜干燥和弹性减低，尿量减少、尿比重升高，并可有烦躁、神志不清甚至昏迷等表现。

（4）监测各项化验指标，了解血常规、血细胞比容、血清电解质等变化。

三、护理措施

1. 呕吐处理

遵医嘱应用止吐药及采用其他治疗，促使患者逐步恢复正常的体力和饮食。

2. 补充水分和电解质

口服补液时，应少量多次饮用，以免引起恶心、呕吐。若口服补液未能达到所需补液量，需静脉输液以恢复机体的体液平衡状态。剧烈呕吐不能进食或有严重水电解质失衡时，则主要通过静脉补液给予纠正。

3. 生活护理

协助患者进行日常活动。患者呕吐时应帮助其坐起或侧卧，使其头偏向一侧，以免误吸。吐毕给予漱口，更换污染衣物、被褥，开窗通风以去除异味。

4. 安全护理

告知患者突然起身可能出现头晕、心悸等不适。

5. 应用放松技术

常用深呼吸、交谈、听音乐、阅读等方法转移患者的注意力，以减少呕吐的发生。

6. 心理护理

耐心解答患者及其家属提出的问题，消除其紧张情绪，特别是与精神因素有关的呕吐患者；消除紧张、焦虑会促进食欲和消化能力，增强对治疗的信心及保持稳定的情绪均有益于缓解症状，必要时使用镇静药。

四、指导要点

（1）指导患者呕吐时采取正确的体位。

（2）指导患者深呼吸，即用鼻吸气，然后张口慢慢呼气，反复进行。

（3）指导患者坐起时动作宜缓慢，以免发生直立性低血压。

（4）指导患者保持情绪平稳，积极配合治疗。

（姜文玲）

第六节　腹泻

腹泻是指正常排便形态改变，频繁排出松散稀薄的粪便甚至水样便。腹泻的发病机制为肠蠕动亢进、肠分泌增多或吸收障碍，多由饮食不当或肠道疾病引起，其他原因有药物、全身性疾病、过敏和心理因素等。小肠病变引起的腹泻，粪便呈糊状或水样，可含有未完全消化的食物成分，大量腹泻易导致脱水和电解质丢失，部分慢性腹泻患者可发生营养不良。大肠病变引起的腹泻大便可含脓血、黏液，病变累及直肠时可出现里急后重。

一、观察要点

（1）观察排便情况及伴随症状。

（2）动态观察体液平衡状态，严密观察患者生命体征、神志、尿量的变化；有无口渴、口唇干燥、皮肤弹性下降、尿量减少、神志淡漠等脱水表现；有无肌肉无力、腹胀、肠鸣音减弱、心律失常等低钾血症的表现；监测生化指标的变化。

（3）观察肛周皮肤，排便频繁时，观察肛周皮肤有无损伤、糜烂及感染。

（4）观察止泻药和解痉镇痛药的作用和不良反应。

二、护理措施

1. 休息与活动

急性起病、全身症状明显的患者应卧床休息，注意腹部保暖。

2. 用药护理

腹泻治疗以病因治疗为主，应用止泻药时应观察患者的排便情况，腹泻控制后应及时停药；应用解痉镇痛药，如阿托品时，注意药物不良反应，如口干、视物模糊、心动过速等。

3. 饮食护理

宜食少渣、易消化的食物，避免生冷、多纤维、刺激性食物。急性腹泻应根据病情和医嘱，给予禁食、流食、半流食或软食。

4. 肛周皮肤护理

排便后应用温水清洗肛周，保持清洁干燥，必要时涂无菌凡士林或抗生素软膏保护肛周皮肤，促进损伤处愈合。

5. 补充水分和电解质

及时遵医嘱给予液体、电解质和营养物质，以满足患者的生理需要量，补充额外丢失量，恢复和维持血容量。一般可经口服补液，严重腹泻、伴恶心与呕吐、禁食或全身症状显著者，经静脉补充水分和电解质。注意输液速度的调节，老年人易因腹泻发生脱水，也易因输液速度过快引起循环衰竭，故老年患者尤其应及时补液并注意输液速度。

6. 心理护理

慢性腹泻治疗效果不明显时，患者往往对预后感到担忧，故应注意患者心理状况的评估和护理，鼓励患者配合检查和治疗，稳定患者情绪。

三、指导要点

（1）指导患者正确使用热水袋。

（2）指导患者进食少渣、易消化的食物。

（3）指导患者排便后正确护理肛周皮肤。

（4）指导患者积极配合治疗和护理过程。

（张海英）

第七节　便秘

便秘是指正常排便形态改变，排便次数减少，排出过干、过硬的粪便，且排便不畅、困难。便秘的主要发病机制是肠道功能受到抑制。其原因为：器质性病变，排便习惯不良，中枢神经系统功能障碍，排便时间受限制，强烈的情绪反应，各类直肠、肛门手术，药物不合理使用，饮食结构不合理，饮水量不足，滥用缓泻剂、栓剂、灌肠，长期卧床，活动减少等。

一、观察要点

（1）观察排便情况及伴随症状。

（2）注意患者生命体征、神志等变化，尤其是老年患者。

（3）观察缓泻剂的作用和不良反应。

二、护理措施

1. 合理膳食

多进食促进排便的食物和饮料，如水果、蔬菜、粗粮等高纤维食物；餐前提供开水、柠檬汁等热饮，促进肠蠕动，刺激排便反射；适当提供易致轻泻的食物如梅子汁等促进排便；多饮水，病情允许情况下每日液体摄入量应不少于 2 000 mL；适当食用油脂类食物。

2. 休息与活动

根据患者情况制订活动计划，如散步、做操、打太极等。卧床患者可进行床上活动。

3. 提供适当的排便环境

为患者提供单独隐蔽的环境及充裕的排便时间，如拉上围帘或用屏风遮挡；避开查房、治疗、护理和进餐时间，以消除紧张情绪，保持心情舒畅，利于排便。

4. 选取适宜的排便姿势

床上使用便盆时，除非有禁忌，最好采取坐姿或抬高床头，利用重力作用增加腹内压促进排便。病情允许时让患者下床上厕所排便。即将手术患者，在手术前有计划地训练其在床上使用便盆。

5. 腹部环形按摩

排便时用手沿结肠解剖位置自右向左环形按摩，可促使降结肠的内容物向下移动，并增加腹内压，促进排便。指端轻压肛门后端也可促进排便。

6. 用药护理

遵医嘱给予口服缓泻药物，对于老年人、儿童应选择作用缓和的泻剂，慢性便秘的患者可选用蓖麻油、番茄叶等缓泻剂。使用缓泻剂可暂时解除便秘，但长期使用或滥用又常成为慢性便秘的主要原因。常用的简易通便剂有开塞露、甘油栓等。

7. 灌肠

以上方法均无效时，遵医嘱给予灌肠。

8. 帮助患者重建排便习惯

选择适合自身的排便时间，早餐后排便效果最好，因进食刺激大肠蠕动而引起排便反射；每天固定时间排便，并坚持下去，不随意使用缓泻剂及灌肠等方法。

9. 心理护理

应尊重和理解患者，给予心理安慰与支持，帮助其树立信心，以配合治疗和护理。

三、指导要点

（1）帮助患者进行增强腹肌和盆部肌肉的运动，以增加肠蠕动和肌张力，促进排便。

（2）指导患者重建正常的排便习惯。

（3）指导患者合理膳食，多食水果、蔬菜、粗粮等富含粗纤维的食物。

（4）鼓励患者根据个体情况制订合理的活动计划。

（姜晓艺）

第八节　疼痛

疼痛是一种复杂的主观感受，是近年来非常受重视的常见临床症状之一，也称第 5 生命体征。疼痛的原因包括：温度刺激、化学刺激、物理损伤、病理改变和心理因素等。疼痛对全身产生影响，可致精神及心理方面的改变，如抑郁、焦虑、愤怒、恐惧；致生理反应，如血压升高、心率增快、呼吸频率增快、神经内分泌及代谢反应、生化反应；致行为反应，如语言反应、躯体反应等。

个体对疼痛的感受和耐受力存在很大的差异，同样性质、强度的刺激可引起不同个体产生不同的疼痛反应。疼痛阈是指使个体所能感觉到疼痛的最小刺激强度。疼痛耐受力是指个体所能耐受的疼痛强度和持续时间。对疼痛的感受和耐受力受客观和主观因素的影响。其中客观因素包括个体的年龄、宗教信仰与文化、环境变化、社会支持、行为作用以及医源性因素；主观因素包括以往的疼痛经验、注意力、情绪及对疼痛的态度等。

一、观察要点

（1）观察患者疼痛时的生理、行为和情绪反应。

（2）观察疼痛的部位、发作的方式、程度、性质、伴随症状、开始时间以及持续时间等。

（3）评估工具的使用：可根据患者的病情、年龄和认知水平选择相应的评估工具。

二、护理措施

1. 减少或消除引起疼痛的原因

若为外伤所致的疼痛，应酌情给予止血、包扎、固定、处理伤口等；胸、腹部手术后，患者会因咳嗽或呼吸引起伤口疼痛，术前应教会患者术后深呼吸和有效咳嗽的方法。

2. 合理运用缓解或解除疼痛的方法

（1）药物镇痛：药物镇痛是治疗疼痛最基本、最常用的方法。镇痛药物种类很多，主要分 3 种类型：①阿片类镇痛药，如吗啡、哌替啶、芬太尼等；②非阿片类镇痛药，如水杨酸类、苯胺类、非甾体类药物等；③其他辅助类药物，如激素、解痉药、维生素类药物等。镇痛药物给药途径以无创给药为主，可以选择口服、经直肠给药、经皮肤给药、舌下含服给药法，也可临时采用肌内注射法、静脉给药法、皮下注射给药法，必要时选择药物输注泵。

对于癌性疼痛的药物治疗，目前临床上普遍采用世界卫生组织（WHO）所推荐的三阶梯镇痛疗法，逐渐升级，合理应用镇痛剂来缓解疼痛。三阶梯镇痛疗法的基本原则是：口服给药、按时给药、按阶梯给药、个体化给药、密切观察药物不良反应及宣教。其内容包括：①第一阶梯，使用非阿片类镇痛药物，适用于轻度疼痛患者，主要给药途径是口服，常用的药物有阿司匹林、对乙酰氨基酚、布洛芬等；②第二阶梯，使用弱阿片类镇痛药物，适用于中度疼痛患者，常用的药物有可待因、右旋丙氧酚、曲马多等；除了可待因可以口服或肌内注射外，其他均为口服；③第三阶梯，使用强阿片类镇痛药物，主要用于重度和剧烈癌痛患者；常用药物有吗啡、美沙酮、氧吗啡等，加非阿片类镇痛药物，可酌情加用辅助药；给药途径上，吗啡和美沙酮均可以口服或肌内注射，氧吗啡采用口服给药。患者自控镇痛泵（PCA）在患者疼痛时，通过由计算机控制的微量泵主动向体内注射设定剂量的药物，符合按需镇痛的原则，既减轻了患者的痛苦和心理负担，又减少了医务人员的操作。

（2）物理镇痛：常应用冷、热疗法，如冰袋、冷湿敷或热湿敷、温水浴、热水袋等。此外，理疗、按摩及推拿也是临床上常用的物理镇痛方法。高热、有出血倾向疾病、结核和恶性肿瘤患者慎用物理镇痛。

（3）针灸镇痛：根据疼痛部位，针刺相应的穴位，使人体经脉疏通、气血调和，以达到镇痛的目的。

（4）经皮神经电刺激镇痛：经皮肤将特定的低频脉冲电流输入人体，可以产生无损伤性镇痛作用。

3. 提供心理–社会支持

积极指导家属患者理解支持患者，并鼓励患者树立战胜疾病的信心。

4. 恰当运用心理护理方法及疼痛心理疗法

心理护理方法包括：减轻心理压力、转移注意力和放松练习。转移注意力和放松练习可减少患者对疼痛的感受强度，常用方法有：参加活动、音乐疗法、有节律地按摩、深呼吸和想象。疼痛的心理疗法是应用心理性的原则和方法，通过语言、表情、举止行为，并结合其他特殊的手段来改变患者不正确的认知活动、情绪障碍和异常行为的一种治疗方法。

5. 采取促进患者舒适的措施

提供良好的采光和通风房间、舒适整洁的床单位、适宜的温湿度等促进患者舒适。

三、指导要点

（1）指导患者准确描述疼痛的性质、部位、持续时间、规律，并选择适合自身的疼痛评估工具。

（2）指导患者客观地向医务人员讲述疼痛的感受。

（3）指导患者正确使用镇痛药物，如用药的最佳时间、用药剂量等，避免药物成瘾。

（4）指导患者学会应对技巧以缓解疼痛。

（张晓楠）

第九节　意识障碍

意识障碍是指人体对外界环境刺激缺乏反应的一种精神状态。大脑皮质、皮质下结构、脑干网状上行激活系统等部位损害或功能抑制即可导致意识障碍。其可表现为觉醒下降和意识内容改变，临床上常通过患者的言语反应、对针刺的痛觉反应、瞳孔对光反射、吞咽反射、角膜反射等来判断意识障碍的程度。

以觉醒度改变为主的意识障碍包括：①嗜睡，患者表现为睡眠时间过度延长，但能唤醒，醒后可勉强配合检查及回答问题，停止刺激后继续入睡；②昏睡，患者处于沉睡状态，正常外界刺激不能唤醒，需大声呼唤或较强烈的刺激才能觉醒，醒后可做含糊、简单而不完全的答话，停止刺激后很快入睡；③浅昏迷，意识大部分丧失，无自主运动，对声、光刺激无反应，对疼痛刺激尚可出现痛苦表情或肢体退缩等防御反应，角膜反射、瞳孔对光反射、眼球运动和吞咽反射可存在；④中度昏迷，对周围事物及各种刺激均无反应，对剧烈刺激可有防御反应，角膜反射减弱，瞳孔对光反射迟钝，无眼球运动；⑤重度昏迷，意识完全丧失，对各种刺激全无反应，深、浅反射均消失。

以意识内容改变为主的意识障碍包括：①意识模糊，患者表现为情感反应淡漠，定向力障碍，活动减少，语言缺乏连贯性，对外界刺激可有反应，但低于正常水平；②谵妄，是一种急性脑高级功能障碍，患者对周围环境的认识及反应能力均下降，表现为认知、注意力、定向与记忆功能受损，思维推理迟钝，语言功能障碍，错觉、幻觉，睡眠觉醒周期紊乱等，可表现为紧张、恐惧和兴奋不安，甚至冲动和攻击行为。

其他特殊类型的意识障碍，如去皮质综合征、无动性缄默症和植物状态等。

一、观察要点

（1）严密观察生命体征、瞳孔的大小及对光反射。

（2）应用格拉斯哥昏迷评分量表（GCS）了解昏迷程度，发现变化立即报告医师，并做好护理记录。

（3）观察有无恶心、呕吐及呕吐物量与性状，准确记录出入量，预防消化道出血和脑疝发生。

二、护理措施

1. 日常生活护理

患者卧于按摩床或气垫床，保持床单整洁、干燥，减少对皮肤的机械性刺激，定时给予翻身、叩背，预防压疮；做好大小便护理，保持外阴清洁，预防尿路感染；注意口腔卫生，对不能经口进食者应每天口腔护理2~3次，防止口腔感染；对谵妄、躁动者加床挡，必要时做适当的约束，防止坠床、自伤、伤人；慎用热水袋，防止烫伤。

2. 保持呼吸道通畅

患者取侧卧位或平卧头偏向一侧，开放气道，取下活动性义齿，及时清除气管内分泌物，备好吸痰用物，随时吸痰，防止舌后坠、窒息、误吸或肺部感染。

3. 饮食护理

给予富含维生素、高热量饮食，补充足够的水分；鼻饲者应定时喂食，保证足够的营养供给；进食时到进食后30分钟抬高床头可防止食物反流。

4. 眼部护理

摘除隐形眼镜交患者家属保管。患者眼睑不能闭合时，遵医嘱用生理盐水滴眼后，给予涂眼药膏并加盖纱布。

三、指导要点

指导患者及其家属进行相应的意识恢复训练，如呼唤患者或与患者交谈、让患者听音乐等。

（马　峰）

第七章

呼吸内科常见疾病的护理

第一节　呼吸内科护理技术

一、动脉血气分析技术

（一）目的

动脉血气分析能客观反映呼吸衰竭的性质和程度，是判断有无缺氧和二氧化碳潴留的最可靠方法。对指导氧疗、机械通气各种参数的调节以及酸碱和电解质失衡均有重要意义。适用于各种疾病、创伤或手术发生呼吸功能衰竭，心肺复苏后，急慢性呼吸衰竭，以及机械通气的患者。

（二）用物准备

一次性血气针（无须备肝素溶液）或 2 mL 无菌注射器、皮肤消毒液、无菌消毒棉签、橡皮塞、肝素稀释液等。

（三）操作要点

1. 术中配合

（1）用 2 mL 无菌注射器抽吸肝素稀释溶液 1~2 mL，来回抽动针芯，使肝素溶液与注射器充分接触，然后排净注射器内的肝素溶液和空气（如一次性血气针则无须抽吸肝素溶液）。

（2）选择动脉血管，一般选择股动脉、桡动脉或肱动脉为穿刺部位。先用手指摸清动脉的搏动、走向和深度，常规消毒穿刺部位皮肤及操作者触摸动脉的手指（一般为左手中指和示指），用左手示指和中指固定动脉，右手持注射器与皮肤成 30°~45° 角穿刺为宜。若取股动脉等深动脉穿刺，则需垂直进针，当见有血液自动流入针管内则穿刺成功，采血 1~2 mL 即可。

（3）拔出针头后，立即用消毒干棉签压迫穿刺处，操作者迅速将针头斜面刺入橡皮塞，用手旋转注射器数次，使血液和肝素溶液充分混匀。

2. 术后护理

（1）动脉血采集后立即送检，详细填写化验单，注明采血时间、吸氧方法及浓度、患者体温、机械通气参数等。

（2）拔出针头后，立即用消毒干棉签压迫穿刺处，请第二人继续按压 5 分钟以上。

（四）注意事项

（1）采血前了解患者诊断，如有经血液传播的传染病患者，操作人员要做好防护。

（2）尽量保持患者情绪稳定，因为患者紧张、恐惧、剧烈活动或明显气喘均可影响检查结果。

（3）防止空气进入标本中，如有气泡立即排出，以免影响检查结果。

（4）避免反复穿刺引起局部皮下瘀血。如抽出血液为黯红色，应警惕为静脉血。

（5）如有凝血功能障碍者，应延长按压时间。

（6）严格无菌操作。

二、血氧饱和度监测技术

（一）目的

动态监测血氧饱和度变化，及时处理异常情况。

（二）用物准备

血氧饱和度监测系统、清洁纱块、75%乙醇、棉签。

（三）操作要点

（1）双人核对医嘱，准备用物。检测仪器功能是否完好。

（2）核对患者床号、姓名、住院号（门诊号），评估患者。

（3）洗手，戴口罩。

（4）携用物至床旁，再次核对患者身份，解释检查目的与配合方法。

（5）接通电源并开机，准备好血氧饱和度监测仪。

（6）协助患者取舒适体位，用乙醇棉签清洁患者局部皮肤及指（趾）甲，再用纱块擦干。

（7）正确安放传感器于患者手指、足趾或耳郭处，接触良好，松紧度适宜。

（8）设置监测指标的报警界限。

（9）协助患者取舒适卧位，整理床单位。

（10）动态观察血氧饱和度变化，洗手，记录。

（四）注意事项

（1）血氧饱和度监测报警低限设置为90%，发现异常及时通知医生。

（2）注意休克、体温过低、低血压或使用血管收缩药物、贫血、偏瘫、指甲过长、同侧手臂测量血压、电磁干扰及涂抹指甲油对监测结果的影响。

（3）注意更换传感器的位置，以免皮肤受损或血液循环受阻。

（4）怀疑CO中毒的患者不宜选用脉搏血氧监测仪。

三、电动负压吸引器吸痰技术

（一）目的

吸痰是指经口腔、鼻腔、人工气道将呼吸道的分泌物吸出，以保持呼吸道通畅，预防吸入性肺炎、肺不张、窒息等并发症的一种方法。临床上主要用于年老体弱、危重、昏迷及麻醉未清醒前等各种原因引起的不能有效咳嗽排痰患者。

（二）用物准备

（1）电动吸引器1台，多头电源插板。

（2）无菌治疗盘内放有盖容器2只（分别盛有无菌生理盐水和消毒吸痰管数根，成年人12～14号，小儿8～12号，气管插管患者6号），无菌纱布，无菌止血钳或镊子，无菌持物钳置于盛有消毒液瓶内，弯盘。

（3）必要时备压舌板、开口器、拉舌钳、盛有消毒液的玻璃瓶（系于床栏）。

（三）操作要点

（1）检查吸引器各部连接是否紧密，有无漏气。接通电源，打开开关，检查吸引器性能，调节负压。一般成年人吸痰负压为0.3～0.4 mmHg（0.04～0.053 kPa），小儿吸痰负压为0.25～0.3 mmHg（0.033～0.04 kPa），将吸痰管置于水中，试验吸引力，并冲洗皮管。

（2）将患者头部转向护士，并略有后仰。

（3）插入吸痰管，其顺序是口腔前庭→颊部→咽部，将各部吸尽。如口腔吸痰有困难时，可由鼻腔插入（颅底骨折患者禁用），其顺序由鼻腔前庭→下鼻道→鼻后孔→咽部→气管（20～25 cm），将分泌物逐段吸尽。若有气管插管或气管切开时，可由插管或套管内插入，将痰液吸出。昏迷患者可用压舌板或开口器先将口起开，再行吸引。

（4）吸痰时，吸痰管应自下向上，并左右旋转，以吸尽痰液，防止固定一处吸引而损伤黏膜，吸痰管取出后，吸水冲洗管内痰液，以免堵塞。

（5）吸痰时应随时擦净喷出的分泌物，注意观察患者呼吸频率的改变。在吸引过程中，如患者咳嗽厉害，应稍等片刻后再行吸引。

（6）吸痰完毕，关闭吸引器开关，弃吸痰管于小桶内，吸引胶管玻璃接头插入床栏上盛有消毒液瓶内备用，将患者口腔周围擦净。观察吸出液的量、颜色及性状，必要时做好记录。

（四）注意事项

（1）吸痰前，检查电动吸引器性能是否良好，连接是否正确。

（2）严格执行无菌操作。需分别由鼻腔、口腔、气管插管或气管套管内吸痰时，应各用 1 根吸痰管，防止上呼吸道感染播散到下呼吸道。每吸痰 1 次，更换 1 次吸痰管。

（3）插管时不可带负压，即反折吸痰管，吸痰动作轻柔，不可上下提插，避免损伤呼吸道黏膜。

（4）一次吸痰时间不应超过 15 秒，吸引器连续使用时间不超过 3 分钟。

（5）痰液黏稠时，可使用蒸汽吸入，也可向气管插管或气管套管内滴入生理盐水或化痰药物，使痰稀释便于吸出。所用的吸痰管，其外径不得超过套管口径的 1/2。

（6）储液瓶内的吸出液应及时倾倒，不应超过瓶的 2/3，以免痰液吸入马达，损坏机器。储液瓶洗净后，应盛少量的水，以防痰液黏附于瓶底，妨碍清洗。

四、氧气驱动雾化吸入技术

（一）目的

氧气驱动雾化吸入疗法是临床上一种较好的祛痰、消炎、局部用药手段。具有操作简单、药物直达病灶、局部病灶药物浓度高、安全性好、不良反应小等优点。

（二）用物准备

1. 必备物品

雾化吸入器 1 套、吸氧装置 1 套（吸氧装置和湿化瓶）、10 mL 注射器（用于抽吸药液）。

2. 常用药物

湿化祛痰药、支气管扩张药、抗生素类药。

（三）操作要点

（1）按医嘱抽取药液，用蒸馏水稀释或溶解药物在 10 mL 以内，注入雾化器的储液罐内。

（2）将雾化器储液罐与入管口旋紧连接，然后下端再与氧气装置的延长导管相连，注意连接应紧密，防止漏气。

（3）将洁净的口含嘴取出，与雾化器的吸入管口相连。

（4）调节氧气装置，储液罐有雾化液气体出现，下端无药液漏出，雾化器即安装完毕。

（四）注意事项

（1）在治疗前护士应向患者详细介绍雾化吸入疗法的意义和方法、时间、效果及如何正确配合，以达到最佳的治疗效果。

（2）操作时先检查雾化吸入器各部件连接是否良好，有雾气出现时再让患者吸入。初次进行此治疗，应教会患者使用方法：嘱患者漱口以清洁口腔，取舒适体位，最好采用半坐位或坐位，患者手持雾化器，用口完全含住雾化器吸嘴，紧闭口唇，用持雾化器的手堵住雾化器的开放端口，同时深吸气，可使药液充分到达支气管和肺内，吸入雾化液气后再屏气 1~2 秒，效果更好。

（3）吸入时间不宜过长，一般为 15~20 分钟，氧流量不宜过大。

（4）治疗完毕，取下雾化器，关闭氧气，清理用物，协助患者漱口。每次要将储液罐、吸入管口、口含嘴冲洗干净，消毒后再用冷开水洗净。

（王景佳）

第二节 急性呼吸道感染

急性呼吸道感染通常包括急性上呼吸道感染和急性气管—支气管炎。急性上呼吸道感染是鼻、咽或喉部急性炎症的总称。一般病情较轻，病程较短，预后良好。但由于发病率高，具有一定的传染性，应积极防治。急性气管-支气管炎是由生物、物理、化学刺激或过敏等因素引起的气管-支气管黏膜的急性炎症，也可由急性上呼吸道感染蔓延而来。本病全年皆可发病，但寒冷季节或气候突变时多发。

一、病因与发病机制

1. 急性上呼吸道感染

70%～80% 由病毒引起。常见病毒有流感病毒、副流感病毒、鼻病毒、腺病毒、呼吸道合胞病毒等。由于感染病毒类型较多，又无交叉免疫，人体产生的免疫力较弱且短暂，同时在健康人群中有病毒携带者，故一个人可有多次发病。细菌感染可伴发或继病毒感染之后发生，常见细菌为溶血性链球菌，其次为流感嗜血杆菌、肺炎球菌和葡萄球菌等，偶见革兰阴性杆菌。全身或呼吸道局部防御功能降低，尤其是老幼体弱或有慢性呼吸道疾病者更易患病，原已存在于上呼吸道或从外入侵的病毒或细菌迅速繁殖，通过含有病毒的飞沫或被污染的用具传播，引起发病。

2. 急性气管 - 支气管炎

（1）感染：导致急性气管 - 支气管炎的主要原因为上呼吸道感染的蔓延，感染可由病毒或细菌引起，也可为衣原体和支原体感染。

（2）物理、化学性刺激：如过冷空气、粉尘、刺激性气体或烟雾的吸入使气管 - 支气管黏膜受到急性刺激和损伤，引起炎症反应。

（3）过敏反应：吸入花粉、有机粉尘、真菌孢子等致敏原，或对细菌蛋白质过敏，均可引起气管 - 支气管炎症反应。

二、临床表现与辅助检查

（一）临床表现

1. 普通感冒

以鼻咽部卡他症状为主要表现，俗称"伤风"，又称急性鼻炎或上呼吸道卡他。起病较急，早期有咽干、咽痒或烧灼感，同时或数小时后有打喷嚏、鼻塞、流清水样鼻涕，2～3天后分泌物变稠，伴咽痛、耳咽管炎、流泪、味觉迟钝、声嘶、少量咳嗽、低热不适、轻度畏寒和头痛。检查可见鼻腔黏膜充血、水肿、有分泌物，咽部轻度充血。本病为自限性疾病，一般经5～7天痊愈。

2. 病毒性咽炎和喉炎

临床特征为咽部发痒和灼热感、声嘶、讲话困难、咳嗽时胸骨下疼痛，咳嗽、无痰或痰呈黏液性，有发热和乏力，可闻及干性或湿性啰音。伴有吞咽疼痛时，常提示有链球菌感染。体检发现咽部明显充血和水肿、局部淋巴结肿大且触痛，提示流感病毒和腺病毒感染，腺病毒咽炎可伴有眼结膜炎。

3. 疱疹性咽峡炎

常为柯萨奇病毒 A 和肠道病毒 71 型引起，夏季好发。临床表现为明显咽痛、发热，病程约 1 周。可见咽部充血，软腭、腭垂、咽及扁桃体表面可见灰白色疱疹和浅表溃疡，周围有红晕。多见于儿童，偶见于成人。

4. 咽结膜热

主要由腺病毒引起。常发生于夏季，多与游泳有关，儿童多见。表现为发热、咽痛、畏光、流泪、咽及咽结合膜明显充血。病程 4 ~ 6 天。

5. 细菌性咽 - 扁桃体炎

常由溶血性链球菌感染所致，其次为流感嗜血杆菌、肺炎链球菌、葡萄球菌等引起。起病迅速，咽痛明显、畏寒发热，体温可高达 39 ℃以上。检查可见咽部明显充血，扁桃体充血肿大，其表面有黄色点状渗出物，颌下淋巴结肿大、压痛，肺部无异常体征。

本病可并发急性鼻窦炎、中耳炎、急性气管 - 支气管炎。部分患者可继发心肌炎、肾炎、风湿性关节炎等。

6. 急性气管 - 支气管炎

起病急，常先有上呼吸道感染的表现，全身症状一般较轻，可有发热，体温 38 ℃左右，多于 3 ~ 5 天降至正常。咳嗽、咳痰为最常见的症状，常为阵发性咳嗽，先为干咳或少量黏液性痰，随后可转为黏液脓性或脓性痰液，痰量增多，咳嗽加剧，偶可痰中带血。咳嗽、咳痰延续 2 ~ 3 周才消失，如迁延不愈，则可演变为慢性支气管炎。呼吸音常正常，两肺可听到散在干、湿性啰音。

（二）辅助检查

1. 血常规

病毒感染者白细胞正常或偏低，淋巴细胞比例升高；细菌感染者白细胞计数和中性粒细胞百分比增高，可有核左移现象。

2. 病原学检查

可做病毒分离和病毒抗原的血清学检查，确定病毒类型，以区别病毒和细菌感染。做细菌培养及药物敏感试验，可判断细菌类型，并可指导临床用药。

3. X 线检查

胸部 X 线多无异常改变。

三、治疗

1. 对症治疗

选用抗感冒复合剂或中成药减轻发热、头痛，减少鼻、咽部充血和分泌物，如对乙酰氨基酚（扑热息痛）、银翘解毒片等。干咳者可选用右美沙芬、喷托维林（咳必清）等；咳嗽有痰可选用复方氯化铵合剂、溴己新（必嗽平）或雾化祛痰。咽痛者可含服喉片或草珊瑚片等。气喘者可用平喘药，如特布他林、氨茶碱等。

2. 使用抗病毒药物

早期应用抗病毒药有一定疗效，可选用利巴韦林、奥司他韦、金刚烷胺、吗啉胍和抗病毒中成药等。

3. 使用抗菌药物

如有细菌感染，最好根据药物敏感试验选择有效抗菌药物治疗，常可选用大环内酯类、青霉素类、喹诺酮类及头孢菌素类。

四、护理措施

（一）一般护理

注意呼吸道感染患者的隔离，减少探视，防止交叉感染，患者咳嗽或打喷嚏时应避免对着他人。多饮水，补充足够的热量，给予清淡易消化、富含营养的食物。嘱患者适当卧床休息，特别是在发热期间。部分患者往往因剧烈咳嗽而影响正常的睡眠，可给患者提供容易入睡的休息环境，保持病室空气流通、适当的温度和湿度，周围环境安静，关闭门窗。指导患者运用促进睡眠的方式，如睡前泡脚、听音乐等。必要时可遵医嘱给予镇咳、祛痰或镇静药物。

（二）病情观察

注意疾病流行情况、鼻咽部症状、体征及血常规和 X 线胸片改变。警惕并发症，如耳痛、耳鸣、听力减退、外耳道流脓等提示中耳炎；发热、头痛剧烈、伴脓涕、鼻窦有压痛等提示鼻窦炎；如恢复期出现胸闷、心悸、眼睑水肿、腰酸和关节痛等提示心肌炎、肾炎或风湿性关节炎，应及时就诊。

（三）对症护理

1. 高热护理

密切监测体温，体温超过 37.5 ℃，应每 4 小时测体温 1 次，注意观察体温过高的早期症状和体征，体温突然升高或骤降，应随时测量和记录，并及时报告医生。体温 >39 ℃时，应采取物理降温，如在额头上冷敷湿毛巾、温水擦浴、酒精擦拭、冰水灌肠等。如降温效果不好可遵医嘱选用适当的解热剂进行降温。患者出汗后应及时更换衣服和被褥，保持皮肤的清洁和干燥，并注意保暖。鼓励多饮水。

2. 保持呼吸道通畅

保持呼吸道通畅，清除气管、支气管内分泌物，减少痰液在气管、支气管内的聚积。应指导患者采取舒适的体位，运用深呼吸进行有效咳嗽。注意咳痰情况，如痰的颜色、性状、量、气味及咳嗽的频率及程度。如痰液较多且黏稠，可嘱患者多饮水，或遵医嘱给予雾化吸入治疗，以湿润气道、利于痰液排出。

（四）用药护理

应根据医嘱选用药物，并告知患者药物的作用、可能发生的不良反应和服药的注意事项，并按时服药；应用抗生素者，注意观察有无迟发过敏反应发生；对于应用解热镇痛药者注意避免大量出汗引起虚脱等。发现异常及时就诊等。

（五）心理护理

急性呼吸道感染预后良好，多数患者于 1 周内康复，仅少数患者可因咳嗽迁延不愈而发展为慢性支气管炎，患者一般无明显心理负担。但如果咳嗽较剧烈，加之伴有发热，可能会影响患者的休息、睡眠，进而影响工作和学习，使患者产生急于缓解咳嗽等症状的焦虑情绪。护理人员应与患者进行耐心、细致的沟通，通过对病情的客观评价，解除患者的心理顾虑，去除不良心理反应，树立治疗疾病的信心。

五、健康教育

1. 疾病知识指导

指导患者及其家属了解引起疾病的诱发因素及本病的有关知识。机体抵抗力低，易咳嗽、咳痰的患者，寒冷季节或气候骤然变化时，应注意保暖，外出时可戴口罩，避免寒冷空气对气管、支气管的刺激。积极预防和治疗上呼吸道感染，症状改变或加重时应及时就诊。

2. 生活指导

平时应加强耐寒锻炼，增强体质，提高机体免疫力。生活要有规律，避免过度劳累。保持室内空气新鲜、阳光充足。少去人群密集的公共场所。戒烟、酒。

（朱　岩）

第三节　支气管扩张

支气管扩张是指直径大于 2 mm 的支气管由于管壁的肌肉和弹性组织破坏引起的慢性异常扩张。主要由于支气管及其周围组织的慢性炎症和支气管阻塞，引起支气管管壁肌肉和弹性组织的破坏，导致支气管管腔扩张和变形。临床上主要表现为慢性咳嗽伴大量脓痰和（或）反复咯血。

一、病因与发病机制

婴幼儿麻疹、百日咳、支气管肺炎等感染，是支气管－肺组织感染和阻塞所致的支气管扩张最常见的原因。随着人们生活水平的提高，麻疹、百日咳疫苗的预防接种，以及抗生素的临床应用，本病的发病率大为降低。

二、临床表现与诊断

1. 主要症状

（1）慢性咳嗽、咳大量脓痰：咳嗽、咳痰与体位改变有关，晨起及晚间卧床改变体位时咳嗽明显、痰量增多。感染急性发作时，黄绿色脓痰明显增加，一日达数百毫升；如有厌氧菌混合感染时，痰有恶臭味，呼吸有臭味。痰液收集于玻璃瓶中静置后分为4层：第1层为泡沫，第2层为浑浊黏液，第3层为脓性成分，最下层为坏死组织沉淀物。

（2）反复咯血：50%～70%的患者反复咯血，量不等，从痰中带血至大咯血，咯血量与病情程度、病变范围不一致。部分患者仅有反复咯血，临床上称为"干性支气管扩张"，常见于结核性支气管扩张，病变多发生在引流良好的上叶支气管，且不易感染。

（3）反复肺部感染：其特征是同一肺段反复发生肺炎并迁延不愈，这是由于扩张的支气管清除分泌物的功能丧失，引流差，易于反复发生感染。

（4）全身中毒症状：反复的肺部感染引起全身中毒症状，出现间歇发热或高热、乏力、食欲减退、盗汗、消瘦、贫血等，严重者出现气促或发绀。

2. 体征

早期或干性支气管扩张无异常肺部体征。典型体征是在两肺下方持续存在的粗、中湿啰音，咳嗽、咳痰后啰音可暂时消失，以后又出现。结核引起的支气管扩张，湿啰音多位于肩胛间区；有时可伴哮鸣音。部分慢性患者可出现杵状指（趾）、贫血，肺功能严重下降的患者活动后可出现发绀等。

3. 心理—社会状况

支气管扩张是长期反复感染的慢性疾病，病程长，发病年龄较轻，给患者的学习、工作甚至婚姻问题带来影响，尤其病情迁延反复，治疗收效不显著，患者出现悲观、焦虑情绪；痰多、有口臭的患者，在心理上产生极大压力，表现自卑、孤独、回避。若突然大咯血，又会出现精神紧张、恐惧等表现。

4. 辅助检查

（1）胸部X线检查：早期轻者一侧或双侧肺纹理有增多、增粗现象；典型X线表现为粗乱肺纹理中有多个不规则的蜂窝状透亮阴影，或沿支气管的卷发状阴影，感染时阴影内出现液平面。

（2）胸部CT检查：显示管壁增厚的柱状扩张，或成串成簇的囊样改变。

（3）支气管造影：可提供诊断支气管扩张的主要依据，确定病变部位、性质、范围、严重程度，为治疗或手术切除提供重要参考依据。

（4）纤维支气管镜检查：明确出血、扩张或阻塞部位，还可进行活检、局部灌洗、局部止血，取冲洗液进行微生物检查。

（5）实验室检查：继发肺部感染时，白细胞总数和中性粒细胞占比增多。痰涂片或培养发现致病菌。

三、治疗

其原则是控制呼吸道感染，保持呼吸道引流通畅，处理咯血，必要时手术治疗。

1. 控制感染

急性感染期的主要治疗措施。急性感染时根据病情、痰培养及药物敏感试验选用合适抗生素控制感染。

2. 加强痰液引流，保持呼吸道通畅

痰液引流和抗生素治疗同样重要，可保持呼吸道通畅，减少继发感染和减轻全身中毒症状。主要治疗方法有物理治疗法、药物祛痰法、纤维支气管镜吸痰法等。

3. 咯血处理

少量咯血给予药物止血；大量咯血时常用垂体后叶素缓慢静脉注射，经药物治疗无效者，行支气管动脉造影，根据出血动脉的定位，注入吸收性明胶海绵或聚乙烯醇栓，或行栓塞止血。

4. 手术治疗

适用于病灶范围较局限，全身情况较好，经药物治疗仍有反复大咯血或感染者。根据病变范围行肺段或肺叶切除术；病变范围广泛或伴有严重心、肺功能障碍者不宜手术治疗。

四、护理措施

1. 一般护理

（1）急性感染或病情严重者卧床休息；保持室内空气流通，维持适宜的温度、湿度，注意保暖；使用防臭、除臭剂，消除室内异味；避免到空气污染的公共场所，戒烟；避免接触呼吸道感染患者。

（2）加强营养，摄入总热量以不低于 3000 kcal/d 为宜，指导患者多进食肉类、蛋类、豆类及新鲜蔬菜、水果等高蛋白、高热量及富含维生素和矿物质的饮食，增强机体抵抗力；高热者给予物理降温，鼓励患者多饮水，保证摄入足够的水分，饮水量在 1.5～2 L/d，利于痰液稀释，易于咳出。咯血时应暂禁食。

2. 病情观察

观察患者咳嗽，咳痰的量、色、黏稠度及痰液的气味，咳嗽、咳痰与体位的关系；有无咯血，以及咯血的量、性质；有无胸闷、气急、烦躁不安、面色苍白、神色紧张、出冷汗等异常表现，并密切观察患者体温、心率、呼吸、血压的变化，警惕窒息的发生。

3. 体位引流护理

体位引流是利用重力作用促使呼吸道分泌物流入支气管、气管排出体外，有助于排除积痰，减少继发感染和全身中毒症状。对痰多、黏稠而不易排出者，其作用有时不亚于抗生素，具体措施如下。

（1）引流前向患者说明体位引流的目的及操作过程，消除患者顾虑，取得合作。

（2）根据病变部位及患者自身体验，采取相应体位。原则上抬高患肺位置，使引流支气管开口向下，同时辅以拍背，以借重力作用使痰液流出。

（3）引流宜在饭前进行，以免饭后引流导致呕吐。引流 1～3 次/天，15～20 分钟/次，时间安排在早晨起床时、晚餐前及睡前。

（4）引流过程中鼓励患者做深呼吸及有效咳嗽，以利于痰液排出；同时注意观察患者反应，如出现咯血、头晕、发绀、呼吸困难、出汗、疲劳等症状，及时停止。

（5）对痰液黏稠者，先用生理盐水超声雾化吸入或服用祛痰药（氯化铵、溴己新等），以稀释痰液，提高引流效果。

（6）引流完毕，给予清水漱口，去除痰液气味，保持口腔清洁，记录排出的痰量和性质，必要时送检。引流过程中应有护士或家人的协助。

4. 预防咯血窒息的护理

（1）嘱少量咯血患者卧床休息，大咯血者绝对卧床休息，取侧卧位或头侧平卧位，避免窒息。

（2）准备好抢救物品（如吸引器、氧气、气管插管、气管切开包、鼻导管、喉镜、止血药、呼吸兴奋剂、升压药及备血等）。

（3）如果发现患者咯血时突然出现胸闷、气急、发绀、烦躁、神色紧张、面色苍白、冷汗、突然坐起等，应怀疑发生窒息，立即通知医生；同时让患者侧卧取头低脚高位，轻拍背部，协助将血咯出；无效时可直接用鼻导管抽吸，必要时行气管插管或气管切开，以解除呼吸道梗阻。

（4）发生大咯血时，安慰患者，嘱其保持镇静，不能屏气，将血轻轻咯出。

5. 心理护理

以尊重、亲切的态度，多与患者交谈，给予心理支持，帮助患者树立治疗信心，消除紧张、焦虑情绪；发生大咯血时，守护在患者身边，安慰患者，轻声、简要解释病情，减轻患者的紧张情绪，消除恐惧感，告知患者心情放松有利止血，并配合治疗。

五、健康教育

（1）做好麻疹、百日咳等呼吸道传染性疾病的预防接种工作，积极防治支气管肺炎、肺结核等呼吸道感染；治疗上呼吸道的慢性病灶，如扁桃体炎、鼻窦炎、龋齿等，减少呼吸道反复感染的机会。急性感染期，选用有效的抗生素，防止病情加重。注意口腔清洁卫生，用复方硼酸溶液漱口，每日数次。痰液经灭菌处理或焚烧。

（2）锻炼身体，避免受凉，减少刺激性气体吸入，戒烟。

（3）教会患者体位引流的方法和选择体位的原则，如两肺上叶的病变，选择坐位或头高脚低的卧位；中、下肺叶的病变，选择头低脚高的健侧卧位。体位的选择不宜刻板，患者还可根据自身体验（有利于痰液排出的体位）选择最佳的引流体位。指导患者及其家属掌握有效咳嗽、雾化吸入的方法，观察感染、咯血等症状，以及引流过程中不良反应的处理，一旦症状加重，及时就诊。

（4）向患者说明咯血量的多少与病情程度不一定成正比，咯血时不要惊慌，及时就诊。

（5）对并发肺气肿者应进行呼吸功能锻炼。

（邱莉莉）

第四节　慢性阻塞性肺疾病

慢性阻塞性肺疾病（COPD）是一种具有气流受限特征的可以预防和治疗的疾病，气流受限不完全可逆，呈进行性发展，与肺部对香烟烟雾等有害气体或有害颗粒的异常炎症反应有关。COPD 主要累及肺脏，但也可引起全身（或称肺外）的不良效应。

一、病因与发病机制

COPD 与慢性支气管炎和肺气肿密切相关。通常，慢性支气管炎是指在除外慢性咳嗽的其他已知原因后，患者每年咳嗽、咳痰 3 个月以上，并连续两年者。肺气肿则指肺部终末细支气管远端气腔出现异常持久的扩张，并伴有肺泡壁和细支气管的破坏而无明显的肺纤维化。当慢性支气管炎、肺气肿患者肺功能检查出现气流受限，并且不能完全可逆时，则能诊断为 COPD。如患者只有"慢性支气管炎"和（或）"肺气肿"，而无气流受限，则不能诊断为 COPD。

COPD 由于其患者人数多，死亡率高，社会经济负担重，已成为一个重要的公共卫生问题。COPD 目前居全球死亡原因的第 4 位，世界银行/世界卫生组织公布，至 2020 年 COPD 将位居世界疾病经济负担的第 5 位。在我国，COPD 同样是严重危害人们身体健康的重要慢性呼吸系统疾病。

二、临床表现与诊断

1. 病史特征

COPD 患病过程应有以下特征。

（1）吸烟史：多有长期较大量吸烟史。

（2）职业性或环境有害物质接触史：如较长期粉尘、烟雾、有害颗粒或有害气体接触史。

（3）家族史：COPD 有家族聚集倾向。

（4）发病年龄及好发季节：多于中年以后发病，好发于秋冬寒冷季节，常有反复呼吸道感染及急性加重史。随病情进展，急性加重逐渐频繁。

（5）慢性肺源性心脏病史：COPD 后期出现低氧血症和（或）高碳酸血症，可并发慢性肺源性心脏病和右心衰竭。

2. 症状

（1）慢性咳嗽：通常为首发症状。初起咳嗽呈间歇性，早晨较重，以后早晚或整日均有咳嗽，但夜间咳嗽并不显著。少数病例咳嗽不伴咳痰。也有部分病例虽有明显气流受限但无咳嗽症状。

（2）咳痰：咳嗽后通常咳少量黏液性痰，部分患者在清晨较多；并发感染时痰量增多，常有脓性痰。

（3）气短或呼吸困难：这是 COPD 的标志性症状，是使患者焦虑不安的主要原因，早期仅于劳力时出现，后逐渐加重，以致日常活动甚至休息时也感气短。

（4）喘息和胸闷：不是 COPD 的特异性症状。部分患者特别是重度患者有喘息；胸部紧闷感通常于劳力后发生，与呼吸费力、肋间肌等容性收缩有关。

（5）全身性症状：在疾病的临床过程中，特别在病情较重患者，可能会出现全身性症状，如体重下降、食欲减退、外周肌肉萎缩和功能障碍、精神抑郁和（或）焦虑等。

3. 体征

COPD 早期体征可不明显，随疾病进展，常有以下体征。

（1）视诊及触诊：胸廓形态异常，包括胸部过度膨胀、前后径增大、剑突下胸骨下角（腹上角）增宽及腹部膨凸等；常见呼吸变浅，频率增快，辅助呼吸肌，如斜角肌及胸锁乳突肌参加呼吸运动，重症可见胸腹矛盾运动；患者不时采用缩唇呼吸以增加呼出气量；呼吸困难加重时常采取前倾坐位；低氧血症者可出现黏膜及皮肤发绀，伴右心衰者可见下肢水肿、肝脏增大。

（2）叩诊：由于肺过度充气使心浊音界缩小，肺肝界降低，肺叩诊可呈过度清音。

（3）听诊：两肺呼吸音可减低，呼气相延长，平静呼吸时可闻及干性啰音，两肺底或其他肺野可闻湿啰音；心音遥远，剑突部心音较清晰响亮。

4. 临床分期

COPD 按病程可分为急性加重期与稳定期。

（1）急性加重期：指患者出现超越日常状况的持续恶化，并需改变基础 COPD 的常规用药。通常在疾病过程中，患者短期内咳嗽、咳痰、气短和（或）喘息加重，痰量增多，呈脓性或黏脓性，可伴发热等炎症明显加重的表现。

（2）稳定期：指患者咳嗽、咳痰、气短等症状稳定或症状轻微。

5. 心理—社会状况

由于病程长，病情反复发作，健康状况每况愈下，患者出现逐渐加重的呼吸困难，导致劳动能力逐渐丧失，同时也给患者带来较重的精神负担和经济负担，患者易出现焦虑、悲观、沮丧等心理反应，甚至对治疗失去信心。病情一旦发展到影响工作和生活时，患者容易产生自卑和孤独的心理。

6. 辅助检查

（1）肺功能检查：肺功能检查是判断气流受限的客观指标，其重复性好，对 COPD 的诊断、严重程度评价、疾病进展、预后及治疗反应等均有重要意义。气流受限是以第一秒用力呼气量（FEV_1）占用力肺活量百分比（FEV_1/FVC）降低来确定。FEV_1/FVC 是 COPD 的一项敏感指标，可检出轻度气流受限。FEV_1 占预计值的百分比（$FEV_1\%$ 预计值）是中重度气流受限的良好指标，它变异性小，易于操作，应作为 COPD 肺功能检查的基本项目。

（2）胸部 X 线检查：X 线检查对确定肺部并发症及与其他疾病（如肺间质纤维化、肺结核等）鉴别有重要意义。COPD 早期 X 线胸片可无明显变化，以后出现肺纹理增多、紊乱等非特征性改变；主要 X 线体征为肺过度充气。并发肺动脉高压和肺源性心脏病时，除右心增大的 X 线征外，还可有肺动脉圆锥膨隆，肺门血管影扩大及右下肺动脉增宽等。

（3）动脉血气分析：血气异常首先表现为轻中度低氧血症。随疾病进展，低氧血症逐渐加重，并出现高碳酸血症。

（4）其他检查：低氧血症时，血红蛋白及红细胞可增高。并发感染时外周血白细胞增高，核左移，痰培养可检出各种病原菌，常见者为肺炎链球菌、流感嗜血杆菌、卡他莫拉菌、肺炎克雷伯杆菌等。

三、治疗

（一）稳定期治疗

1. 治疗日的

（1）减轻症状，阻止病情发展。

（2）缓解或阻止肺功能下降。

（3）改善活动能力，提高生活质量。

（4）降低病死率。

2. 教育与管理

主要内容包括：①教育与督促患者戒烟；②使患者了解 COPD 的病理生理与临床基础知识；③掌握一般和某些特殊的治疗方法；④学会自我控制病情的技巧，如腹式呼吸及缩唇呼吸锻炼等；⑤了解赴医院就诊的时机；⑥社区医生定期随访管理。

3. 控制职业性或环境污染

避免或防止粉尘、烟雾及有害气体吸入。

4. 药物治疗

根据疾病的严重程度，逐步增加治疗，如果没有出现明显的药物不良反应或病情恶化，应在同一水平维持长期的规律治疗。根据患者对治疗的反应及时调整治疗方案。

（1）支气管舒张剂：控制 COPD 症状的主要治疗措施。主要的支气管舒张药有 β_2 受体激动药、抗胆碱药及甲基黄嘌呤类。

（2）糖皮质激素：长期规律吸入糖皮质激素较适用于 $FEV_1 < 50\%$ 预计值（Ⅲ级和Ⅳ级）并且有临床症状以及反复加重的 COPD 患者。目前常用剂型有沙美特罗＋氟替卡松、福莫特罗＋布地奈德等。

（3）其他药物：祛痰药，抗氧化剂，免疫调节剂，流感疫苗，中药等。

5. 氧疗

COPD 稳定期进行长期家庭氧疗对具有慢性呼吸衰竭的患者可提高生存率。对血流动力学、血液学特征、运动能力、肺生理和精神状态都会产生有益的影响。

6. 康复治疗

包括呼吸生理治疗、肌肉训练、营养支持、精神治疗与教育等多方面措施。

7. 外科治疗

包括肺大疱切除术、肺减容术和肺移植术。

（二）急性加重期治疗

（1）确定 COPD 急性加重的原因。

（2）COPD 急性加重的诊断和严重性评价。

（3）院外治疗：对于 COPD 加重早期，病情较轻的患者可以在院外治疗，但需注意病情变化，及时决定送医院治疗的时机。院外治疗包括适当增加以往所用支气管舒张剂的剂量及频度。口服糖皮质激素，也可以糖皮质激素联合长效 β_2 受体激动药雾化吸入治疗。咳嗽痰量增多并呈脓性时应积极给予抗生素治疗。

（4）住院治疗：COPD 加重期主要的治疗方案如下。

1）根据症状、血气分析、胸部 X 线片等评估病情的严重程度。

2）控制性氧疗：氧疗是 COPD 加重期住院患者的基础治疗。

3）抗生素：COPD 急性加重多由细菌感染诱发，故抗生素在 COPD 加重期治疗中具有重要地位。

4）支气管舒张剂：短效 β_2 受体激动药较适用于 COPD 急性加重期的治疗。若效果不显著，建议加用抗胆碱能药物。对于较为严重的 COPD 加重者，可考虑静脉滴注茶碱类药物。

5）糖皮质激素：在应用支气管舒张剂基础上，口服或静脉滴注糖皮质激素。

6）机械通气：可通过无创或有创方式给予机械通气，根据病情需要，可首选无创性机械通气。

7）其他治疗：维持液体和电解质平衡；注意补充营养。

四、护理措施

1. 环境舒适

提供整洁、舒适、阳光充足的环境。保持室内空气新鲜，定时通风，但应避免对流，以免患者受凉。维持适宜的温湿度。

2. 饮食护理

根据患者的病情和饮食习惯，给予高热量、高蛋白、高维生素的易消化饮食，食物宜清淡，避免油腻、辛辣。避免过冷、过热及产气食物，以防腹胀而影响膈肌运动。指导患者少食多餐，避免因过度饱胀而引起呼吸不畅。注意保持口腔清洁卫生，以增进食欲，补充机体必需的营养物质，预防营养不良及呼吸肌疲劳的发生；便秘者，应鼓励多进食富含纤维素的蔬菜和水果。在患者病情允许时，鼓励患者多饮水，每天保证饮水量在 1500 mL 以上，足够的水分可保证呼吸道黏膜的湿润和病变黏膜的修复，有利于痰液的稀释和排出。

3. 休息

急性加重期，卧床休息，协助患者取舒适体位，以减少机体消耗。稳定期可适当活动，帮助患者制定活动计划，活动应量力而行，循序渐进，以患者不感到疲劳为宜。

4. 病情观察

监测患者呼吸频率、节律、深度及呼吸困难的程度。监测生命体征，尤其是血压、心率和心律的变化。观察缺氧及二氧化碳潴留的症状和体征。密切观察患者咳嗽、咳痰情况。注意有无并发症的发生。监测动脉血气分析及电解质、酸碱平衡状况。

5. 保持呼吸道通畅

及时清除呼吸道分泌物，保持气道通畅，是改善通气，防止和纠正缺氧与二氧化碳潴留的前提。护理措施包括胸部物理疗法、湿化和雾化、机械吸痰及必要时协助医生建立人工气道。

6. 用药护理

遵医嘱正确、及时给药，指导患者正确使用支气管解痉气雾剂。长期或联合使用抗生素可导致二重感染，应注意观察。

7. 氧疗护理

在氧疗实施过程中，应注意观察氧疗效果，如吸氧后患者呼吸困难减轻，呼吸频率减慢，发绀减轻，心悸缓解，活动耐力增加或动脉血氧分压（PaO_2）达到 7.33 kPa 以上，动脉血二氧化碳分压（$PaCO_2$）呈逐渐下降趋势，显示氧疗有效。应根据动脉血气分析结果和患者的临床表现，及时调整吸氧流量或浓度，达到既保持氧疗效果，又防止氧中毒和二氧化碳麻醉的目的。注意保持吸入氧气的湿化，以免干燥的氧气对呼吸道产生刺激和气道黏液栓形成。输送氧气的导管、面罩、气管导管等应妥善固定，以使患者感到舒适；保持其清洁与通畅，所有吸氧装置均应定期消毒，专人使用，预防感染和交叉感染。向患者家属交代氧疗的重要性，嘱其不要擅自停止吸氧或变动氧流量。特别是睡眠时氧疗不可间歇，以防熟睡时呼吸中枢兴奋性减弱或上呼吸道阻塞而加重低氧血症。

8. 呼吸功能锻炼

适合稳定期患者，其目的是使浅而快的呼吸变为深而慢的有效呼吸。进行腹式呼吸和缩唇呼吸等呼吸功能训练，能有效加强膈肌运动，提高通气量，减少耗氧量，改善呼吸功能，减轻呼吸困难，增加活动耐力。具体方法如下。

（1）腹式呼吸训练：指导患者采取立位、坐位或平卧位，左、右手分别放在腹部和胸前，全身肌肉放松，静息呼吸。吸气时，用鼻吸入，尽力挺腹，胸部不动；呼气时，用口呼出，同时收缩腹部，胸廓保持最小活动幅度，缓呼深吸，增加肺泡通气量。理想的呼气时间应是吸气时间的 2~3 倍；呼吸7~8 次/分，反复训练，10~20 分钟/次，2 次/天。熟练后逐步增加次数和时间，使之成为不自觉的呼吸习惯。

（2）缩唇呼吸训练：用鼻吸气，用口呼气，呼气时口唇缩拢似吹口哨状，持续而缓慢地呼气，同时收缩腹部。吸与呼时间比为1：2或1：3，尽量深吸缓呼，呼吸7～8次/分，10～15分钟/次，训练2次/天。缩唇呼气使呼出的气体流速减慢，延缓呼气气流下降，防止小气道因塌陷而过早闭合，改善通气和换气。

9. 心理护理

了解和关心患者的心理状况，经常巡视，患者在严重呼吸困难期间，护士应尽量在床旁陪伴，或者将呼叫器放在患者易取之处，听到呼叫立即应答。允许患者提问和表达恐惧心理，让患者说出或写出引起焦虑的因素，教会患者自我放松等缓解焦虑的方法，也有利于缓解呼吸困难，改善通气。稳定期应鼓励患者生活自理及进行社交活动，以增强患者自信心。

五、健康教育

（1）了解COPD的概况，包括COPD的定义、气流受限特点，防控COPD的社会经济意义等。

（2）知道通过长期规范的治疗能够有效控制其症状，不同程度地减缓病情进展。

（3）了解COPD的病因，特别是吸烟的危害以及大气污染、反复发生上呼吸道感染等因素的作用。

（4）了解COPD的主要临床表现。

（5）了解COPD的诊断手段，以及如何评价相关检查结果，包括X线胸片和肺功能测定结果。

（6）知道COPD的主要治疗原则，了解常用药物的作用、用法和不良反应，包括掌握吸入用药技术。

（7）根据我国制定的COPD防治指南，结合患者的病程和病情，医患双方制定出初步的治疗方案，包括应用抗胆碱能药物、茶碱和β_2受体激动药，必要时吸入糖皮质激素甚至短期口服激素，以后根据病情变化及治疗反应（包括肺功能测定指标）不断调整和完善，并制订出相应的随访计划。

（8）了解COPD急性加重的原因、临床表现及预防措施。发生急性加重时能进行紧急自我处理。

（9）知道在什么情况下应去医院就诊或急诊。

（10）学会最基本的、切实可行的判断病情轻重的方法，如6分钟步行、登楼梯或峰流速测定。

（11）帮助至今仍吸烟者尽快戒烟并坚持下去，包括介绍戒烟方法，必要时推荐相关药品。

（12）介绍并演示一些切实可行的康复锻炼方法，如腹式呼吸、深呼吸、缩唇呼吸等。

（13）对于符合指征且具备条件者，指导其开展长期家庭氧疗及家庭无创机械通气治疗。

（14）设法增强或调整患者的机体免疫力，减少COPD的急性加重。如接种肺炎疫苗和每年接种1次流感疫苗。

（王　君）

第五节　慢性肺源性心脏病

慢性肺源性心脏病，简称肺心病，是由肺组织、肺动脉血管或胸廓的慢性病变引起肺组织结构和（或）功能异常，产生肺血管阻力增加，肺动脉压力增高，使右心室扩张和（或）肥厚，伴或不伴右心衰的心脏病，并排除先天性心脏病和左心病变引起者。

一、病因与发病机制

肺心病是我国中老年的常见病、多发病，患病年龄多在40岁以上，患病率随年龄增长而增加，我国肺心病的平均患病率约为0.4%，农村高于城市，北方高于南方，吸烟者高于不吸烟者。急性发作以冬春季节、气候骤变时多见。急性呼吸道感染是肺心病急性发作的主要诱因，常导致心、肺功能衰竭。

二、临床表现与诊断

本病病程缓慢，临床上除原有肺、胸部疾病的各种症状和体征外，逐渐出现肺、心功能衰竭及其他器官损害的征象。

1. 肺、心功能代偿期（包括缓解期）

（1）症状：此期以 COPD 为主要表现。慢性咳嗽、咳痰、气促，反复发作，活动后可有心悸、呼吸困难、乏力和活动耐力下降。

（2）体征：体检有明显肺气肿体征，听诊多有呼吸音减弱，感染时肺部可闻及干、湿性啰音。肺动脉瓣区第二心音亢进，提示有肺动脉高压。三尖瓣区出现收缩期杂音，或剑突下心脏冲动增强，提示有右心室肥厚。部分患者因肺气肿使胸膜腔内压升高，阻碍腔静脉回流，可有颈静脉充盈。

2. 肺、心功能失代偿期（包括急性加重期）

以呼吸衰竭为主要表现，或伴有心力衰竭。由肺血管疾患引起的肺心病，则以心力衰竭为主，呼吸衰竭较轻。

（1）呼吸衰竭。

1）症状：呼吸困难加重，夜间为甚，常有头痛、失眠、食欲下降，白天嗜睡，甚至出现表情淡漠、神志恍惚、谵妄等肺性脑病的表现。

2）体征：明显发绀、球结膜充血、水肿，严重时可有视网膜血管扩张、视盘水肿等颅内压升高表现。腱反射减弱或消失，出现病理反射。因高碳酸血症可出现周围血管扩张的表现，如皮肤潮红、多汗等。

（2）心力衰竭：以右心衰为主。

1）症状：气促更明显，心悸，以及消化道瘀血症状，如食欲减退、腹胀、恶心等。

2）体征：发绀更明显，有体循环瘀血的体征，如颈动脉怒张、肝肿大且有压痛、肝颈静脉回流征阳性、下肢水肿（重者可有腹水）。三尖瓣区可闻及收缩期杂音，心尖区出现奔马律，也可出现各种心律失常。

3. 并发症

由于低氧血症和高碳酸血症，使多个脏器受累，出现严重并发症，如肺性脑病、酸碱失衡及电解质紊乱、心律失常、消化道出血、弥散性血管内凝血等。

4. 心理—社会状况

患者因长期患病，肺、心功能减退，逐渐丧失生活自理能力，生命质量不断下降，久治无效，患者自觉治疗无望，害怕拖累家人而心情沉重，情绪低落，丧失信心，产生孤独、自卑、悲观绝望心理。由于患者工作能力丧失，给家庭带来沉重的生活负担和经济负担。

5. 辅助检查

（1）X线检查：除肺、胸基础疾病及急性肺部感染的特征外，尚可有肺动脉高压征和右心室肥大征，皆为诊断肺心病的主要依据。

（2）心电图检查：主要表现为右心室肥大的改变。

（3）超声心动图检查。

（4）血气分析：慢性肺心病肺功能失代偿期可出现低氧血症或并发高碳酸血症。

（5）血液检查：红细胞及血红蛋白可升高。全血黏度及血浆黏度可增加，并发感染时白细胞总数增高，中性粒细胞增加。

（6）其他：肺功能检查；痰细菌学检查。

三、治疗

1. 急性加重期治疗

积极控制感染；通畅呼吸道，改善呼吸功能；纠正缺氧和二氧化碳潴留；控制呼吸和心力衰竭；积极处理并发症。

（1）控制感染：参考痰菌培养及药敏试验选择抗生素。未有培养结果时，根据感染的环境及痰涂片革兰染色选用抗生素。

（2）氧疗：通畅呼吸道，纠正缺氧和二氧化碳潴留，可用鼻导管吸氧或面罩给氧。

（3）控制心力衰竭：慢性肺心病患者在积极控制感染、改善呼吸肌功能后，心力衰竭症状一般能得以改善。但对治疗无效的患者可选用利尿药、强心药及血管扩张药。

（4）控制心律失常：心律失常经过控制感染、纠正缺氧后一般可自行消失。如果继续存在可根据心律失常的类型选用药物。

2. 缓解期治疗

采用中西医结合综合治疗措施，目的是增强患者的免疫功能，去除诱发因素，减少或避免急性加重期的发生，延缓病情的发展，如长期家庭氧疗、调整免疫功能等。

四、护理措施

1. 休息

在心肺功能失代偿期，应绝对卧床休息，协助采取舒适体位，如半卧位或坐位，以减少机体耗氧量，减轻心脏负担，促进心肺功能的恢复，减慢心率和减轻呼吸困难。代偿期以量力而行、循序渐进为原则，鼓励患者进行适量活动，活动量以不引起疲劳、不加重症状为度。对有肺性脑病先兆症状者，予以床栏及约束带约束肢体，防止坠床等意外的发生。对于卧床患者，应协助定时翻身、更换姿势，并保持舒适体位。依据患者的耐受能力指导患者在床上进行缓慢的肌肉松弛活动，如上肢交替前伸、握拳，下肢交替抬离床面，使肌肉保持紧张 5 秒后，松弛平放床上。指导患者采取既有利于气体交换又能节省能量的姿势，如站立时，背倚墙，使膈肌和胸廓松弛，全身放松。坐位时凳高合适，两足正好平放在地，身体稍向前倾，两手摆在双腿上或趴在小桌上，桌上放软枕，使患者胸椎与腰椎尽可能在一条直线上。卧床时，抬高床头，并略抬高床尾，使下肢关节轻度屈曲。

2. 饮食护理

给予高蛋白、高维生素、高纤维素、易消化饮食，如患者出现水肿、腹水或尿少时，应限制钠、水摄入量，钠盐 < 3 g/d，水 < 1500 mL/d。每天热量摄入至少达到 125 kJ/kg（30 kcal/kg），其中蛋白质为 1.0 ~ 1.5 g/（kg·d）。因碳水化合物可增加 CO_2 生成量，增加呼吸负担，故一般碳水化合物 ≤ 60%。应用排钾利尿的患者注意钾的摄入，鼓励患者多吃含钾高的食物和水果，如香蕉、枣等。少食多餐，减少用餐时的疲劳，进餐前后漱口，保持口腔清洁，促进食欲。必要时遵医嘱静脉补充营养。

3. 皮肤护理

对久病卧床、水肿明显者应加强皮肤护理，注意观察全身水肿情况及有无压疮发生。指导患者穿宽松、柔软的衣服；定时更换体位，避免局部皮肤长期受压，有条件者，使用气垫床；帮助患者抬高下肢，促进静脉回流。

4. 病情观察

密切观察患者的生命体征和意识状态；观察有无发绀和呼吸困难及其严重程度；观察有无心悸、胸闷、腹胀、尿量减少、下肢水肿等右心衰竭的表现；定期监测血气分析，注意观察患者有无昼睡夜醒、神志恍惚、表情淡漠或烦躁不安、嗜睡、昏迷、注意力不集中、好言多动等肺性脑病的表现，一旦出现，应及时报告医生并协助抢救。密切观察患者咳嗽、咳痰、全身症状、体征和其他并发症等情况。详细记录痰液的色、量、质和气味，指导患者正确留取痰液标本并及时送检。

5. 用药护理

（1）利尿药：应用利尿剂后易出现低钾、低氯性碱中毒而加重缺氧，过度脱水引起血液浓缩、痰液黏稠不易排出等不良反应，应注意观察和预防。利尿剂尽可能在白天给药，以免夜间因频繁排尿而影响患者休息。

（2）洋地黄类药物：肺心病患者因慢性缺氧和感染对洋地黄类药物耐受性低，疗效较差，易发生心律失常等洋地黄类药物中毒症状，应注意观察。在使用洋地黄类药物前，遵医嘱及时纠正低氧血症和低钾血症，注意监测水、电解质和酸碱平衡情况；低氧血症、感染等均可使心律增快，故不宜以心率作为衡量洋地黄类药物应用和疗效的评价指标。

（3）血管扩张药：注意观察患者心率及血压情况。血管扩张剂在扩张肺动脉的同时也扩张体动脉，往往造成体循环血压下降，反射性心率增快、氧分压下降、二氧化碳分压上升等不良反应。

（4）抗生素：注意观察感染控制的效果，以及有无继发性感染。

（5）对烦躁不安、CO_2 潴留、呼吸道分泌物多的重症患者应慎用镇静剂、麻醉药、催眠药等，如必须使用，使用后注意观察是否有抑制呼吸和咳嗽反射的情况出现。

6. 用氧护理

持续低流量、低浓度给氧，氧流量 1 ~ 2 L/min，浓度在 25% ~ 29%。防止高浓度吸氧抑制呼吸，加重 CO_2 潴留，导致肺性脑病。

7. 心理护理

了解患者的心理状况，帮助患者认识精神休息的重要性，并指导患者应对忧虑、情绪波动的措施。病情危重者往往夜间更为恐惧不安，为减轻患者夜间恐惧，病室可开灯或让家属陪伴，护士加强巡视，以增加患者的安全感。做好患者、患者家属和单位之间的沟通，增强患者的支持系统。

五、健康教育

1. 疾病知识指导

向患者及其家属讲解疾病的基本知识，使他们了解疾病发生、发展过程及防治原发病的重要性，减少反复发作的次数。积极防治原发病，避免各种可能导致病情急性加重的诱因，正确对待疾病。

2. 避免诱发因素

指导患者避免进入空气污染、有传染源的公共场所及接触有上呼吸道感染的患者。注意保暖，避免进出温差大的地方。积极预防感冒，避免或减少急性发作。对吸烟者应强调吸烟的危害性，耐心劝导其戒烟。

3. 增强抗病力

病情缓解期应根据心、肺功能及体力情况进行适当的体育锻炼和呼吸功能锻炼，如散步、气功、太极拳、腹式呼吸、缩唇呼吸等，改善呼吸功能，提高机体免疫功能。

4. 家庭氧疗

告知患者及其家属坚持家庭氧疗的重要性和必要性，并指导正确氧疗。应告知患者及其家属注意以下几点。

（1）安全用氧。

（2）吸氧导管定期更换，以防堵塞。

（3）夜间睡眠时氧疗不可间歇，以防熟睡时呼吸中枢兴奋性减弱或上呼吸道阻塞而加重低氧血症。

（4）监测氧流量，不可随意调高氧流量。

（5）氧疗装置应定期更换、清洁、消毒。

5. 用药指导

指导患者及其家属按医嘱正确使用药物，勿滥用药物，帮助患者了解每一种药物的药名、用法、剂量、疗效、主要不良反应及如何采取相应的措施来减少、避免不良反应。

6. 定期门诊随访

告知患者及其家属病情变化的征象，如体温升高、呼吸困难加重、咳嗽剧烈、咳痰不畅、尿量减少、水肿明显或神志淡漠、嗜睡、躁动、口唇发绀加重等，均提示病情变化或加重，需及时就医诊治。

（丁相瑜）

第八章

心血管内科常见疾病的护理

第一节　心血管内科护理技术

一、心电监护技术

（一）目的

动态监测心率、心律变化，观察心电图波形变化，及时处理异常情况。

（二）用物准备

心电监护仪、电极片 3~5 个、75% 乙醇、棉签、弯盘、清洁纱块、治疗卡。

（三）操作要点

（1）双人核对医嘱，准备用物。检查监护仪功能及导线连接是否正常。

（2）核对患者床号、姓名、住院号，评估患者。

（3）洗手、戴口罩。

（4）携用物至床旁，再次核对患者身份，解释检查目的与配合方法。

（5）根据患者病情，协助取平卧位或半卧位。

（6）打开心电监护仪，暴露前胸部，清洁皮肤，一般用 75% 乙醇棉签清洁，必要时剔除体毛，保证电极片与皮肤表面接触良好，将电极片贴于胸部正确位置。

（7）选择恰当导联，调节波幅，设置监测指标的报警界限。

（8）协助患者取舒适卧位，整理床单位。

（9）动态观察心电变化，洗手，记录。

（四）注意事项

（1）置电极片时，应避开伤口、瘢痕、中心静脉置管、起搏器及电除颤时电极板的放置位置。

（2）密切监测患者异常心电波形，排除各种干扰和电极脱落，发现异常及时通知医生处理。

（3）定期更换电极片及其粘贴部位。

二、中心静脉压监测技术

（一）目的

中心静脉压反映血容量、静脉回心血量、右心室充盈压力，监测心脏功能以指导补液量，防止输液过多使心脏负荷过度；用于诊断分析心率增快的原因。

（二）用物准备

压力传感器 1 套、袋装肝素盐水、多功能监护仪 1 台、有创压力插件、导联线（置入单腔管时备三通开关）、无菌治疗巾。

（三）操作要点

（1）双人核对医嘱，准备用物。

（2）床边核对患者床号、姓名、腕带标识；向患者或其家属解释操作目的及方法，以取得配合。

（3）洗手、戴口罩。

（4）再次核对患者身份信息。

（5）正确连接测压装置，通过压力连接管和三通开关，使导管尾端与输液装置和压力换能器、多功能监护仪相连。

（6）检查中心静脉置管是否通畅。

（7）协助患者取平卧位；调整传感器位置于腋中线第4肋间右心房水平。

（8）调节监护仪压力通道，确定标名，选择最佳刻度。

（9）"校零"：关闭中心静脉端，让换能器三通与大气相通，再按下监护仪上的校零键进行零点校准（每次测压前均应调定零点）。

（10）调整三通开关，关闭输液通路，使换能器与中心静脉导管相通即可测压，监护仪显示中心静脉压的数值及波形。

（11）测量完毕，调节三通开关，关闭换能器端，使输液瓶与静脉导管相通，按医嘱调整输液滴数。

（12）协助患者取舒适体位，整理床单位。

（13）按院感要求分类整理用物，洗手、取口罩，记录。

（四）注意事项

（1）保持测压管道通畅，避免打折及扭曲。

（2）每天检查穿刺部位皮肤有无红肿、脓性分泌物，定期更换敷料、管路和冲洗液。

（3）选择标准的测压零点，传感器置于腋中线第4肋间，与右心房同一水平。

（4）注意影响中心静脉压数值的因素，如患者体位、机械通气、腹内压等。

（5）观察有无心律失常、出血和血肿、气胸、血管损伤等并发症发生。

（任秀英）

第二节　心力衰竭

在各种致病因素作用下，心功能受到不同程度的影响，即为心功能不全。在疾病的早期，机体能够通过心脏本身的代偿机制以及心外的代偿措施，使机体的生命活动处于相对恒定状态，患者无明显的临床症状和体征，此为心功能不全的代偿阶段。心力衰竭，简称心衰，又称充血性心力衰竭，一般是指心功能不全的晚期，属于失代偿阶段，是指在多种致病因素作用下，心脏泵功能发生异常变化，导致心排血量绝对减少或相对不足，以致不能满足机体组织细胞代谢需要，患者有明显的临床症状和体征的病理过程。

一、病因与发病机制

（一）病因

1. 基本病因

心力衰竭的关键环节是心排血量的绝对减少或相对不足，而心排血量的多少与心肌收缩性的强弱、前负荷和后负荷的高低以及心率的快慢密切相关。因此，凡是能够减弱心肌收缩性、使心脏负荷过度和引起心率显著加快的因素均可导致心力衰竭的发生。

2. 诱因

（1）感染：呼吸道感染最多见，其次是风湿热。女性患者中泌尿道感染也常见。亚急性感染性心内膜炎也常诱发心力衰竭。

（2）过重的体力劳动或情绪激动。

（3）钠盐摄入过多。

（4）心律失常，尤其是快速性心律失常，如阵发性心动过速、心房颤动等。

（5）妊娠及分娩。

（6）输液（特别是含钠盐的液体）或输血过快或过量。

（7）洋地黄过量或不足。

（8）药物作用：如利舍平、胍乙啶、维拉帕米、奎尼丁、肾上腺皮质激素等。

（9）其他：出血和贫血、肺栓塞、室壁膨胀瘤、心肌收缩不协调、乳头肌功能不全等。

（二）发病机制

心脏有规律的协调收缩与舒张是保障心排血量的重要前提，其中收缩性是决定心排血量的最关键因素，也是血液循环动力的来源。因此，心力衰竭发病的中心环节，主要是收缩性减弱，但也可见于舒张功能障碍，或二者兼而有之。心肌收缩性减弱的基本机制包括：①心肌结构破坏，导致收缩蛋白和调节蛋白减少；②心肌能量代谢障碍；③心肌兴奋—收缩耦联障碍；④肥大心肌的不平衡生长。

二、临床表现与诊断

（一）临床表现

心力衰竭的临床表现与左、右心室或心房受累有密切关系。左侧心力衰竭的临床特点主要是由于左心房和（或）左心室衰竭引起肺瘀血、肺水肿；右侧心力衰竭的临床特点是由于右心房和（或）右心室衰竭引起体循环静脉瘀血和水钠潴留。发生左侧心力衰竭后，右心也常相继发生功能损害，最终导致全心心力衰竭。出现右侧心力衰竭后，左心衰竭的症状可有所减轻。

（二）辅助检查

1. X 线检查

左侧心力衰竭可显示心影扩大，上叶肺野内血管纹理增粗，下叶血管纹理细，有肺静脉内血液重新分布的表现，肺门阴影增大，肺间质水肿引起肺野模糊，在两肺野外侧可见水平位的 Kerley B 线。

2. 心脏超声检查

利用心脏超声可以评价瓣膜、心腔结构，心室肥厚以及收缩和舒张功能等心脏完整功能参数。其对心室容积的测定、收缩功能和局部室壁运动异常的检出结果可靠。可检测射血分数及心脏舒张功能。

3. 血流动力学监测

除二尖瓣狭窄外，肺毛细血管楔嵌压的测定能间接反映左房压或左室充盈压，肺毛细血管楔嵌压的平均压，正常值为 <1.6 kPa（12 mmHg）。

4. 心脏核素检查

心血池核素扫描为评价左和右室整体收缩功能以及心肌灌注提供了简单方法。利用核素技术可以评价左室舒张充盈早期相。

5. 吸氧运动试验

运动耐量有助于评价病情的严重性并监测其进展。常用指标有运动时最大摄氧量和无氧代谢阈（AT）。

（三）诊断

1. 急性心力衰竭（AHF）

AHF 的诊断主要依靠症状和体征，辅以适当的检查，如心电图、胸部 X 线、生化标志物和超声心动图等。

2. 慢性心力衰竭

（1）收缩性心力衰竭（SHF）：多指左侧心力衰竭，主要判定标准为心力衰竭的症状、左心腔增大、左心室收缩末容量增加和左室射血分数（LVEF）≤40%。近年研究发现脑钠肽（BNP）在心力衰竭诊断中具有较高的临床价值，其诊断心力衰竭的敏感性为94%，特异性为95%，为心力衰竭的现代诊断提供重要的方法。

（2）舒张性心力衰竭（DHF）：是指以心肌松弛性、顺应性下降为特征的慢性充血性心力衰竭，往往发生于收缩性心力衰竭前，约占心力衰竭总数的1/3。欧洲心脏病协会于1998年制定了原发性DHF的诊断标准，即必须具备以下3点：①有充血性心力衰竭的症状和体征；②LVEF≥45%；③有左心室松弛、充盈、舒张期扩张度降低或僵硬度异常的证据。

三、治疗

（一）急性心力衰竭

治疗即刻目标是改善症状和稳定血流动力学状态。

（二）慢性心力衰竭

慢性心力衰竭治疗目标：去除诱因；减轻心脏负荷；增强心肌收缩力；改善心脏舒张功能；支持疗法与对症处理。治疗目的：纠正血流动力学异常，缓解症状；提高运动耐量，改善生活质量；防治心肌损害进一步加重；降低病死率。

1. 防治病因及诱因

如能应用药物和手术治疗基本病因，则心力衰竭可获改善。如高血压心脏病的降压治疗，心脏瓣膜病及先天性心脏病的外科手术矫治等。避免或控制心力衰竭的诱发因素，如感染、心律失常、劳累及甲状腺功能亢进等。

2. 休息

限制体力活动，以保证有充足的睡眠和休息。较严重的心力衰竭者应卧床休息。

3. 控制钠盐摄入

减少钠盐的摄入，可减少体内水液潴留，减轻心脏的前负荷，是治疗心力衰竭的重要措施。在大量利尿的患者，可不必严格限制食盐。

4. 利尿药的应用

可作为基础用药，是控制心力衰竭水液潴留的唯一可靠方法。应该用于所有伴有水液潴留、有症状的心力衰竭患者。但对远期存活率、死亡率的影响尚无大量试验验证；多与一种血管紧张素转换酶抑制药（ACEI）类或β受体阻滞药合用。旨在减轻症状和水液潴留的表现。

5. 血管扩张药的应用

通过减轻前负荷和（或）后负荷来改善心脏功能。应用小动脉扩张药如肼屈嗪等，可以降低动脉压力，减少左心室射血阻力，增加心排血量。

6. 洋地黄类药物的应用

洋地黄可致心肌收缩力加强；可直接或间接通过兴奋迷走神经、减慢房室传导；能改善血流动力学，提高左室射血分数，提高运动耐量，缓解症状；降低交感神经及肾素—血管紧张素—醛固酮（R-A-A）活性，增加压力感受器敏感性。地高辛为迄今唯一被证明既能改善症状又不增加死亡危险的强心药，地高辛对病死率呈中性作用。

7. 非洋地黄类正性肌力药物的应用

虽有短期改善心力衰竭症状作用，但对远期病死率并无有益作用。研究结果表明不但不能使长期病死率下降，其与安慰剂相比反而有较高的病死率。

8. ACEI类的应用

其作为神经内分泌拮抗药之一已广泛用于临床。可改善血流动力学，直接扩张血管；降低肾素、血管紧张素Ⅱ（AngⅡ）及醛固酮水平，间接抑制交感神经活性；纠正低血钾、低血镁，降低室性心律失常危险，减少心脏猝死（SCD）。

9. β 受体阻滞药的应用

其作为神经内分泌阻断药的治疗地位日显重要。21 世纪治疗慢性心力衰竭的主要药物是 β 受体阻滞药。其可拮抗交感神经及 R-A-A 活性，阻断神经内分泌激活；减缓心肌增生、肥厚及过度氧化，延缓心肌坏死与凋亡；上调 β₁ 受体密度，介导信号传递至心肌细胞；通过减缓心率而提高心肌收缩力；改善心肌松弛，增强心室充盈；提高心电稳定性，降低室性心律失常及猝死率。

四、护理措施

（一）心排血量下降的护理

（1）遵医嘱给予强心、利尿、扩血管药物，注意药效和观察不良反应以及毒性反应。

（2）保持最佳体液平衡状态：遵医嘱补液，密切观察效果；限制液体和钠的摄入量；根据病情控制输液速度，一般 20 ~ 30 滴/分。

（3）根据病情选择适当的体位。

（4）根据患者缺氧程度给予（适当）氧气吸入。

（5）保持患者身体和心理上得到良好的休息：限制活动以减少氧耗量；为患者提供安静舒适的环境，限制探视。

（6）必要时每天测体重，记录 24 小时尿量。

（二）气体交换受损的护理

（1）休息：为患者提供安静、舒适的环境，保持病房空气新鲜，定时通风换气。

（2）体位：协助患者取有利于呼吸的卧位，如高枕卧位、半坐卧位、端坐卧位。

（3）根据患者缺氧程度给予（适当）氧气吸入。

（4）咳嗽与排痰方法：协助患者翻身、拍背，利于痰液排出，保持呼吸道通畅。

（5）教会患者正确咳嗽、深呼吸与排痰方法：屏气 3 ~ 5 秒，用力地将痰咳出来，连续两次短而有力地咳嗽。

1）深呼吸：首先，患者应舒服地斜靠在躺椅或床上，两个膝盖微微弯曲，垫几个枕头在头和肩后作为支撑，也可以让患者坐在椅子上，以患者的手臂做支撑。其次，护理者将双手展开抵住患者最下面的肋骨，轻轻挤压，挤压的同时，要求患者尽可能地用力呼吸，使肋骨突起，来对抗护理者双手的挤压力。

2）年龄较大的心力衰竭患者排痰姿势：年龄较大、排痰困难的心衰患者，俯卧向下的姿势可能不适合他们，因为这样可能会压迫横膈膜，使得呼吸发生困难。可采取把枕头垫得很高，患者身体侧过来倚靠在枕头上，呈半躺半卧的姿势，这样将有助于患者排痰。

（6）病情允许时，鼓励患者下床活动，以增加肺活量。

（7）呼吸状况监测：监测呼吸频率、深度改变，注意有无呼吸困难、发绀以及血气分析、血氧饱和度改变。

（8）使用血管扩张药的护理。

（9）向患者或其家属解释预防肺部感染方法，如避免受凉、避免潮湿、戒烟等。

（三）体液过多的护理

1. 水肿程度的评估

每天称体重，一般在清晨起床后排空大小便而未进食前穿同样的衣服、用同样的磅秤测量。如 1 ~ 2 天内体重快速增加，应考虑是否有水液潴留，可增加利尿药的用量，应用利尿药后尿量明显增加，水肿消退。体重下降至正常时，体重又称干体重。同时为患者记出入量。在急性期出量大于入量或出入量基本平衡，有利于防止或控制心力衰竭。出量为每天全部尿量、大便量、引流量，同时加入呼吸及皮肤蒸发量 600 ~ 800 mL。入量为饮食、饮水量、水果、输液等，每日总入量为 1500 ~ 2000 mL。

2. 体位

尽量抬高水肿的双下肢，以利于下肢静脉回流，减轻水肿的程度。

3. 饮食护理

予低盐、高蛋白饮食，少食多餐。按病情限制钠盐及水分摄入，重度水肿盐摄入量为 1 g/d、中度水肿 3 g/d、轻度水肿 5 g/d；还要控制含钠高的食物摄入，如腊制品、发酵的点心、味精、酱油、皮蛋、方便面、啤酒、汽水等。每日的饮水量通常一半量在用餐时摄取，另一半量在两餐之间摄取，必要时可给患者行口腔护理，以减轻口渴感。

4. 用药护理

应用强心苷和利尿药期间，监测水、电解质平衡情况，及时补钾。控制输液量和速度。

5. 其他

保持皮肤清洁干燥，保持衣着宽松舒适，床单、衣服干净平整。观察患者皮肤水肿消退情况，定时更换体位，避免水肿部位长时间受压，避免在水肿明显的下肢深静脉输液，防止皮肤破损和压疮形成。

（四）活动无耐力的护理

（1）评估心功能状态。

（2）设计活动目标与计划，以调节患者心理状况，促进活动的动机和兴趣。让患者了解活动无耐力原因及限制活动的必要性，根据心功能决定活动量。

（3）以循序渐进为原则，逐渐增加患者的活动量，避免使心脏负荷突然增加。①抬高床头 45°～60°，使者半卧位；②病室内行走；③病区走廊内进行短距离的行走，然后逐渐增加距离。

（4）注意监测活动时患者心率、呼吸、面色等，发现异常立即停止活动。

（5）在患者活动量允许范围内，让患者尽可能自理，为患者自理活动提供方便条件。①将患者的常用物品放置在容易拿到的地方；②及时巡视病房，询问患者有无生活需要，及时满足其需求；③教会患者使用节力技巧。

（6）教会患者使用环境中的辅助设，如床栏、病区走廊内或厕所内的扶手等，以增加患者的活动耐力。

（7）根据病情和活动耐力限制探视人次和时间。

（8）间断或持续鼻导管吸氧，氧流量 2～3 L/min，严重缺氧时以 4～6 L/min 为宜。

（五）电解质紊乱的护理

（1）密切监测患者的血电解质，及时了解患者的血电解质变化，尤其是血钾、血钠和血镁。

（2）在服用利尿药、血管紧张素转换酶抑制药（ACEI）等药物期间，密切观察患者的尿量和生命体征变化，观察患者有无因电解质紊乱引起的胃肠道反应、神志变化、心电图改变。

（3）一旦出现血电解质紊乱，应立即报告医生，给予相应的处理

1）低钾血症：停用排钾利尿药及洋地黄制剂；补充钾剂，通常应用 10% 枸橼酸钾口服与氯化钾静脉应用均可有效吸收。传统观念认为严重低钾者可静脉补钾，静滴浓度不宜超过 40 mmol/L，速度最大为 20 mmol/h（1.5 g/h），严禁用氯化钾溶液直接静脉推注。但新的观点认为在做好患者生命体征监护的情况下，高浓度补钾也是安全的。

高浓度静脉补钾的优点：能快速、有效地提高血钾水平，防止低钾引起的心肌应激性及血管张力影响；高浓度静脉补钾避免了传统的需输注大量液体，从而减轻心脏负荷，尤其适合于心力衰竭等低钾血症患者。

高浓度补钾时的护理：①高浓度静脉补钾必须在严密的监测血清钾水平的情况下和心电监护下进行，需每 1～2 小时检测 1 次血电解质，了解血清钾水平并根据血钾提高的程度来调整补钾速度，一般心力衰竭患者血钾要求控制在 4.0 mmol/L 以上，>4.5 mmol/L 需停止补钾；②严格控制补钾速度，最好用微泵调节，速度控制在 20 mmol/h 以内，补钾的通道严禁推注其他药物，避免因瞬间通过心脏的血钾浓度过高而致心律失常；③高浓度静脉补钾应在中心静脉管道内输注，严禁在外周血管注射，因易刺

激血管的血管壁引起剧痛或静脉炎；④补钾期间应监测尿量 >30 mL/h，若尿量不足可结合中心静脉压（CVP）判断血容量，如为血容量不足应及时扩容使尿量恢复；⑤严密观察心电图改变，如 T 波低平，ST 段压低，出现 U 波，提示低钾可能，反之 T 波高耸则表示有高钾的可能；⑥补钾的同时也应补镁，因为细胞内缺钾的同时多数也缺镁，且缺镁也易诱发心律失常，甚至有人认为即使血镁正常也应适当补镁，建议监测血钾的同时也监测血镁的情况。

2）低钠血症：稀释性低钠血症患者对利尿药的反应很差，血浆渗透压低，因此选用渗透性利尿药甘露醇利尿效果要优于其他利尿药，联合应用强心药和祥利尿药。甘露醇 100~250 mL 需缓慢静滴，一般控制在 2~3 小时内静滴，并在输注到一半时应用强心药（如毛花苷 C），10~20 分钟后根据患者情况静脉注射呋塞米 100~200 mg。

真性低钠血症利尿药的效果很差。应当采用联合应用大剂量祥利尿药和输注小剂量高渗盐水的治疗方法。补钠的量可以参照补钠公式计算。

$$补钠量（g）=（142 mmol/L-实测血清钠）×0.55×体重（kg）/17$$

根据临床情况，一般第 1 天输入补充钠盐量的 1/4~1/3，根据患者的耐受程度及血清钠的水平决定下次补盐量。具体方案：1.4%~3.0% 的高渗盐水 150 mL，30 分钟内快速输入，如果尿量增多，应注意静脉给予 10% KCl 20~40 mL/d，以预防低钾血症。入液量为 1000 mL，每天测定患者体重、24 小时尿量、血电解质和尿的实验室指标。严密观察心肺功能等病情变化，以调节剂量和滴速，一般以分次补给为宜。

3）低镁血症：有症状的低镁血症口服镁 2~4 mmol/kg 体重，8~24 小时/次。补镁的过程中应注意不要太快，如过快会超过肾阈值，导致镁从尿液排出。无症状者也应口服补充。不能口服时，也可用50% 硫酸镁 20 mL 溶于 50% 葡萄糖注射液 1000 mL 缓慢静脉滴注。通常需连续应用 3~5 天才能纠正低镁血症。

4）高钾血症：出现高钾血症时，应立即停用保钾利尿药，纠正酸中毒；静注葡萄糖酸钙剂对抗高血钾对心肌传导的作用，这种作用是快速而短暂的，一般数分钟起作用，但只维持不足 1 小时。如ECG 改变持续存在，5 分钟后再次应用。为了增加钾向细胞内的转移，应用胰岛素 10 U 加入 50% 葡萄糖注射液 50 mL 静脉滴注，可在 10~20 分钟内降低血钾，此作用可持续 4~6 小时；应用祥利尿药以增加钾的肾排出；肾功能不全的严重高血钾（>7 mmol/L）患者应当立即给予透析治疗。

（六）洋地黄中毒的护理

（1）遵医嘱正确给予洋地黄类药物。

（2）熟悉洋地黄类药物使用的适应证、禁忌证和中毒反应，若用药前心率 <60 次/分，禁止给药。

1）适应证：心功能 Ⅱ 级以上的各种心力衰竭，除非有禁忌证；心功能 Ⅲ、Ⅳ 级的收缩性心力衰竭；窦性心律的心力衰竭。

2）禁忌证：预激综合征并心房颤动；二度或三度房室传导阻滞；病态窦房结综合征无起搏器保护者；低血钾者。

3）洋地黄中毒的敏感人群：老年人；急性心肌梗死（AMD）、心肌炎、肺心病、重度心力衰竭；肝和（或）肾功能不全；低钾血症、贫血、甲状腺功能减退症。

4）使地高辛浓度升高的药物：奎尼丁、胺碘酮、维拉帕米等。

（3）了解静脉使用毛花苷 C 的注意事项：需稀释后才能使用，成人静脉注射毛花苷 C 洋地黄化负荷剂量为 0.8 mg，首次给药 0.2 mg 或 0.4 mg 稀释后静脉推注，每隔 2~4 小时可追加 0.2 mg，24 小时内总剂量不宜超过 0.8~1.2 mg。对于易于发生洋地黄中毒者及 24 小时内用过洋地黄类药物者应根据情况酌情减量或减半量给药。推注时间一般为 15~20 分钟，推注过程中密切观察患者心律和心率的变化，一旦出现房室传导阻滞、长间歇，心率 <60 次/分，均应立即停止给药，并通知医生。

（4）注意观察患者有无洋地黄中毒反应的发生。

（5）一旦发生洋地黄中毒，及时处理。①临床中毒患者立即停药，同时停用排钾性利尿药，重者内服不久时立即用温水、浓茶或 1：2000 高锰酸钾溶液洗胃，用硫酸镁导泻。②内服通用解毒药或鞣酸蛋白 3~5 g。③发生少量期前收缩或短阵二联律时可口服 10% 氯化钾液 10~20 mL，每天 3~4 次，片剂有发生小肠炎、出血或肠梗阻的可能，故不宜用。如中毒较重，出现频发的异位搏动，伴心动过速、室性心律失常时，可静脉滴注 10% 氯化钾，注意用钾安全。④如有重度房室传导阻滞、窦性心动过缓、窦房传导阻滞、窦性停搏、心室率缓慢的心房颤动及交界性逸搏心律等，根据病情轻重酌情采用硫酸阿托品静脉滴注、静脉注射或皮下注射。⑤当出现洋地黄引起的各种快速心律失常的患者时，如伴有房室传导阻滞的房性心动过速和室性期前收缩等，苯妥英钠可称为安全有效的良好药物，可用250 mg 稀释于 20 mL 的注射用水或生理盐水中（因为强碱性，不宜用葡萄糖液稀释），于 5~15 分钟内注射完。待转为窦性心律后，用口服法维持，每次 0.1 g，每天 3~4 次。⑥出现急性快速型室性心律失常，如频发室性期前收缩、室性心动过速、心室扑动及心室颤动等，可用利多卡因 50~100 mg 溶于 10% 葡萄糖注射液 20 mL，在 5 分钟内缓慢静脉注入。若无效可取低限剂量重复数次，间隔 20 分钟，总量不超过 300 mg，心律失常控制后，继以 1~3 mg/min 静脉滴注维持。

除上述方法外，电起搏对洋地黄中毒诱发的室上性心动过速和完全性房室传导阻滞且伴有阿-斯综合征者是有效而适宜的方法。前者利用人工心脏起搏器发出的电脉冲频率，超过或接近心脏的异位频率，通过超速抑制而控制异位心律；后者是采用按需型人工心脏起搏器进行暂时性右室起搏。为避免起搏电极刺激诱发严重心律失常，应同时合用苯妥英钠或利多卡因。

（七）焦虑的护理

（1）患者出现呼吸困难、胸闷等不适时，守候在患者身旁，给患者以安全感。

（2）耐心解答患者提出的问题，给予健康指导。

（3）与患者及其家属建立融洽关系，避免精神应激，护理操作要细致、耐心。

（4）尽量减少外界压力刺激，创造轻松和谐的气氛。

（5）提供有关治疗信息，介绍治疗成功的病例，注意正面效果，使患者树立信心。

（6）必要时寻找合适的支持系统，如单位领导和家属对患者进行安慰和关心。

五、健康教育

1. 心理指导

急性心力衰竭发作时，患者因不适而烦躁。护士要以亲切的语言安慰患者，告知患者尽量做缓慢深呼吸，采取放松疗法，稳定情绪，配合治疗及护理，才能很快缓解症状。长期反复发病患者，需保持情绪稳定，避免焦虑、抑郁、紧张及过度兴奋，以免诱发心力衰竭。

2. 饮食指导

（1）提供令人愉快、舒畅的进餐环境，避免在进餐时间进行治疗。饮食宜少食多餐、不宜过饱，在食欲最佳的时间进食，宜进食易消化、营养丰富的食物。控制钠盐的摄入，每日摄入食盐 5 g 以下。对使用利尿药患者，由于在使用利尿药的同时，常伴有体内电解质的排出，容易出现低血钾、低血钠等电解质紊乱，并诱发心律失常、洋地黄中毒等，可指导患者多食香蕉、菠菜、苹果、橙子等含钾高的食物。

（2）适当控制主食和含糖零食，多吃粗粮、杂粮，如玉米、小米、荞麦等；禽肉、鱼类以及核桃仁、花生、葵花子等坚果类含不饱和脂肪酸较多，可多食用；多食蔬菜和水果，不限量，尤其是超体重者，更应多选用带色蔬菜，如菠菜、油菜、番茄、茄子和带酸味的新鲜水果，如苹果、橘子、山楂，提倡吃新鲜蔬菜；多用豆油、花生油、菜油及香油等植物油；蛋白质按 2 g/kg 供给，蛋白尽量多用黄豆及其制品，如豆腐、豆干等，其他如绿豆、赤豆。

（3）限制及禁忌食物：限制精制糖，包括蔗糖、果糖、蜂蜜等单糖类；最好忌烟酒，忌刺激性食物及调味品，忌油煎、油炸等烹调方法；少用猪油、黄油等动物油烹调；禁用动物脂肪高的食物，如猪肉、牛肉、羊肉及含胆固醇高的动物内脏、动物脂肪、蛋黄等；食盐不宜多用，每天 2~4 g；含钠味精也应适量限用。

3. 作息指导

减少干扰，为患者提供安静的休息环境，保证睡眠时间和质量。有呼吸困难者，协助患者采取适当的体位。教会患者放松疗法，如局部按摩、缓慢有节奏的呼吸或深呼吸等。根据不同的心功能采取不同的活动量。在活动耐力许可范围内，鼓励患者尽可能生活自理。教会患者保存体力，减少氧耗的技巧，在较长时间活动中穿插休息，日常用品放在易取放位置。部分自理活动可坐着进行，如刷牙、洗脸等。心力衰竭症状改善后增加活动量时，首先是增加活动时间和频率，然后才考虑增加运动强度。运动方式可采取半坐卧、坐起、床边摆动肢体、床边站立、室内活动、短距离步行等。

4. 出院指导

（1）避免诱发因素，气候转凉时及时添加衣服，预防感冒。

（2）合理休息，体力劳动不要过重，适当的体育锻炼以提高活动耐力。

（3）进食富含维生素、粗纤维食物，保持大便通畅。少量多餐，避免过饱。

（4）强调正确按医嘱服药、不随意减药或撤换药的重要性。

（5）定期门诊随访，防止病情发展。

（孙　晶）

第三节　高血压

高血压是一种以动脉压升高为主要特征，同时伴有心、脑、肾、血管等靶器官功能性或器质性损害以及代谢改变的全身性疾病。我国目前采用的高血压诊断标准是《中国高血压防治指南》（2018 年修订版），即在未使用抗高血压药情况下，有 3 次诊室血压均高于正常，即收缩压（SBP）≥140 mmHg 和（或）舒张压（DBP）≥90 mmHg。按血压水平将高血压分为 3 级。收缩压 ≥140 mmHg 和舒张压 <90 mmHg 单列为单纯性收缩期高血压。患者既往有高血压病病史，目前正在用抗高血压药，血压虽然低于 140/90 mmHg，也应该诊断为高血压，见表 8-1。

表 8-1　高血压诊断标准

类别	收缩压（mmHg）	舒张压（mmHg）
正常血压	<120	<80
正常高值	120 ~ 139	80 ~ 89
高血压	≥140	≥90
1 级高血压（轻度）	140 ~ 159	90 ~ 99
2 级高血压（中度）	160 ~ 179	100 ~ 109
3 级高血压（重度）	≥180	≥110
单纯收缩期高血压	≥140	<90

注：若患者的收缩压与舒张压分属不同的级别时，以较高的分级为准。单纯收缩期高血压也可按照收缩压水平分为 1、2、3 级。

一、病因与发病机制

（一）病因

高血压的病因尚未完全明了，可能与下列因素有关。

1. 遗传因素

调查表明，60% 左右的高血压患者有家族史，但遗传的方式未明。某些学者认为属单基因常染色体显性遗传，但也有学者认为属多基因遗传。

2. 环境因素

包括饮食习惯（如饮食中热能过高以至肥胖或超重，高盐饮食等）、职业、噪声、吸烟、气候改变、微量元素摄入不足和水质硬度等。

3. 神经、精神因素

缺少运动或体力活动，精神紧张或情绪创伤与本病的发生有一定的关系。

（二）发病机制

有关高血压的发病原理的学说较多，包括精神神经源学说、内分泌学说、肾源学说、遗传学说以及钠盐摄入过多学说等。各种学说各有其根据，综合起来认为高级神经中枢功能失调在发病中占主导地位，体液、内分泌因素、肾脏以及钠盐摄入过多，也参与本病的发病过程。

外界环境的不良刺激以及某些不利的内在因素，引起剧烈、反复、长时间的精神紧张和情绪波动，导致大脑皮质功能障碍和下丘脑神经内分泌中枢功能失调，由此可通过下列几条途径促使周围小动脉痉挛，进而形成高血压。①皮质下血管舒缩中枢形成了以血管收缩神经冲动占优势的兴奋灶，引起细小动脉痉挛，外周血管阻力增加，血压增高。②大脑皮质功能失调可引起神经垂体释放更多的血管升压素，后者可直接引起小动脉痉挛，也可通过肾素－醛固酮系统，引起钠潴留，进一步促使小动脉痉挛。③大脑皮质功能失调也可引起垂体前叶促肾上腺皮质激素（ACTH）和肾上腺皮质激素分泌增加，促使钠潴留。④大脑皮质功能失调还可引起肾上腺髓质激素分泌增多，后者可直接引起小动脉痉挛，也可通过增加心排血量进一步加重高血压。

二、临床表现与分类

（一）一般临床表现

大多数的高血压患者在血压升高早期仅有轻微的自觉症状，如头痛、头晕、失眠、耳鸣、烦躁、工作和学习精力不易集中、容易疲劳等。

（二）并发症临床表现

疼痛或出现颈背部肌肉酸痛紧张感。血压持久升高可导致心、脑、肾、血管等靶器官受损。当出现心慌、气促、胸闷、心前区疼痛时表明心脏已受累；出现尿频、多尿、尿液清淡时表明肾脏受累；如果高血压患者突然出现神志不清、呼吸深沉不规则、大小便失禁等提示可能发生脑出血；如果是逐渐出现一侧肢体活动不利、麻木甚至麻痹应当怀疑是否有脑血栓的形成。

（三）高血压危险度分层

1. 低危组

男性年龄＜55岁，女性年龄＜65岁，高血压1级，无其他危险因素者，属低危组。典型情况下，10年随访中患者发生主要心血管事件的危险＜15%。

2. 中危组

高血压2级或1~2级同时有1~2个危险因素，患者开始药物治疗前应经长时间的观察，医生需给予十分缜密的判断。典型情况下，该组患者随后10年内发生主要心血管事件的危险为15%~20%，若患者属高血压1级，兼有1种危险因素，10年内发生心血管事件的危险约为15%。

3. 高危组

高血压水平属1级或2级，兼有3种或更多危险因素，或兼患糖尿病或靶器官损害，或高血压水平属3级，但无其他危险因素。典型情况下，患者随后10年间发生主要心血管事件的危险为20%~30%。

4. 很高危组

高血压3级同时有1种以上危险因素，或兼患糖尿病或靶器官损害，或高血压1~3级并有临床相关疾病。典型情况下，随后10年间发生主要心血管事件的危险≥30%，应迅速开始最积极的治疗。

（四）几种特殊高血压类型

1. 高血压危象

在高血压疾病发展过程中，因为劳累、紧张、精神创伤、寒冷等的诱发，出现烦躁不安、心慌、多汗、手足发抖、面色苍白、异常兴奋等临床表现，可伴有心绞痛、心力衰竭，也可伴有高血压脑病的临床表现。血压升高以收缩压升高为主，收缩压往往 > 200 mmHg（26.6 kPa，1 mmHg≈0.133 kPa）。

2. 高血压脑病

在高血压疾病发展过程中，因为劳累、紧张、情绪激动等诱发急性脑循环障碍，引起脑水肿和颅内压增高，出现头痛、呕吐、烦躁不安、心跳慢、视物模糊、意识障碍甚至昏迷等临床表现。血压升高以舒张压升高为主，舒张压往往 > 120 mmHg。

3. 恶性高血压

又称急进性高血压，是指舒张压和收缩压均显著增高，病情进展迅速，常伴有视网膜病变，多见于青年人，常常出现头晕、头痛、视物模糊、心慌、气短、体重减轻等临床表现，舒张压常 > 130 mmHg，易并发心、脑、肾等重要脏器的严重并发症，短时间内可因肾衰竭而死亡。

三、治疗

临床上常用的降压药物主要有 6 大类：利尿药、α 受体阻滞药、钙通道阻滞药（CCB）、血管紧张素转换酶抑制药（ACEI）、β 受体阻滞药以及血管紧张素 Ⅱ 受体拮抗药（ARBs）。临床试验结果证实几种降血压药物均能减少高血压并发症。

1. 治疗目标

抗高血压药治疗的最终目标是减少心血管和肾脏疾病的发病率和病死率。多数高血压患者，特别是 50 岁以上收缩压达标时，舒张压也会达标，治疗重点应放在收缩压达标上。普通高血压患者降至 140/90 mmHg 以下，糖尿病、肾病等高危患者降压目标是 < 130/80 mmHg 以下，老年高血压患者的收缩压降至 150 mmHg 以下。

需要说明的是，降压目标是 140/90 mmHg 以下，而不仅是达到 140/90 mmHg。如患者耐受，还可进一步降低，如对年轻高血压患者可降至 130/80 mmHg 或 120/80 mmHg。

2. 治疗原则

高血压的治疗应全面考虑患者的血压升高水平、并存的危险因素、临床情况，以及靶器官损害，确定合理的治疗方案。对不同危险等级的高血压患者应采用不同的治疗原则。选择抗高血压药物时应考虑对其他伴随疾病存在有利和不利的影响。

（1）潜在的有利影响：噻嗪类利尿药有助于延缓骨质疏松患者的矿物质脱失。β 受体阻滞药可治疗心房快速房性心律失常或心房颤动，偏头痛，甲亢（短期应用），特发性震颤或手术期高血压。CCBs 治疗雷诺综合征和某些心律失常。α 受体阻滞药可治疗前列腺疾病。

（2）潜在的不利影响：噻嗪类利尿药慎用于痛风或有明显低钠血症史的患者。β 受体阻滞药禁用于哮喘、反应性气道疾病、二度或三度心脏传导阻滞。ACEI 和 ARBs 不适用于准备怀孕的妇女，禁用于孕妇。ACEI 不适用于有血管性水肿病史的患者。醛固酮拮抗药和保钾利尿药会导致高钾血症，应避免用于服药前血钾超过 5.0 mmol/L 的患者。

3. 治疗的有效措施

（1）降低高血压患者的血压水平是预防脑卒中及冠心病的根本，只要降低高血压患者的血压水平，就对患者有益处。

（2）由于大多数高血压患者需要两种或以上药物联合应用才能达到目标血压，故提倡小剂量降压药的联合应用或固定剂量复方制剂的应用。

（3）利尿药、β 受体阻滞药、ACEI、CCB、ARBs 及小剂量复方制剂均可作为初始或维持治疗高血压的药物。

（4）推荐应用每天口服 1 次、降压效果维持 24 小时的降压药，强调长期有规律的降压治疗，达到有效、平稳、长期控制的要求。

四、护理措施

1. 头痛的护理

（1）评估患者头痛的情况，如头痛程度、持续时间，是否伴有恶心、呕吐、视物模糊等症状。

（2）尽量减少或避免引起或加重头痛的因素，保持病室环境安静，减少探视，护理人员做到操作轻、说话轻、走路轻、关门轻，保证患者有充足的睡眠。

（3）向患者讲解引起头痛的原因，嘱患者合理安排工作和休息，避免劳累、精神紧张、情绪激动等，戒烟、酒。

（4）指导患者放松的技巧，如听轻音乐、缓慢呼吸等。

（5）告知患者控制血压稳定和坚持长期、规律服药的重要性，加强患者的服药依从性。

2. 活动无耐力的护理

（1）告知患者引起乏力的原因，尽量减少增加心脏负担的因素，如剧烈活动等。

（2）评估患者心功能状态，评估患者活动情况，根据患者心功能情况制订合理的活动计划。督促患者坚持动静结合，循序渐进增加活动量。

（3）嘱患者一旦出现心慌、呼吸困难、胸闷等情况应立即停止活动，保证休息，并将此次活动量作为一次最大活动量的参考指征。

3. 避免患者受伤

（1）警惕急性低血压反应，避免剧烈运动、突然改变体位，改变体位时动作应缓慢，特别是夜间起床时；服药后不要站立太久，因为长时间的站立会使腿部血管扩张，血流增加，导致脑部供血不足；避免用过热的水洗澡，防止周围血管扩张导致晕厥。

（2）如出现晕厥、恶心、乏力时应立即平卧，头低足高位，促进静脉回流，增加脑部的血液供应。上厕所或外出应有人陪伴，若头晕严重应尽量卧床休息，床上大小便。

（3）避免受伤，活动场所应灯光明亮，地面防滑，厕所安装扶手，房间应减少障碍物。

（4）密切监测血压的变化，避免血压过高或过低。

4. 用药护理

（1）告知患者按时服药的重要性，不能血压正常就自行停药。

（2）嘱患者定期门诊随访，监测血压控制情况。

（3）坚持服药的同时，还要注意观察药物的不良反应，如使用利尿药时应注意监测血钾水平，防止低血钾；用 β 受体阻滞药应注意其抑制心肌收缩力、心动过缓、支气管痉挛、低血糖等不良反应；使用 ACEI 应注意其头晕、咳嗽、肾功能损害等不良反应。

5. 高血压危象的护理

（1）患者应进入加强监护室，绝对卧床休息，避免一切不良刺激，保证良好的休息环境。持续监测血压和尽快应用适合的降压药。

（2）安抚患者，做好心理护理，严密观察患者病情变化。

（3）迅速减压，静脉输注降压药，1 小时使平均动脉血压迅速下降但不超过 25%，在以后的 2~6小时内血压降至 160/（100~110）mmHg。血压过度降低可引起肾、脑或冠脉缺血。如果这样的血压水平可耐受和临床情况稳定，在以后 24~48 小时逐步降低血压达到正常水平。

（4）急症常用降压药有静脉注射用硝普钠、口服尼卡地平、乌拉地尔、二氮嗪、肼屈嗪、拉贝洛尔、艾司洛尔、酚妥拉明等。用药时注意效果以及有无不良反应，如静滴硝酸甘油等药物时应注意监测血压变化。

（5）向患者讲明遵医嘱按时服药、保证血压稳定的重要性，争取患者及其家属的配合。

（6）告知患者如出现血压急剧升高、剧烈头痛、呕吐等不适，应及时来院就诊。

（7）协助生活护理，勤巡视病房，勤询问患者的生活需要。

五、健康教育

高血压的健康教育就是根据文化、经济、环境和地理的差异，针对不同的目标人群采用多种形式进行信息的传播。公众教育应着重于宣传高血压的特点、原因和并发症的有关知识，它的可预防性和可治疗性，以及生活方式在高血压的预防和治疗中的作用。尤其应针对不同人群开展不同内容的健康教育。

（一）随访教育

1. 教育诊断

确定患者的目前行为状况、知识、技能水平和学习能力、态度和信念以及近期内患者首先要改变的问题。

2. 咨询指导

指导要具体化，行为改变从小量开始，多方面地参与支持，从各方面给患者持续的、一致的、正面的健康信息，可加强患者行为的改变。要加强家庭和朋友的参与及全体医务人员的参与。

3. 随访和监测

定期随访患者，及时评价和反馈，并继续设定下一步的目标，可使患者改变的行为巩固和持续下去。一旦开始应用抗高血压药物治疗，多数患者应每月随诊，调整用药直至达到目标血压。2级高血压或有复杂并发症的患者应增加随访的次数。每年至少监测 1 或 2 次血钾和肌酐。如血压已达标并保持稳定，可每隔 3～6 个月随访 1 次。如有伴随疾病如心力衰竭，或并发其他疾病，如糖尿病，或实验室检查的需要均会影响随诊的频率。其他的心血管危险因素也应达到相应的治疗目标，并大力提倡戒烟。由于未控制的高血压患者服用小剂量阿司匹林脑出血的危险增加，只有在血压控制的前提下，才提倡小剂量阿司匹林治疗。

（二）饮食指导

在利尿药及其他降压药问世以前，高血压的治疗主要以饮食为主，随着药物学的发展，饮食治疗逐渐降至次要地位。然而，近年来关于高血压病因和发病机制的研究又促进人们重新评价营养在本病防治中的重要作用。其主要原因是由于：第一，高血压病作为一种常见病，其发生与环境因素，特别是与营养因素密切相关；第二，现有的各种降压药物均有一定的不良反应，而营养治疗不仅具有一定的疗效，而且合乎生理，因此更适宜于大规模人群的防治。

1. 营养因素在高血压防治中的作用

（1）钠和钾的摄入与高血压的发病和防治有关。首先，流行病学方面的大量资料表明，高血压的发病率与居民膳食中钠盐摄入量呈显著正相关；其次，临床观察发现，不少轻度高血压患者，只需中度限制钠盐摄入，即可使其血压降至正常范围。即使是重度或顽固性高血压患者，低盐饮食也常可增加药物疗效，减少用药剂量。最后，动物实验表明，钠盐摄入过多可使小鸡和大鼠形成高血压，血压增高的程度与盐量摄入成正比。进一步研究还表明，钠盐对血压的影响与遗传因素有关。通过近亲交配所产生的对盐敏感的大鼠，即使喂以钠盐不高的饲料，也可发生高血压。钠盐摄入过多引起高血压的机制尚未明了。据认为可能与细胞外液扩张、心排血量增加、组织过分灌注，以至于造成周围血管阻力增加和血压增高。有人发现高血压患者小动脉中每单位干重所含钠盐较正常人为高，这可使动脉壁增厚，血管阻力增加，也可使血管的舒缩性发生改变。

无论动物实验或人体观察均提示钾具有对抗钠所引起的不利作用。临床观察表明，氯化钾可使血压呈规律性下降，而氯化钠则可使之上升。

（2）水质硬度和微量元素：软水地区高血压的发病率较硬水地区为高，这可能与微量元素镉有关。动物实验已证明，镉可引起大鼠高血压，而当用镉的螯合剂时，则可使其逆转。上海市高血压病研究所发现不论健康人或高血压患者的血压增高与血中镉含量的对数呈正相关。锌具有对抗镉的作用，其含量降低可使血压升高。此外，也有报道提到镁对高血压患者具有扩张血管作用，能使大多数类型患者的心排血量增加。

（3）其他因素：包括热能、蛋白质、糖类和脂肪等，也与本病的发生和防治有一定的联系。

2. 防治措施

（1）限制钠盐摄入：健康成人每天钠的需要量仅为 200 mg（相当于 0.5 g 食盐）。世界卫生组织（WHO）建议每人每天食盐量不超过 6 g。我国膳食中约 80% 的钠来自烹调或含盐高的腌制品，因此限盐首先要减少烹调用盐及含盐高的调料，少食各种咸菜及盐腌制食品。根据 WHO 的建议，北方居民应减少日常用盐一半，南方居民应减少 1/3。

（2）减少膳食脂肪摄入，补充适量优质蛋白：流行病学资料显示，即使不减少膳食中的钠和不减重，如果将膳食脂肪控制在总热量的 25% 以下，不饱和脂肪酸和饱和脂肪酸比值（P/S）维持在 1，连续 40 天可使男性 SBP 和 DBP 下降 12%，女性下降 5%。有研究表明每周吃鱼 4 次以上与不吃鱼相比，冠心病发病率减少 28%。

建议改善动物性食物结构，减少含脂肪高的猪肉，增加含蛋白质较高而脂肪较少的禽类及鱼类。蛋白质占总热量的 15% 左右，动物蛋白占总蛋白质的 20%。蛋白质质量由高到低依次为：奶、蛋；鱼、虾；鸡、鸭；猪、牛、羊肉；植物蛋白（其中豆类最好）。

（3）注意补充钾和钙：研究资料表明钾与血压呈明显负相关，中国膳食一般低钾、低钙，因此要增加含钾多、含钙高的食物，如绿叶菜、鲜奶、豆类制品等。这一点在使用利尿药，特别是当血钾含量偏低时，尤为重要。

（4）多吃蔬菜和水果：增加蔬菜或水果摄入，减少脂肪摄入可使 SBP 和 DBP 有所下降。素食者比肉食者有较低的血压，其降压的作用可能基于水果、蔬菜、食物纤维和低脂肪的综合作用。人类饮食应以素食为主，适当肉食最理想。

（5）限制饮酒：尽管有研究表明非常少量饮酒可能减少冠心病发病的危险，但是饮酒和血压水平及高血压患病率之间却呈线性相关，大量饮酒可诱发心脑血管事件发作。因此不提倡用少量饮酒预防冠心病，提倡高血压患者应戒酒，因饮酒可增加服用降压药物的耐药性。如饮酒，建议每日饮酒量应为少量，男性饮酒的酒精不超过 25 g，即葡萄酒 <100 mL，或啤酒 <250 mL，或白酒 <25 mL；女性则减半量，孕妇不饮酒。不提倡饮高度烈性酒。WHO 对酒的新建议是越少越好。

（三）心理护理

1. 评估患者

通过问诊了解患者的家庭、社会、文化状况及行为，分析患者的心理，向患者解释造成高血压最主要的原因及疾病的转归，再向患者说明高血压可以控制，甚至可以治愈，从而增强患者战胜疾病的信心。

2. 克服心理障碍

针对中年高血压患者存在的不良心理进行施护。

（1）麻痹大意心理：自以为年轻，身强力壮，采取无所谓的态度。针对这种心理首先要唤起患者对疾病的重视，使之认识到防治高血压的重要性，在调养方法和注意事项上给予正确的引导，使之配合医师治疗，同时给患者制订个体化健康教育计划，并调动患者家属参与治疗活动，配合医护完成治疗任务，使之早日康复。

（2）焦虑、紧张、恐惧心理：一些患者认为得了高血压就是终身疾病，而且会得心脑血管病，于是，久而久之产生焦虑、恐惧心理。采取的措施是暗示诱导，应诱导患者使其注意力从一个客体转移到另一个客体，从而打破原来心理上存在的恶性循环，保持乐观情绪，轻松愉快地接受治疗，以达到防病治病的目的。

（四）正确测量血压

血压测量是诊断高血压及评估其严重程度的主要手段，目前主要有以下 3 种方法。

1. 于诊所测量血压

目前临床诊断高血压和分级的标准方法，由医护人员在标准条件下按统一的规范进行测量。具体要求如下。

（1）选择符合计量标准的水银柱血压计进行测量。

（2）使用大小合适的袖带，袖带气囊至少应包裹80%上臂。大多数人的臂围为25～35 cm，应使用长35 cm、宽12～13 cm规格气囊的袖带；肥胖者或臂围大者应使用大规格袖带；儿童使用小规格袖带。

（3）被测量者至少安静休息5分钟，在测量前30分钟内禁止吸烟或饮咖啡，排空膀胱。

（4）被测量者取坐位，最好坐靠背椅，裸露右上臂，上臂与心脏处在同一水平。如果怀疑外周血管病，首次就诊时应测量左、右上臂血压。特殊情况下，可以取卧位或站立位。老年人、糖尿病患者及出现直立性低血压情况者，应加测直立位血压。直立位血压应在卧位改为直立位后1分钟和5分钟时测量。

（5）将袖带缚于被测者的上臂，袖带的下缘应在肘弯上2.5 cm，松紧适宜。将听诊器探头置于肱动脉搏动处。

（6）测量时快速充气，使气囊内压力达到桡动脉搏动消失后再升高30 mmHg（4.0 kPa），然后以恒定的速率［2～6 mmHg/s］缓慢放气。在心率缓慢者，放气速率应更慢些。获得舒张压读数后，快速放气至零。

（7）在放气过程中仔细听取柯氏音，观察柯氏音第Ⅰ时相（第一音）和第Ⅴ时相（消失音）水银柱凸面的垂直高度。收缩压读数取柯氏音第Ⅰ时相，舒张压读数取柯氏音第Ⅴ时相。12岁以下儿童、妊娠妇女、严重贫血、甲状腺功能亢进、主动脉瓣关闭不全及柯氏音不消失者，以柯氏音第Ⅳ时相（变音）定为舒张压。

（8）血压单位在临床使用时采用毫米汞柱（mmHg），在我国正式出版物中注明毫米汞柱与千帕斯卡（kPa）的换算关系，1 mmHg = 0.133 kPa。

（9）应相隔1～2分钟重复测量，取2次读数的平均值记录。如果收缩压或舒张压的2次读数相差5 mmHg以上，应再次测量，取3次读数的平均值记录。

2. 自测血压

（1）对于评估血压水平及严重程度，评价降压效应，改善治疗依从性，增强治疗的主动参与，自测血压具有独特优点。且无白大衣效应，可重复性较好。目前，患者家庭自测血压在评价血压水平和指导降压治疗上已经成为诊所血压的重要补充。然而，对于精神焦虑或根据血压读数常自行改变治疗方案的患者，不建议自测血压。

（2）推荐使用符合国际标准的上臂式全自动或半自动电子血压计，正常上限参考值为135/85 mmHg。应注意患者向医生报告自测血压数据时可能有主观选择性，即报告偏差，患者有意或无意选择较高或较低的血压读数向医师报告，影响医师判断病情和修改治疗。有记忆存储数据功能的电子血压计可克服报告偏差。血压读数的报告方式可采用每周或每月的平均值。家庭自测血压低于诊所血压，家庭自测血压135/85 mmHg相当于诊所血压140/90 mmHg。对血压正常的人建议定期测量血压（20～29岁，每2年测1次；30岁以上每年至少测1次）。

3. 动态血压监测

（1）动态血压监测能提供日常活动和睡眠时血压的情况。动态血压监测可提供无靶器官损害情况下（白大衣效应）高血压的可靠证据，也有助于评估明显耐药的患者，抗高血压药物引起的低血压综合征，阵发性高血压以及自主神经功能失调。动态血压监测值常低于诊所血压监测值。通常高血压患者清醒时血压≥135/85 mmHg，睡眠时血压≥120/75 mmHg。动态血压监测值与靶器官损害的相关性优于诊所血压。动态血压监测能提供血压升高占测量总数的百分比、整体血压负荷及睡眠时血压降低的程度。大多数人在夜间血压下降10%～20%，如果不存在这种血压下降现象，则其发生心血管事件的危险会增加。

（2）动态血压测量应使用符合国际标准的监测仪。动态血压的正常值推荐以下国内参考标准：24小时血压平均值<130/80 mmHg，白昼血压平均值<135/85 mmHg，夜间血压平均值<125/75 mmHg。正常情况下，夜间血压平均值比白昼血压平均值低10%～15%。

（3）动态血压监测在临床上可用于诊断白大衣性高血压、隐蔽性高血压、顽固难治性高血压、发作性高血压或低血压，评估血压升高严重程度，但是目前主要仍用于临床研究，例如，评估心血管调节机制、预后意义、新药或治疗方案疗效考核等，不能取代诊所血压测量。

（4）动态血压测量时应注意以下问题：①测量时间间隔应设定为每30分钟测1次，可根据需要而设定所需的时间间隔；②指导患者日常活动，避免剧烈运动，测血压时患者上臂要保持伸展和静止状态；③若首次检查由于伪迹较多而使读数＜80%的预期值，应再次测量；④可根据24小时平均血压、日间血压或夜间血压进行临床决策参考，但倾向于应用24小时平均血压。

（五）适量运动

1. 运动的作用

运动除了可以促进血液循环、降低胆固醇生成外，还能增强肌肉、骨骼，减少关节僵硬的发生，而且能增加食欲，促进肠胃蠕动，预防便秘，改善睡眠。

2. 运动的形式

最好养成持续运动的习惯，对中老年人应包括有氧、伸展及增强肌力练习3类，具体项目可选择步行、慢跑、太极拳、门球、气功等。

3. 运动强度的控制

每个参加运动的人，特别是中老年人和高血压患者在运动前最好了解一下自己的身体状况，以决定运动种类、强度、频度和持续运动时间。运动强度必须因人而异，按科学锻炼的要求，常用运动强度指标为运动时最大心率达到180（或170）减去年龄，如50岁的人运动心率为120~130次/分，如果求精确则采用最大心率的60%~85%作为运动适宜心率，需在医师指导下进行。运动频度一般要求每周3~5次，每次持续20~60分钟即可，可根据运动者身体状况和所选择的运动种类以及气候条件等来定。

（六）在医生指导下正确用药

1. 减药

高血压患者一般须终身治疗。患者经确诊为高血压后若自行停药，其血压（或迟或早）终将回复到治疗前水平。但患者的血压若长期控制，可以试图小心、逐步地减少服药数或剂量。尤其是认真地进行非药物治疗，密切地观察改进生活方式进度和效果的患者。患者在试行这种"逐步减药"时，应十分仔细地监测血压。

2. 记录

一般高血压患者的治疗时间长达数十年，治疗方案会有多次变换，包括药物的选择。最好建议患者详细记录其用过的治疗药物及疗效。医生则更应为经手治疗的患者保存充分的记录，随时备用。

3. 药物剂量的调整

对大多数非重症或急症高血压，要寻找其最小有效耐受剂量药物，也不宜降压太快。故开始给小剂量药物，经1个月后，如疗效不够而有不良反应少或可耐受，可增加剂量；如出现不良反应不能耐受，则改用另一类药物。随访期间血压的测量应在每天的同一时间，对重症高血压，须及早控制其血压，可以较早递增剂量和并发用药。随访时除患者主观感觉外，还要做必要的化验检查，以了解靶器官状况和有无药物不良反应。对于非重症或急症高血压，经治疗血压长期稳定达1年以上，可以考虑减少剂量，目的为减少药物的可能不良反应，但以不影响疗效为前提。

（1）选择针对性强的降压药：降血压药品种很多，个体差异很大，同一种药物不同的患者服用后的效果会因人而异。对医生开的降压药，护理人员和患者必须了解药物的名称、作用、剂量、用法、不良反应等，并遵照医嘱按时服药。

（2）合适的剂量：一般从小剂量开始，逐渐调整到合适的剂量。晚上睡觉前的治疗剂量，尤其要偏小，因入睡后如果血压降得太低，则易导致脑血栓形成。药品剂量不能忽大忽小，否则血压波动太大，会造成实质性脏器的损伤。

（3）不能急于求成：如血压降得太低，常会引起急性缺血性脑血管病和心脏缺血性疾病的发生。

（4）不要轻易中断治疗：应用降压药过程中，症状改善后，仍需坚持长期服药，也不可随意减少剂量，必须听从医生的治疗安排。

（5）不宜频繁更换降压药：各种降压药在人体内的作用时间不尽相同，更换降压药时，往往会引起血压的波动，换降压药必须在医生指导下进行，不宜多种药合用，以避免药物不良反应。

（6）患痴呆症或意识不清的老人，护理人员必须协助服药，并帮助管理好药物，以免发生危险。

（7）注意观察不良反应，必要时，采取相应的防范措施。若患者突然出现头痛、多汗、恶心、呕吐、烦躁、心慌等症状，家人协助患者立即平卧抬高头部，用湿毛巾敷在头部；测量血压，若血压过高，应用硝苯地平嚼碎舌下含服等，以快速降压；如果半小时后血压仍不下降，且症状明显，应立即去医院就诊。

（曹玉杰）

第四节　心肌梗死

心肌梗死是心肌缺血性坏死，为在冠状动脉病变基础上，发生冠状动脉供血急剧减少或中断，使相应的心肌严重而持久地急性缺血所致。

一、病因与发病机制

1. 病因

基本病因是冠状动脉粥样硬化（偶为冠状动脉痉挛、栓塞、炎症、先天性畸形、外伤，冠状动脉阻塞所致）造成管腔狭窄和心肌供血不足，而侧支循环尚未建立，在此基础上，一旦冠状动脉血供进一步急剧减少或中断 20~30 分钟，使心肌严重而持久地急性缺血达 0.5 小时以上，即可发生心肌梗死。

心肌梗死发生严重心律失常、休克、心力衰竭，均可使冠状动脉血流量进一步下降，心肌坏死范围扩大。

2. 发病机制

冠状动脉病变，血管闭塞处相应的心肌坏死。

二、临床表现

临床表现与心肌梗死面积大小、梗死部位、侧支循环情况密切相关。

1. 先兆表现

多数患者于发病前数日可有前驱症状，如原有心绞痛近日发作频繁，程度加重，持续时间较久，休息或含服硝酸甘油不能缓解，甚至在休息或睡眠中发作。表现为突发上腹部剧痛、恶心、呕吐、急性心力衰竭或严重心律失常。心电图检查可显示 ST 段一过性抬高或降低，T 波高大或明显倒置。

2. 症状

（1）疼痛：为最早出现的症状。少数患者可无疼痛，起病即表现休克或急性肺水肿。有些患者疼痛部位在上腹部，且伴有恶心、呕吐，易与胃穿孔、急性胰腺炎等急腹症相混淆。

（2）全身症状：发热、心动过速、白细胞增高、红细胞沉降率增快，由坏死物质吸收引起。一般在疼痛 24~48 小时出现，程度与梗死范围呈正相关，体温 38 ℃左右，很少超过 39 ℃，持续约 1 周。

（3）胃肠道症状：疼痛可伴有恶心、呕吐、上腹胀痛，与迷走神经受坏死物质刺激和胃肠道组织灌注不足等有关。

（4）心律失常：75%~95% 的患者伴有心律失常，24 小时内最多见，以室性心律失常最多。

（5）休克：20% 患者数小时至 1 周内发生。主要原因如下：①心肌遭受严重损害，左心室排血量急剧降低（心源性休克）；②剧烈胸痛引起神经反射性周围血管扩张；③因呕吐、大汗、摄入不足导致血容量不足。

（6）心力衰竭：主要是急性左侧心力衰竭。可在最初几天内发生，或在疼痛、休克好转后发生，为梗死后心脏舒缩力减弱或不协调所致。

急性心肌梗死（AMI）引起的心力衰竭称为泵衰竭。按 Killip 分级法可分为：Ⅰ级，尚无明显心力衰竭；Ⅱ级，有轻度至中度心力衰竭；Ⅲ级，有重度心力衰竭，出现急性肺水肿；Ⅳ级，出现心源性休克。

3. 体征

（1）心脏体征：心率多增快，第一心音减弱，出现第四心音。若心尖区出现收缩期杂音，多为乳头肌功能不全所致。反应性纤维心包炎者，有心包摩擦音。

（2）血压：有不同程度的降低，起病前有高血压者，血压可降至正常。

（3）其他：可有心力衰竭、休克体征、心律失常相关的体征。

三、治疗

心肌梗死的救治原则为：①挽救濒死心肌，防止梗死扩大，缩小心肌缺血范围；②保护、维持心脏功能；③及时处理严重心律失常、泵衰竭及各种并发症。

1. 监护及一般治疗

（1）休息：卧床休息 1 周，保持安静，必要时给予镇静药。

（2）吸氧：持续吸氧 2～3 天，有并发症者需延长吸氧时间。

（3）监测：在冠心病重症监护病房（CCU）进行心电图（ECG）、血压、呼吸监测 5～7 天。

（4）限制活动：无并发症者，根据病情制订活动计划。

（5）进食易消化食物，不宜过饱，可少量多餐；保持大便通畅，必要时给予缓泻药。

2. 解除疼痛

尽快止痛，可应用强力止痛药。

（1）哌替啶 50～100 mg 紧急肌内注射。

（2）吗啡 5～10 mg 皮下注射，必要时 1～2 小时后再注射一次，以后每 4～6 小时可重复应用，注意呼吸抑制作用。

（3）疼痛轻者可待因 0.03～0.06 g 口服或罂粟碱 0.03～0.06 g 肌内注射或口服。

（4）试用硝酸甘油 0.3 mg，异山梨酯 5～10 mg 舌下含服或静脉滴注，注意心率增快、血压下降等不良反应。

（5）疼痛顽固者，采用人工冬眠疗法。

3. 再灌注心肌（再通疗法）

（1）意义：再通疗法是目前治疗 AMI 的积极治疗措施，在起病 3～6 小时内，使闭塞的冠状动脉再通，心肌得到再灌注，挽救濒死的心肌，以缩小梗死范围，改善预后。

（2）适应证：再通疗法只适用于透壁心肌梗死，所以心电图上必须要有 2 个或 2 个以上相邻导联 ST 段抬高 >0.1 mV，方可进行再通治疗。心肌梗死发病后 6 小时内再通疗法是最理想的，发病 6～12 小时的 ST 段抬高的 AMI 也可进行再通治疗。

（3）方法：溶栓疗法，紧急施行经皮腔内冠状动脉成形术（PTCA），随后再安置支架。

4. 控制休克

最好根据血流动力学监测结果用药。

（1）补充血容量：估计血容量不足、中心静脉压下降者，用低分子右旋糖酐、10% 葡萄糖注射液 500 mL 或 0.9% 氯化钠注射液 500 mL 静脉滴入。输液后中心静脉压 >18 cmH$_2$O，则停止补充血容量。

（2）应用升压药：补充血容量后血压仍不升，而心排血量正常时，提示周围血管张力不足，此时可用升压药物。多巴胺或间羟胺微泵静脉使用，两者也可合用。也可选用多巴酚丁胺。

（3）应用血管扩张药：经上述处理后血压仍不升，周围血管收缩致四肢厥冷时可使用硝酸甘油。

（4）其他措施：纠正酸中毒，保护肾功能，避免脑缺血，必要时应用糖皮质激素和洋地黄制剂。

（5）主动脉内球囊反搏术（IABP）：上述治疗无效时，可考虑应用 IABP，在 IABP 辅助循环下行冠脉造影，随即行 PTCA、冠状动脉旁路移植术（CABG）。

5. 治疗心力衰竭

主要治疗左侧心力衰竭，参见本章第二节相关内容。

6. 其他治疗

有助于挽救濒死心肌，防止梗死扩大，缩小缺血范围，根据患者具体情况选用。

（1）β受体阻滞药、钙通道阻滞药、ACE 抑制药：改善心肌重构，防止梗死范围扩大，改善预后。

（2）抗凝疗法：口服阿司匹林等药物。

（3）极化液疗法：有利于心脏收缩，减少心律失常，有利于 ST 段恢复。极化液具体配置为 10% 氯化钾溶液 15 mL + 胰岛素 8 U + 10% 葡萄糖注射液 500 mL。

（4）促进心肌代谢药物：维生素 C、维生素 B_6、1，6-二磷酸果糖、辅酶 Q_{10} 等。

（5）右旋糖酐 40 或羟乙基淀粉：降低血黏度，改善微循环。

四、护理措施

1. 疼痛的护理

（1）绝对卧床休息（包括精神和体力）：休息为最好的疗法之一，病情稳定无特殊不适，且在急性期均应绝对卧床休息，严禁探视，避免精神紧张，一切活动包括翻身、进食、洗脸、大小便等均应在医护人员协助下进行，避免生拉硬拽现象。如果患者焦虑、抑郁情绪严重并有睡眠障碍等表现时，应根据病情选择没有禁忌的镇静药物，如哌替啶等。

（2）做好氧疗管理：心肌梗死时由于持续的心肌缺血缺氧，代谢物积聚或产生多肽类致痛物等，刺激神经末梢，经神经传导至大脑产生痛觉，而疼痛使患者烦躁不安、情绪恶化，加重心肌缺氧，影响治疗效果。若胸闷、疼痛剧烈或症状不缓解、持续时间长，氧流量可控制在 5~6 L/min，待症状消失后改为 3~4 L/min，一般不少于 72 小时，5 天后可根据情况间断给氧。

（3）心理管理：疾病给患者带来胸闷、疼痛等压抑的感觉，再加上环境的生疏，可使患者恐惧、紧张不安，而这又导致交感神经兴奋引起血压升高，心肌耗氧量增加，诱发心律失常，加重心肌缺血坏死，因此，应了解患者的职业、文化、经济、家庭情况及发病的诱因，关心体贴患者，消除其紧张与恐惧心理，帮助患者树立战胜疾病的信心，使其处于最佳的心理状态。

2. 恐惧心理的护理

（1）消除患者紧张与恐惧心理：救治过程中要始终关心体贴，态度和蔼，鼓励患者表达自己的感受，安慰患者，使之尽快适应环境，进入患者角色。

（2）了解患者的思想状况，向患者讲清情绪与疾病的关系，使患者明白紧张的情绪会加重病情，使病情恶化。劝慰患者消除紧张情绪，使患者处于接受治疗的最佳心理状态。

（3）向患者介绍救治心肌梗死的特效药及先进仪器设备，肯定效果与作用，使患者得到精神上的安慰和对医护人员的信任。在治疗及护理过程中做到忙而不乱，紧张而有序，迅速而准确。

（4）给患者讲解抢救成功的例子，使其树立战胜疾病的信心。

（5）针对患者的心理反应进行耐心解释，真诚坦率地为其排忧解难，做好生活护理，给患者创造一个安静、舒适、安全、整洁的休息环境。

3. 自理缺陷的护理

（1）心肌梗死急性期卧床期间协助患者洗漱进食、大小便及个人卫生等生活护理。

（2）将患者经常使用的物品放在易拿取的地方，以减少患者拿东西时的体力消耗。

（3）将呼叫器放在患者手边，听到铃响立即给予答复。

（4）提供患者有关疾病治疗及预后的确切消息，强调正面效果，以增加患者自我照顾的能力和信心，并向患者说明健康程序，不要允许患者延长卧床休息时间。

（5）在患者活动耐力范围内，鼓励患者从事部分生活自理活动和运动，以增加患者的自我价值感。

（6）让患者有足够的时间，缓慢地进行自理活动或者在活动过程中提供多次短暂的休息时间；或者给予较多的协助，以避免患者过度劳累。

4. 便秘的护理

（1）合理饮食：提醒患者饮食宜节制，要选择清淡易消化、产气少、无刺激的食物。进食速度不宜过快、少食多餐。

（2）遵医嘱给予大便软化药或缓泻药。

（3）鼓励患者定时排便，安置患者于舒适体位排便。

（4）不习惯于床上排便的患者，应向其讲明病情及需要在床上排便的理由并用屏风遮挡。

（5）告知患者排便时不要太用力，可用手掌在腹部按乙状结肠走行方向做环形按摩。

5. 心力衰竭的护理

（1）避免诱发心力衰竭的因素，如上呼吸道感染、劳累、情绪激动、不适当的活动。

（2）若突然出现急性左侧心力衰竭，应立即采取急救。

6. 心源性休克的护理

（1）严密观察神志、意识、血压、脉搏、呼吸、尿量等情况并做好记录。

（2）观察患者末梢循环情况，如皮肤温度、湿度、色泽等。

（3）注意保暖。

（4）保持输液通畅，并根据心率、血压、呼吸及用药情况随时调整滴速。

7. 心律失常的护理

（1）给予心电监护，监测患者心律、心率、血压、脉搏、呼吸及心电图改变，并做好记录。

（2）嘱患者尽量避免诱发心律失常的因素，如情绪激动、烟酒、浓茶、咖啡等。

（3）向患者说明心律失常的临床表现及感受，若出现心悸、胸闷、胸痛、心前区不适等症状，应及时告诉医护人员。

（4）遵医嘱应用抗心律失常药物，并观察药物疗效及不良反应。

（5）备好各种抢救药物和仪器，如除颤器、起搏器，抗心律失常药及复苏药。

五、健康教育

（一）心理指导

本病起病急，症状明显，患者因剧烈疼痛而有濒死感，又因担心病情及疾病预后而产生焦虑、紧张等情绪，护士应陪伴在患者身旁，允许患者表达对死亡的恐惧，如呻吟、易怒等，用亲切的态度回答患者提出的问题。解释先进的治疗方法及监护设备的作用。

（二）饮食指导

发生急性心肌梗死 2～3 天内应以流食为主，每天宜摄入总热量 500～800 kcal；控制液体量，减轻心脏负担，口服液体量应控制在 1000 mL/d；用低脂、低胆固醇、低盐、适量蛋白质、高食物纤维饮食，脂肪限制在 40 g/d 以内，胆固醇应 <300 mg/d；选择容易消化吸收的食物，不宜过热过冷，保持大便通畅，排便时不可用力过猛；病情稳定 3 天后可逐渐改半流质、低脂饮食，总热能 1000 kcal/d 左右。避免食用辛辣或发酵食物，减少便秘和腹胀。康复期低糖、低胆固醇饮食，多吃富含维生素和钾的食物，伴有高血压或心力衰竭者应限制钠盐摄入量。

在食物选择方面，心肌梗死急性期主食可用藕粉、米汤、菜水、去油过筛肉汤、淡茶水、红枣泥汤等；选择低胆固醇及有降脂作用的食物，可食用的有鱼类、鸡蛋清、瘦肉末、嫩碎蔬菜及水果等，降脂食物有山楂、香菇、大蒜、洋葱、海鱼、绿豆等。病情好转后改为半流食，可食用浓米汤、厚藕粉、枣泥汤、去油肉绒、鸡绒汤、薄面糊等。病情稳定后，可逐渐增加或进软食，如面条、面片、馄饨、面包、米粉、粥等。恢复期饮食治疗按冠心病饮食治疗。

禁忌食物：凡易胀气、刺激性流食不宜吃，如豆浆、牛奶、浓茶、咖啡等；忌烟酒及刺激性食物和调味品，限制食盐和味精用量。

（三）作息指导

保证睡眠时间，2 次活动间要有充分的休息。急性期后 1~3 天应绝对卧床，4~6 天可在床上做上下肢被动运动。1 周后，无并发症的患者可在床上坐起活动。每天 3~5 次，每次 20 分钟，动作宜慢。有并发症者，卧床时间延长。第 2 周起开始床边站立→床旁活动→室内活动→完成个人卫生。根据患者对运动的反应，逐渐增加活动量。第 2 周后室外走廊行走，第 3~4 周试着再上 1 层楼梯。

（四）用药指导

1. 止痛药

使用吗啡或哌替啶止痛，配合观察镇静止痛的效果及有无呼吸抑制、脉搏加快等不良反应。

2. 溶栓药

溶栓过程中应配合监测心率、心律、呼吸、血压，注意胸痛情况和皮肤、牙龈有无出血，呕吐物及尿液有无血液，发现异常应及时报告医护人员，及时处理。

3. 硝酸酯类药

配合用药时间及用药剂量，使用过程中要注意观察疼痛有无缓解，有无头晕、头痛、血压下降等不良反应。

4. 抑制血小板聚集药

宜餐后服用。用药期间注意有无胃部不适，有无皮下、牙龈出血，定期检查血小板数量。

（五）行为指导

（1）大便干结时忌用力排便，应用开塞露塞肛或服用缓泻药如口服酚酞等方法保持大便通畅。

（2）接受氧气吸入时，要保证氧气吸入的有效浓度，以达到改善缺氧状态的效果，同时注意用氧安全，避免明火。

（3）病情未稳定时忌随意增加活动量，以免加重心脏负担，诱发或加重心肌梗死。

（4）在输液过程中，应遵循医护人员控制的静脉滴注速度，切忌随意加快输液速度。

（5）当患者严重气急、大汗、端坐呼吸，应取坐位或半坐卧位，两腿下垂，有条件者立即吸氧，并应注意用氧的安全。

（6）当患者出现心脏骤停时，应积极处理。

（六）病情观察指导

注意观察胸痛的性质、部位、程度、持续时间，有无向他处放射；配合监测体温、心率、心律、呼吸、血压及电解质情况，以便及时处理。

（七）出院指导

（1）养成良好的生活方式，生活规律，作息定时，保证充足的睡眠。病情稳定无并发症的 AMI，6 周后可每天步行、打太极拳，8~12 周可骑车、洗衣等，3~6 个月后可部分或完全恢复工作。但不应继续从事重体力劳动、驾驶、高空作业或工作量过大。

（2）注意保暖，适当添加衣服。

（3）饮食宜清淡，避免饱餐，忌烟酒及减肥，防止便秘。

（4）坚持按医嘱服药，随身备硝酸甘油（有多种剂型的药物，如片剂、喷雾剂），定期复诊。

（5）心肌梗死最初 3 个月内不适宜坐飞机及单独外出，原则上不宜过性生活。

（张　燕）

第五节　心绞痛

心绞痛是冠状动脉供血不足，心肌急剧、暂时的缺血与缺氧引起的综合征。其特点为阵发性的前胸压榨性疼痛，主要位于胸骨后部，可放射至左上肢，常发生于劳累或情绪激动时，持续数分钟，休息或服用硝酸酯制剂后消失。本病多见于男性，多数患者在40岁以上，劳累、情绪激动、饱食、受寒、阴雨天气、急性循环衰竭等为常见的诱因。

一、病因与发病机制

对心脏予以机械性刺激并不引起疼痛，但心肌缺血、缺氧则引起疼痛。当冠状动脉的"供血"与心肌的"需氧"出现矛盾，冠状动脉血流量不能满足心肌代谢需要时，引起心肌急剧、暂时的缺血、缺氧时，即发生心绞痛。

除冠状动脉粥样硬化外，主动脉瓣狭窄或关闭不全、梅毒性主动脉炎、肥厚性心肌病、先天性冠状动脉畸形、风湿性冠状动脉炎，都可引起冠状动脉在心室舒张期充盈障碍，引发心绞痛。

二、临床表现与诊断

（一）临床表现

1. 症状

（1）疼痛部位：典型心绞痛主要在胸骨体上段或中段之后，可波及心前区，有手掌大小范围，可放射至左肩、左上肢前内侧，达无名指和小指；不典型心绞痛疼痛可位于胸骨下段、左心前区或上腹部，放射至颈、下颌、左肩胛或右前胸。

（2）疼痛性质：胸痛为压迫、发闷或紧缩性，也可有烧灼感。发作时，患者往往不自觉地停止原来的活动，直至症状缓解。

（3）疼痛诱因：典型的心绞痛常在相似的条件下发生。以体力劳累为主，其次为情绪激动。登楼、平地快步走、饱餐后步行、逆风行走，甚至用力大便或将臂举过头部的轻微动作，暴露于寒冷环境、进冷饮、身体其他部位的疼痛，以及恐怖、紧张、发怒、烦恼等情绪变化，都可诱发心绞痛。晨间痛阈低，轻微劳力如刷牙、剃须、步行即可引起发作；上午及下午痛阈提高，则较重的劳力也可不诱发。

（4）疼痛时间：疼痛出现后常逐步加重，然后在3~5分钟内逐渐消失，一般在停止原活动后缓解。一般为1~15分钟，多数为3~5分钟，偶可达30分钟，可数天或数星期发作1次，也可1天内发作多次。

（5）硝酸甘油的效应：舌下含有硝酸甘油片如有效，心绞痛应于1~2分钟内缓解。对卧位型心绞痛，硝酸甘油可能无效。在评定硝酸甘油的效应时，还要注意患者所用的药物是否已经失效或接近失效。

2. 体征

平时无异常体征，心绞痛发作时常见心率增快、血压升高、表情焦虑、皮肤冷或出汗，有时出现第四心音或第三奔马律。可有暂时性心尖部收缩期杂音，是乳头肌缺血以致功能失调引起二尖瓣关闭不全所致。

（二）诊断

近年对确诊心绞痛的患者主张进行仔细的分型诊断，根据世界卫生组织"缺血性心脏病的命名及诊断标准"，现将心绞痛做如下归类。

1. 劳累性心绞痛

由运动或其他增加心肌需氧量的情况所诱发的心绞痛。包括3种类型。①稳定型劳累性心绞痛：简称稳定型心绞痛，也称普通型心绞痛，是最常见的心绞痛。由心肌缺血缺氧引起的典型心绞痛发作，其性质在1~3个月内并无改变。即每日和每周疼痛发作次数大致相同，诱发疼痛的劳累和情绪激动程度相同，每次发作疼痛的性质和疼痛部位无改变，用硝酸甘油后也在相同时间内发生疗效。②初发型劳累性心绞痛：简称初发型心绞痛。指患者过去未发生过心绞痛或心肌梗死，而现在发生由心肌缺血、缺氧引起的心绞痛，时间在1~2个月内。有过稳定型心绞痛但已数月不发生心绞痛，再发生心绞痛未到1个月者也归入本型。③恶化型劳累性心绞痛：也称进行型心绞痛，是指原有稳定型心绞痛的患者，在3

个月内疼痛的频率、程度、诱发因素经常变动，进行性恶化。可发展为心肌梗死与猝死。

2. 自发性心绞痛

心绞痛发作与心肌需氧量无明显关系，与劳累性心绞痛相比，疼痛持续时间一般较长、程度较重，且不易为硝酸甘油所缓解。包括以下 4 种类型。

（1）卧位型心绞痛：在休息或熟睡时发生的心绞痛，其发作时间较长、症状也较重，发作与体力活动或情绪激动无明显关系，常发生在半夜，偶尔在午睡或休息时发作。疼痛常剧烈难忍，患者烦躁不安、起床走动。硝酸甘油的疗效不明显或仅能暂时缓解。可能与夜梦、夜间血压降低或发生未被察觉的左心室衰竭，以致狭窄的冠状动脉远端心肌灌注不足；或平卧时静脉回流增加，心脏工作量增加，需氧增加等有关。

（2）变异型心绞痛：本型心绞痛的性质与卧位型心绞痛相似，也常在夜间发作，但发作时心电图表现不同，显示有关导联的 ST 段抬高而与之相对应的导联中则 ST 段压低。本型心绞痛是由于在冠状动脉狭窄的基础上，该支血管发生痉挛，引起心肌缺血所致。

（3）中间综合征：也称冠状动脉功能不全。是指心肌缺血引起的心绞痛，发作历时较长，达 30 分钟或 1 小时以上，发作常在休息时或睡眠中发生，但心电图、放射性核素和血清学检查无心肌坏死的表现。本型疼痛性质介于心绞痛与心肌梗死之间，常是心肌梗死的前奏。

（4）梗死后心绞痛：在急性心肌梗死后不久或数周后发生的心绞痛。由于供血的冠状动脉阻塞，发生心肌梗死，但心肌尚未完全坏死，一部分未坏死的心肌处于严重缺血状态下又发生疼痛，随时有再发生梗死的可能。

3. 混合性心绞痛

劳累性和自发性心绞痛混合出现，因冠状动脉的病变使冠状动脉血流储备固定减少，同时又发生短暂的再减损所致，兼有劳累性和自发性心绞痛的临床表现。有人认为这种心绞痛在临床上甚为常见。

4. 不稳定型心绞痛

在临床上被广泛认为是稳定型心绞痛和心肌梗死之间的中间状态。它包括了除稳定型心绞痛外的上述所有类型。其病理基础是在原有病变之上发生冠状动脉内膜下出血、粥样硬化斑块破裂、血小板或纤维蛋白凝集、冠状动脉痉挛等，除了没有诊断心肌梗死的明确的心电图和心肌酶谱变化外，目前应用的不稳定型心绞痛的定义根据以下 3 个病史特征做出：①在相对稳定的劳累相关性心绞痛基础上出现逐渐增强的疼痛；②新出现的心绞痛（通常 1 个月内），由很轻度的劳力活动引起；③在静息和很轻劳力时出现心绞痛。

三、治疗

治疗主要是预防动脉粥样硬化的发生和发展；改善冠状动脉的血供；减低心肌的耗氧；同时治疗动脉粥样硬化。

1. 发作期治疗

（1）休息：发作时立刻休息，经休息后症状可缓解。

（2）药物治疗：应用作用较快的硝酸酯制剂。

（3）在应用上述药物的同时，可考虑用镇静药。

2. 缓解期治疗

系统治疗，清除诱因，注意休息，使用作用持久的抗动脉粥样硬化药物，以防心绞痛发作，可单独、交替或联合应用。宜尽量避免各种可以诱导心绞痛发作的因素。调节饮食，特别是一次进食不应过饱；禁烟酒。调整日常生活与工作量；减轻精神负担；保持适当的体力活动，但以不致发生疼痛为度；一般不需卧床休息。

3. 药物治疗

低分子右旋糖酐或羟乙基淀粉注射液，作用为改善微循环的灌流，可用于心绞痛的频繁发作。抗凝药，如肝素；溶血栓药和抗血小板药可用于治疗不稳定型心绞痛。高压氧治疗增加全身的氧供应，可使顽固的心绞痛得到改善，但疗效不易巩固。体外反搏治疗可能增加冠状动脉的血供，也可考虑应用。兼有早期心力衰竭患者，治疗心绞痛的同时宜用快速作用的洋地黄类制剂。

4. 外科手术治疗

冠状动脉旁路移植术（CABG）：取患者自身的大隐静脉或内乳动脉作为旁路移植材料，一端吻合在主动脉，另一端吻合在有病变的冠状动脉段的远端，引流主动脉的血液以改善该冠状动脉所供血的心肌的血流量。

5. 经皮腔内冠状动脉成形术（PTCA）

冠状动脉造影后，针对相应病变，应用带球囊的心导管经周围动脉送到冠状动脉，在导引钢丝的指引下进入狭窄部位。向球囊内加压注入稀释的造影剂使之扩张，解除狭窄。

6. 其他冠状动脉介入性治疗

由于 PTCA 有较高的术后再狭窄发生率，近年来，采用一些其他成形方法，如激光冠状动脉成形术（PTCLA）、冠状动脉斑块旋切术、冠状动脉斑块旋磨术、冠状动脉内支架安置等，期望降低再狭窄发生率。

7. 运动锻炼治疗

谨慎安排进度适宜的运动锻炼有助于促进侧支循环的发展，提高体力活动的耐受量，改善症状。

四、护理措施

1. 心绞痛发作的护理

（1）心绞痛发作时立即停止活动或工作，休息片刻即可缓解。根据疼痛发生的特点，评估心绞痛严重程度（表 8-2），制订相应活动计划。频发者或严重心绞痛者，严格限制体力活动，并绝对卧床休息。

表 8-2　劳累性心绞痛分级

心绞痛分级	表现
Ⅰ级：日常活动时无症状	较日常活动重的体力活动，如平地小跑步、快速或持重物上 3 楼、上陡坡等引起心绞痛
Ⅱ级：日常活动稍受限制	一般体力活动，如常速步行 1.5~2 km、上 3 楼、上坡等即引起心绞痛
Ⅲ级：日常活动明显受损	较日常活动轻的体力活动，如常速步行 0.5~1 km、上 2 楼、上小坡等即引起心绞痛
Ⅳ级：任何体力活动均引起心绞痛	轻微体力活动（如在室内缓行）即引起心绞痛，严重者休息时也发生心绞痛

（2）遵医嘱给予患者舌下含服硝酸甘油，吸氧，记录心电图，并通知医生。心绞痛频发或严重者遵医嘱使用硝酸甘油静脉微泵推注。由于此类药物能扩张头面部血管，有些患者使用后会出现颜面潮红、头痛等症状，应向患者说明。

（3）用药后动态观察患者胸痛变化情况，同时监测心电图，必要时进行心电监测。

（4）告知患者在心绞痛发作时的应对技巧：一是立即停止活动；二是立即含服硝酸甘油。向患者讲解含服硝酸甘油是因为舌下有丰富的静脉丛，吸收见效比口服硝酸甘油快。若疼痛持续 15 分钟以上不缓解，则有可能发生心肌梗死，需立即急诊就医。

2. 焦虑的护理

（1）向患者讲解心绞痛的治疗是一个长期过程，需要有毅力，鼓励其说出内心想法，针对其具体心理情况给予指导与帮助。

（2）心绞痛发作时，尽量陪伴患者，多与患者沟通，指导患者掌握心绞痛发作的有效应对措施。

（3）及时向患者讲解疾病好转信息，增强患者治疗信心。

（4）告知患者不良心理状况对疾病的负面影响，鼓励患者进行舒展身心的活动（如听音乐、看报纸），转移患者注意力。

五、健康教育

（一）心理指导

告知患者需保持良好心态，因精神紧张、情绪激动、饱食、焦虑不安等，可诱发和加重病情。患者常因不适而烦躁不安，且伴恐惧，此时鼓励患者表达感觉，告知尽量做深呼吸，放松情绪才能使不适尽快消除。

（二）饮食指导

1. 控制饮食热量

控制体重，少量多餐（每天4~5餐），晚餐尤应控制进食量，提倡饭后散步，切忌暴饮暴食，避免过饱；减少脂肪总量，限制饱和脂肪酸和胆固醇的摄入量，增加不饱和脂肪酸摄入；限制单糖和双糖摄入量，供给适量的矿物质及维生素，戒烟戒酒。

2. 食物选择

应适当控制主食和含糖零食，多吃粗粮、杂粮，如玉米、小米、荞麦等；禽肉、鱼类以及核桃仁、花生、葵花子等坚果类含不饱和脂肪酸较多，可多食用；多食蔬菜和水果，不限量，尤其是超体重者，更应多选用带色蔬菜，如菠菜、油菜、番茄、茄子等和带酸味的新鲜水果，如苹果、橘子、山楂等，提倡吃新鲜泡菜；多用豆油、花生油、菜油及香油等植物油；蛋白质按劳动强度供给，冠心病患者蛋白质按2 g/kg供给。尽量多食用黄豆及其制品，如豆腐、豆干、百叶等，其他如绿豆、赤豆也很好。

3. 禁忌食物

忌烟、酒、咖啡以及辛辣的刺激性食品；少用猪油、黄油等动物油烹调；禁用动物脂肪高的食物，如猪肉、牛肉、羊肉及含胆固醇高的动物内脏、动物脂肪、脑髓、贝类、墨鱼、蛋黄等；食盐不宜多摄入，每天2~4 g；含钠味精也应适量使用。

（三）作息指导

制订固定的日常活动计划，避免劳累。避免突发性的劳力动作，尤其在较长时间休息以后。如凌晨起来后活动动作宜慢。心绞痛发作时，应停止所有活动，卧床休息。频发或严重心绞痛患者，严格限制体力活动，应绝对卧床休息。

（四）用药指导

1. 硝酸酯类

硝酸甘油是缓解心绞痛的首选药。

（1）心绞痛发作时可用短效制剂1片舌下含化，1~2分钟即开始起作用，持续半小时；勿吞服。如药物不易溶解，可轻轻嚼碎继续含化。

（2）应用硝酸酯类药物时可能出现头晕、头胀痛、头部跳动感、面红、心悸，继续用药数日后可自行消失。

（3）硝酸甘油应储存在棕褐色的密闭小玻璃瓶中，防止受热、受潮，使用时应注意有效期，每用6个月须更换药物。如果含服药物时无舌尖麻刺、烧灼感，说明药物已失效，不宜再使用。

（4）为避免直立性低血压所引起的晕厥，用药后患者应平卧片刻，必要时吸氧。长期反复应用会产生耐药性而效力降低，但停用10天以上，复用可恢复效力。

2. β受体阻滞药

如长期服用阿替洛尔（氨酰心安）、美托洛尔（倍他乐克）时，应指导患者用药。

（1）不能随意突然停药或漏服，否则会引起心绞痛加重或心肌梗死。

（2）应在饭前服用，因食物能延缓此类药物吸收。

（3）用药过程中注意监测心率、血压、心电图等。

3. 钙通道阻滞药

目前不主张使用短效制剂（如硝苯地平），以减少心肌耗氧量。

（五）特殊及行为指导

（1）寒冷刺激可诱发心绞痛发作，不宜用冷水洗脸，洗澡时注意水温及时间。外出应戴口罩或围巾。

（2）患者应随身携带心绞痛急救盒（内装硝酸甘油片等）：心绞痛发作时，立即停止活动并休息，保持安静。及时使用硝酸甘油制剂，如片剂舌下含服，喷雾剂喷舌底 1~2 下，贴剂粘贴在心前区。如果自行用药后，心绞痛未缓解，应请求协助救护。

（3）有条件者可以氧气吸入，使用氧气时，避免明火。

（4）患者洗澡时应告诉家属，不宜在饱餐或饥饿时进行，水温勿过冷过热，时间不宜过长，门不要上锁，以防发生意外。

（5）与患者讨论引起心绞痛发作的诱因，确定需要的帮助，总结预防发作的方法。

（六）病情观察指导

注意观察胸痛的发作时间、部位、性质、有无放射性及伴随症状，定时监测心率、心律。若心绞痛发作次数增加，持续时间延长，疼痛程度加重，含服硝酸甘油无效，有可能是心肌梗死先兆，应立即就诊。

（七）出院指导

（1）减轻体重，肥胖者需限制饮食热量及适当增加体力活动，避免采用剧烈运动防治各种可加重病情的疾病，如高血压、糖尿病、贫血、甲状腺功能亢进等。特别要控制血压，使血压维持在正常水平。

（2）慢性稳定型心绞痛患者大多数可继续正常性生活，为预防心绞痛发作，可在发作 1 小时前含服硝酸甘油 1 片。

（3）患者应随身携带硝酸甘油片以备急用，患者及其家属应熟知药物的放置地点，以备急需。

（范春荣）

第九章

消化内科常见疾病的护理

第一节　消化内科护理技术

一、胃肠减压术

（一）目的

利用负压作用，将胃肠道能够集聚的气体、液体吸出，减轻胃肠道内压力。用于消化道及腹部手术，减轻胃肠胀气，增加手术安全性；通过对胃肠吸出物的判断，可观察病情变化以协助诊断。

（二）用物准备

治疗盘、治疗碗（内盛生理盐水或凉开水）、治疗巾、12～14 号胃管、20 mL 注射器、液体石蜡、纱布、棉签、胶布、别针、手电筒、镊子、止血钳、弯盘、压舌板、听诊器、胃肠减压器。

（三）操作要点

（1）双人核对医嘱，评估患者。

（2）有义齿者取下义齿，协助患者取合适体位。

（3）保护床单位，垫治疗巾，放置弯盘于便于取用处。

（4）根据病情、年龄选择合适的胃管。

（5）选择通畅鼻腔，用棉签清洁鼻腔。

（6）测量胃管长度并标记。

（7）将少许液体石蜡倒入纱布上，润滑胃管前端。

（8）按要求正确安置鼻胃管，并妥善固定。

（9）确认胃管是否在胃内。

（10）调节胃肠减压器的负压，连接胃管。

（11）胃肠减压期间，每天给予患者口腔护理至少 2 次。

（12）胃管不通畅时，遵医嘱用 20 mL 的生理盐水冲洗胃管，反复冲洗至通畅。但食管、胃手术后要在医生指导下进行，少量、低压，以防吻合口瘘或出血。

（13）注意观察和记录胃肠引流液的颜色、性质、量。

（四）注意事项

（1）插管动作要轻柔，以免损伤黏膜，尤其是通过食管的 3 个狭窄部位时。

（2）插入胃管 10～15 cm 时，若为清醒患者，嘱其做吞咽动作，若为昏迷患者，则一手托起头部，使下颌靠近胸骨柄，以利插管。

（3）插管过程中发生呼吸困难、发绀症状应立即拔出，休息片刻后重插。

（4）观察引出胃内容物的颜色、性质和量。

（5）留置期间应加强患者口腔护理。

（6）胃肠减压期间，观察患者水、电解质情况和胃肠功能恢复情况。

二、鼻饲技术

经口腔进食是正常人获取营养物质的途径，但有些患者因疾病的原因，如昏迷、口腔疾病等，无法正常进食或摄入减少，而引起各种营养物质缺乏，影响机体的正常代谢和生理功能时，鼻饲就成为很重要的营养和治疗途径。

（一）目的

鼻饲技术为不能从口腔进食的患者，通过胃管灌注食物、药物及水分，维持机体代谢平衡。

（二）用物准备

治疗盘内盛有治疗碗、压舌板、镊子、胃管、30～50 mL 注射器、纱布、治疗巾、液状石蜡、乙醇、松节油、棉签、胶布、夹子、别针、听诊器、适量温开水（38～40 ℃），鼻饲饮食 200 mL（38～40 ℃）。

（三）操作要点

1. 插胃管法

（1）备齐用物携至患者处，对神志清醒者应解释说明插管的目的及方法、插管时的感受等，并向患者示范如何配合插管，以取得配合。

（2）患者取坐位或平卧位，颌下铺治疗巾，清洁鼻腔。

（3）用液状石蜡纱布润滑胃管前端。左手持纱布托住胃管，右手持镊子夹住胃管，沿一侧鼻孔轻缓插入。插入胃管15 cm时（至会厌部，环状软骨水平处）时，指导患者做吞咽动作，插管动作应更轻柔，将胃管随吞咽动作插入，以免损伤食管黏膜及引起逆蠕动。胃管插入长度是额头发际至剑突或鼻尖至耳垂再至剑突下的距离，为45～55 cm。

（4）昏迷患者因吞咽及咳嗽反射消失，反复插管可致声带损伤及声门水肿，为提高插管的成功率，在插管前应将患者头向后仰，去枕，当胃管插至15 cm时，左手将患者头部托起，使下颌靠近胸骨柄，增大咽喉部通道的弧度，便于管端沿后壁滑行，然后徐徐插入预定长度。

（5）检查胃管是否在胃内，可用3种方法来证实：①接注射器抽吸，有胃液被抽出；②将胃管末端放入盛水的碗内，无气体逸出；如有大量气体逸出，表明误入气管；③置听诊器于胃部，用注射器从胃管注入10 mL空气，能听到气过水声。

（6）用胶布固定胃管于鼻翼和颊部。

（7）胃管开口端接注射器，先回抽，见有胃液抽出，再缓慢注入少量温开水，饭后灌注鼻饲流食或药液（药片需研碎溶解后注入）。饲毕，再注入少量温开水，清洁管腔，避免鼻饲液存积在管腔中变质，造成胃肠炎或堵塞管腔。

（8）将胃管开口端反折，用纱布包好，夹子夹紧，置于患者枕下，用别针固定，必要时记录鼻饲量。

（9）整理床单位，清理用物，并酌情记录。将注射器洗净，放入治疗盘内，盖好纱布备用，所有用物每天消毒1次。

2. 拔管法

（1）用于患者停止鼻饲或长期鼻饲需要更换胃管时。

（2）备齐用物，携至患者处，向患者解释说明，以取得配合。

（3）在患者颌下铺治疗巾，置弯盘于颌下，轻轻揭去固定的胶布。

（4）用纱布包裹近鼻孔处的胃管，边拔边用纱布擦胃管，拔至咽喉处时快速拔出。拔管时用手紧捏胃管，以免管内溶液滴入气管。将拔出的胃管盘于弯盘内。

（5）清洁患者口鼻面部，可用松节油棉签擦去胶布痕迹，协助患者漱口，并置于舒适卧位。

（6）清理用物，并酌情记录。

（四）注意事项

（1）插管前应先检查鼻腔、口腔、食管有无阻塞，有活动义齿者应先取出。

（2）在插管过程中若患者出现恶心，应暂停片刻，嘱患者做深呼吸或酌情饮少量温开水，随吞咽动作迅速插入胃管，以减轻不适。插入不畅时，应检查胃管是否盘曲在口腔内或咽部。插管过程中如发现呛咳、呼吸困难、发绀等情况，表示误入气管，应立即拔出，休息片刻后重插。

（3）严重呕吐或进要素饮食者，可将鼻饲饮食装入输液瓶内，将胃管于输液导管相连后，调节滴速至40～60滴/分，缓缓滴入，以免引起呕吐或吸收不良等，并保持液体温度。

（4）灌食后，不要立即翻动患者，以免引起呕吐及呕吐物逆流入气管，每次鼻饲量不超过200 mL，间隔时间不少于2小时。

（5）胃管保留时间可根据病情而定，一般每3～4天更换1次（硅胶管可适当延长）。拔管应在晚间最后一次灌食后施行，第2天插管时最好经另一侧鼻孔插入。拔管动作应轻快，以免引起恶心，同时注意夹闭胃管末端，避免管内溶液滴入气管。

（6）长期鼻饲者，须每天进行口腔护理，需要时可给予蒸汽吸入。

三、胃镜检查技术

（一）目的

胃镜检查是临床中应用广泛的技术，通过胃镜可到达并观察食管至十二指肠降部近侧段的所有部位，以确定病变的部位及性质；进行活体组织检查，协助诊断胃部恶性肿瘤，慢性胃、十二指肠疾病及原因不明的上消化道出血、幽门梗阻等疾病；对已经确认的胃、十二指肠疾病患者进行随访或观察疗效；检查的同时，可在镜下进行止血、钳取异物、电凝切息肉以及其他窥镜下治疗。

（二）用物准备

1. 必备物品

电子胃镜、主机和光源、注水瓶、活检钳、细胞刷、牙垫、治疗巾、弯盘、无菌纱布、咽麻祛泡剂、吸引装置、各种型号的注射器、生理盐水、蒸馏水、急救物品及药品治疗车。

2. 可能需要的物品

存放活检标本的装有10%甲醛溶液的小瓶、95%乙醇固定液、患者的姓名标签和病理学申请单、黏膜染色剂、内镜喷洒管、病理标本瓶、真菌玻片及培养试管、相关治疗附件（高频电发生器、圈套器、透明帽、尼龙绳套扎器等）、急救药品、治疗车。

（三）术前准备

1. 医务人员准备

胃镜检查前医务人员在工作服外穿好防护衣、防水鞋套，洗手后戴好帽子、口罩、一次性乳胶手套，必要时戴防护眼镜。

2. 胃镜准备

（1）每次用镜前从镜柜中将内镜取出，置于内镜消毒液中浸泡，浸泡消毒时间参照消毒剂产品使用说明，浸泡后用流动水冲洗干净，用洁净压缩空气吹干后备用。

（2）检查内镜：检查插入管有无凹陷及凸出的地方；检查内镜弯曲功能，检查角度旋钮及弯曲部外皮；检查光学系统，图像是否清晰；检查管道系统，确认活检孔道通过钳子顺畅。

（3）连接主机、光源及内镜电缆。

（4）接注水瓶、接吸引导管。

（5）接电源。

（6）检查送气送水功能、吸引器功能、角度控制旋钮。

（7）电子内镜进行白平衡调节。

3. 注射器准备

治疗台车上备有 20 mL 和 50 mL 注射器，抽好生理盐水备用。

4. 患者准备

（1）患者前来检查，预约分诊护士严格执行查对制度，准确识别患者身份，严格查对患者的姓名、性别、年龄、送检科室是否与申请单一致，确诊无误后应进行患者登记。

（2）护士主动热情接待患者，向患者介绍检查医生。

（3）向患者讲明检查过程，注意事项及在检查过程中需做哪些配合，使其心理上做好充分准备。

（4）向患者做必要的解释，消除紧张情绪，主动配合检查。

（5）向患者家属讲明做胃镜的必要性和风险性，取得患者及其家属同意后，签署知情同意书。

（6）患者检查前需禁食、禁水 8 小时，保证空腹状态。

（7）如装有活动性义齿应于检查前取出，以免检查中误吸或误咽。

（8）询问有无青光眼、高血压、前列腺肥大、心律失常，是否装有心脏起搏器等，如有上述情况及时与检查医生沟通。

（9）诊疗室护士再次核对患者身份信息，严格查对患者姓名、性别、年龄、检查项目等，仔细阅读检查申请单。

（10）术前用药。

1）镇静剂和解痉剂：对于过度紧张的患者术前可根据医嘱肌肉注射镇静剂和解痉剂。

2）祛泡剂：术前给予患者口服祛泡剂，消除胃肠道黏膜表面的泡沫黏液，使内镜下视野清晰。

（11）检查前 10 分钟常规对患者进行咽部麻醉。

（12）患者体位：让患者左侧屈膝卧位，解开衣领口，松开裤带，枕头与肩同高，头微曲，嘴角下垫一弯盘及治疗巾，嘱患者张口轻轻咬住牙垫，同时交代患者在做胃镜的过程中勿吞咽口水，以免引起呛咳或误吸。

（四）术中配合

1. 患者监护及插镜中的配合

（1）患者侧卧时嘱其放松身体，颈部保持自然放松状态。

（2）进镜时，护士位于患者头侧或术者旁，可适当扶住患者头部固定牙垫，注意让患者头部保持不动，勿向后仰，协助操作者插镜，告知患者操作过程中有恶心、呕吐反应时，用鼻子缓慢深呼吸，尽量放松，将牙垫咬紧，切不可吐出牙垫。

（3）检查过程中，注意观察患者面色、神志、生命体征变化，如有异常，立即停止检查，并对症处理。

（4）无痛胃镜检查行全身麻醉患者需持续心电图、血压、呼吸频率、血氧饱和度监测直至检查结束。

（5）备齐各种急救药品、物品及设备，包括吸引器、氧气和急救车。

2. 镜检中的配合

（1）进镜检查时，操作者及护士应适时做些解释工作，使患者尽可能放松，以更好地配合检查。

（2）检查术中如遇胃内黏液多、泡沫多、有血迹、有食物残留等影响视野清晰度时，术者可按压胃镜操作部的注水按钮冲洗镜面，用 50 mL 注射器吸水经活检钳管道注水冲洗。

（3）术中发现胃内有活动出血或活检后出血较多时需进行内镜下止血。

（4）检查结束退镜后，护士应手持含酶纱布或湿纱布擦去镜身表面污物或黏液，反复吸引含酶溶液及注水注气 10 秒，取下内镜盖好防水盖，送消毒间进行清洗消毒。

3. 取活检时的配合

（1）器械物品准备：先准备一些剪成长条形的小滤纸片，用一普通夹子钳住，置放于治疗台车上；另备装有固定液的小瓶用于装活检组织；检查活检钳，必须是经过灭菌处理过的或者是一次性的。检查活检钳的开合及钳瓣是否光滑。

（2）活检操作。

1）护士右手握住活检钳把手，左手捏住活检钳末端 10 cm 处在活检钳处于关闭状态下递给术者，术者接住活检钳末端，将其插入胃镜活检孔道，在送入活检钳的过程中，始终保持靠近钳道管口处的活检钳垂直于钳道口，在活检钳尚未送出胃镜前端时，钳瓣始终保持关闭状态，不能做张开的动作，以免损伤内镜钳道。

2）活检钳送出内镜前端后，根据术者指令张开或关闭活检钳钳取组织，钳取标本时要均匀适度用力关闭钳子进行钳取。

3）在钳取组织后，护士右手往外拔出钳子，左手用纱布贴住活检孔，防止胃液溅至术者及擦去钳身上的黏液及血污。

4）将活检钳分次钳取的组织夹放在滤纸上，将多块组织放入装有固定液的小瓶中，写上姓名（住院患者注明住院号）、取材部位，填写病理申请单送检，不同部位钳取的组织分瓶放置并编号，在申请单上注明不同编号组织的活检部位。

4. 刷取细胞时的配合

（1）器械物品准备：细胞刷、涂片用的清洁玻片 2 ~ 4 片、装有固定液的固定细胞用玻璃缸。

（2）刷取细胞：一般放在活检之后或检查结束之前进行。护士右手握住细胞刷的尾部，左手将细胞刷头部递给术者，配合术者将细胞刷从胃镜活检通道送入，在胃镜视野中可见到细胞刷，护士转动细胞刷配合术者在病变部位反复刷取细胞，将刷头退至内镜头侧，不得推入内镜钳道内，随胃镜一起退出体外。

（3）涂片：保持细胞刷仍留在内镜钳道管中，将细胞刷稍送出内镜前端，护士握住内镜前端部，用刷头在玻片上旋转作圈状涂抹，一般涂 2 ~ 4 张，标明玻片编号，将玻片放入装有固定液的玻璃缸，贴上标签，注明患者姓名，填写细胞学检查申请单，新鲜送检。

（4）涂片后处理：先用含酶纱布擦净黏液，用含酶溶液或水将细胞刷洗净后，将细胞刷从管道拔出。

（五）术后处理

1. 患者护理

（1）退镜后，协助患者将牙垫取下，并嘱其将口中分泌物吐出，用纸巾或纱布擦干净。

（2）术后因患者咽喉部麻醉作用尚未消失，嘱患者不要立即漱口或饮水，以免引起呛咳。

（3）检查后可能会有短暂的咽喉部疼痛，嘱患者不要用力反复咳嗽，以免损伤咽喉部黏膜。

（4）检查后患者如有呕吐、腹痛、腹胀等不适，需报告术者，有些患者检查结束后会出现腹胀，可协助患者坐直哈气或做腹部按摩促进排气。

（5）术后局麻作用完全消失后饮食可正常进行，如患者取活检或咽部疼痛明显者，术后 2 小时方可进食，且宜进清淡温凉半流食一天，勿吃过热食物，防止粗糙或刺激性食物。

（6）注意观察有无胃镜检查并发症的发生，如胸痛、腹胀、腹痛等。

2. 胃镜处理

（1）胃镜检查结束后，立即进行床侧清洗，用湿纱布或含酶纱布擦净镜身上的黏液及污渍，反复吸引酶液及送水送气 10 秒。

（2）关掉电源，取下吸引管，撤下内镜，装上防水帽，置于合适的容器中送入消毒间按照《内镜清洗消毒技术操作规范》进行清洗消毒。

3. 附件处理

内镜附件的清洗、消毒及灭菌。

（六）注意事项

（1）患者检查前一天禁止吸烟，以免检查时因咳嗽影响插管，患者至少要空腹 6 小时以上。

（2）在检查前 20 ~ 30 分钟要给患者用镇静剂、解痉剂和祛泡剂，术前给予咽部麻醉，并做好相应的健康指导工作。

（3）检查过程中，注意观察患者面色、神志、生命体征变化，如有异常，立即停止检查，并做对症处理。

（4）检查后如有腹胀，可坐直哈气或作腹部按摩促进肠道排气。如剧烈腹痛、腹胀等情况发生，应及时告知医护人员。

（5）咽部可能会有疼痛或异物感，可口含碘喉片、草珊瑚含片等，症状可减轻或消失。

（6）普通胃镜检查无特殊治疗者30分钟后即可饮水、进食，取活检者应2小时后再进食，需进食温凉稀饭、面条等半流质饮食1天，第2天可正常进食。

（7）胃镜检查后注意是否有黑便（呈柏油或沥青样，是上消化道出血现象），如出现黑便要及时请医生处理。

（刘雨辰）

第二节　贲门失弛症

贲门失弛症又称贲门痉挛、巨食管，是食管贲门部的神经肌肉功能障碍所致的食管功能性疾病。其主要特征是食管缺乏蠕动，食管下端括约肌（LES）高压和对吞咽动作的松弛反应减弱。食物滞留于食管腔内，逐渐导致食管伸长和屈曲，可继发食管炎及在此基础上可发生癌变，癌变率为2%～7%。

一、病因与发病机制

贲门失弛症的病因迄今不明。一般认为是神经肌肉功能障碍所致。

二、临床表现与辅助检查

（一）临床表现

1. 吞咽困难

无痛性吞咽困难是最常见、最早出现的症状，占80%～95%。起病症状表现多较缓慢，但也可较急，多呈间歇性发作，常因情绪波动、发怒、忧虑、惊骇或进食生冷和辛辣等刺激性食物而诱发。

2. 食物反流和呕吐

发生率可达90%。呕吐多在进食后20～30分钟内发生，可将前一餐或隔夜食物呕出。呕吐物可混有大量黏液和唾液。当并发食管炎、食管溃疡时，反流物可含有血液。患者可因食物反流、误吸而引起反复发作的肺炎、气管炎，甚至支气管扩张或肺脓肿。

3. 疼痛

40%～90%的贲门失弛症患者有疼痛的症状，性质不一，可为闷痛、灼痛、针刺痛、刀割痛或锥痛。疼痛部位多在胸骨后及中上腹；也可在胸背部、右侧胸部、右胸骨缘以及左季肋部。疼痛发作有时酷似心绞痛，甚至舌下含硝酸甘油片后才可获缓解。

4. 体重减轻

体重减轻与吞咽困难影响食物的摄取有关。病程长者可有体重减轻、营养不良和维生素缺乏等表现，而呈恶病质者罕见。

5. 其他

贲门失弛症患者偶有食管炎所致的出血。在后期病例，极度扩张的食管可压迫胸腔内器官而产生干咳、气短、发绀和声嘶等。

（二）辅助检查

1. 食管钡餐 X 线造影

吞钡检查见食管扩张、食管蠕动减弱、食管末端狭窄呈鸟嘴状、狭窄部黏膜光滑，是贲门失弛症患者的典型表现。

2. 食管动力学检测

LES 高压区的压力常为正常人的 2 倍以上，吞咽时下段食管和括约肌压力不下降。中上段食管腔压力也高于正常。

3. 胃镜检查

可排除器质性狭窄或肿瘤。在内镜下贲门失弛症表现特点如下所述。

（1）大部分患者食管内残留中到大量的积食，多呈半流食状态覆盖管壁，且黏膜水肿、增厚致使失去正常的食管黏膜色泽。

（2）食管体部见扩张，并有不同程度的扭曲变形。

（3）管壁可见节段性收缩环，似憩室膨出。

（4）贲门狭窄程度不等，直至完全闭锁不能通过。应注意的是，有时检查镜身通过贲门感知阻力不甚明显时易忽视该病。

三、治疗

贲门失弛症治疗的目的在于降低 LES 压力，使食管下段松弛，从而解除功能性梗阻，使食物顺利进入胃内。

1. 保守治疗

对轻症患者应解释病情，安定情绪，少食多餐，细嚼慢咽，并服用镇静及解痉药物，如钙通道阻滞药（如硝苯地平等），部分患者症状可缓解。为防止睡眠时食物溢流入呼吸道，可用高枕或垫高床头。

2. 内镜治疗

随着微创观念的深入，新的医疗技术及设备不断涌现，内镜下治疗贲门失弛症得到广泛应用，并取得很多新进展。传统内镜治疗手段主要包括内镜下球囊扩张和支架植入、镜下注射 A 型肉毒杆菌毒素、内镜下微波切开和硬化剂注射治疗等。

3. 手术治疗

对中重度及传统内镜下治疗效果不佳的患者应行手术治疗。贲门肌层切开术（Heller 手术）仍是目前最常用的术式。可经胸或经腹手术，也可在胸腔镜或者腹腔镜下完成。远期并发症主要是反流性食管炎，故有人主张附加抗反流手术，如胃底包绕食管末端 360°、270°、180°，或将胃底缝合在食管腹段和前壁。

经口内镜下肌切开术（POEM）治疗贲门失弛症取得了良好的效果。POEM 手术无皮肤切口，通过内镜下贲门环形肌层切开，最大限度地恢复食管的生理功能并减少手术并发症，术后早期即可进食，95% 的患者术后吞咽困难得到缓解，且反流性食管炎的发生率低。由于 POEM 手术时间短，创伤小，恢复特别快，疗效可靠，可能是目前治疗贲门失弛症的最佳选择。

四、护理措施

1. 一般护理

（1）指导患者少量多餐，每 2 ~ 3 小时一餐，每餐 200 mL，避免食物过冷或过热，注意细嚼慢咽，减少食物对食管的刺激。

（2）禁食酸、辣、煎炸、生冷食物，忌烟酒。

（3）指导服药及用药方法，常用药物有硝苯地平（心痛定）、异山梨酯（消心痛）、多潘立酮（吗丁啉）、西沙必利等。颗粒药片一定碾成粉末，加凉开水冲服。

（4）介绍食管 – 贲门失弛症的基本知识，让患者了解疾病的发展过程和预后。

2. 疼痛护理

遵医嘱给予硝酸甘油类药物，其有弛缓平滑肌作用，以改善食管的排空。

3. 术前护理

以内镜下球囊扩张治疗为例。

（1）告知患者球囊扩张治疗不需开刀，痛苦少，改善症状快，费用低。

（2）详细介绍球囊扩张术的操作过程及注意事项。尽可能让患者与治愈的患者进行咨询、交流，以消除其顾虑、紧张的情绪，能够主动配合医生操作，以提高扩张治疗的成功率。

（3）术前 1 天进食流质，术前禁食 12 小时，禁水 4 小时。对部分病史较长、食管扩张较严重者需禁食 24~48 小时。

4. 术后护理

以内镜下球囊扩张治疗为例。

（1）术后患者应绝对卧床休息，取半卧位或坐位，平卧及睡眠时也要抬高头部 15°~30°，防止胃食物反流。

（2）术后 12 小时内禁食。12 小时后患者若无不适可进温凉流食，术后 3 天进固体食物。

（3）餐后 1~2 小时内不宜平卧，进食时尽量取坐位。

5. 并发症观察

扩张术的并发症主要有出血、感染、穿孔等。术后应严密监测生命体征，密切观察患者胸痛的程度、性质、持续时间。注意观察有无呕吐及呕吐物、粪便的颜色及性质。轻微胸痛及少量黑便一般不需特殊处理，1~3 天会自行消失。

五、健康教育

1. 宣传疾病知识

贲门失弛症是一种原发的病因不明的食管运动功能障碍性疾病，而且不易治愈。是食管体部及 LES 解剖区域分布的神经损害所致。贲门失弛症是临床上较少见的疾病，很难估计其发病率及流行病情况，因为有的患者临床症状很轻微而没有就诊。许多学者的流行病学研究都是回顾性的，一般认为其发生率为每年（0.03~1.5）/10 万人，且无种族、性别差异，发病年龄有两个峰值，即 20~40 岁及 70 岁。贲门失弛症如果不治疗，其症状会逐渐加重。因此，早期进行充分的治疗能减轻疾病的进展，并防止发生并发症。另外，如果不改善 LES 排空障碍、减轻梗阻可能会使病情恶化导致巨食管症。

2. 饮食指导

（1）扩张术后患者在恢复胃肠道蠕动后，可先口服少许清水进行观察，然后进食半量流食，少食多餐，无特殊不适，逐步进全量流食再过渡到半流食，直至普食。

（2）饮食以易消化、少纤维的软食为宜，细嚼慢咽，并增加水分摄入量，忌进食过多、过饱，避免进食过冷或刺激性食物。

（3）患者进食时注意观察是否有吞咽困难等进食梗阻症状复发，必要时给予胃动力药或做进一步处理。出院后可进软食 1 个月，再逐步恢复正常饮食。

3. 出院指导

嘱患者生活起居有规律，避免感染，避免暴饮暴食，少进油腻食物。不穿紧身衣服，保持心情愉快，睡眠时抬高头部。有反酸、胃灼热、吞咽困难等症状随时就诊，定期复查。

（马　珍）

第三节　功能性消化不良

功能性消化不良（FD）是临床上最常见的一种功能性胃肠病，是指具有上腹痛、上腹胀、早饱、嗳气、食欲不振、恶心、呕吐等上腹不适症状，经检查排除了引起这些症状的胃肠、肝胆及胰腺等器质性疾病的一组临床综合征，症状可持续或反复发作，病程一般超过 1 个月或在 1 年中累计超过 12 周。

一、分类

根据临床特点，FD 分为 3 型：①运动障碍型，以早饱、食欲不振及腹胀为主；②溃疡型，以上腹痛及反酸为主；③反流样型。

二、临床表现与辅助检查

1. 临床表现

（1）症状：FD 有上腹痛、上腹胀、早饱、嗳气、食欲不振、恶心、呕吐等症状，常以某一个或某一组症状为主，至少持续 4 周或累积 12 周/年以上，在病程中症状也可发生变化。

FD 起病多缓慢，病程常经年累月，呈持续性或反复发作，多数患者由饮食、精神等因素诱发。部分患者伴有失眠、焦虑、抑郁、头痛、注意力不集中等精神症状。无贫血、消瘦等消耗性疾病表现。

（2）体征：FD 的体征多无特异性，多数患者中上腹有触痛或触之不适感。

2. 辅助检查

（1）血尿便三大常规、肝功能、肾功能、血糖及甲状腺功能均正常。

（2）胃镜、B 超、X 线钡餐检查未见异常。

（3）胃排空试验显示近 50% 的患者出现胃排空延缓。

三、治疗

主要是对症治疗，个体化治疗和综合治疗相结合。

1. 一般治疗

避免烟、酒及服用非甾体类抗炎药，建立良好的生活习惯。注意心理治疗，对失眠、焦虑患者适当予以镇静药物。

2. 药物治疗

（1）抑制胃酸分泌药：H_2 受体阻滞药或质子泵抑制药，适用于以上腹痛为主要症状的患者。症状缓解后不需要维持治疗。

（2）促胃肠动力药：常用多潘立酮、西沙必利和莫沙必利，以后二者疗效为佳。适用于以上腹胀、早饱、嗳气为主要症状的患者。

（3）胃黏膜保护剂：常用枸橼酸铋钾。

（4）抗幽门螺杆菌治疗：疗效尚不明确，对部分有幽门螺杆菌感染的 FD 患者可能有效，以选用铋剂为主的三联治疗为佳。

（5）镇静药或抗抑郁药：适用于治疗效果欠佳且伴有明显精神症状的患者，宜从小剂量开始，注意观察药物的不良反应。

四、护理措施

1. 心理护理

本病为慢性反复发作的过程，因此，护士应做好心理疏导工作，尽量避免各种刺激及不良情绪，详细讲解疾病的性质，鼓励患者，提高认知水平，帮助患者树立战胜疾病的信心。教会患者稳定情绪，保持心情愉快，培养广泛的兴趣爱好。

2. 饮食护理

建立良好的生活习惯，避免烟、酒及服用非甾体类抗炎药。强调饮食规律性，进食时勿做其他事情，睡前不要进食，利于胃肠道的吸收及排空。避免高脂油炸食物，忌坚硬食物及刺激性食物，注意饮食卫生。饮食适量，不宜极渴时饮水，一次饮水量不宜过多。不能因畏凉食而进食热烫食物。进食适量新鲜蔬菜水果，保持低盐饮食。少食易产气的食物及寒凉、酸性食物。

3. 合理活动

参加适当的活动，如打太极拳、散步或练习气功等，以促进胃肠蠕动及消化腺的分泌。

4. 用药指导

对于焦虑、失眠的患者可适当给予镇静药，从小剂量开始使用，严密观察使用镇静药后的不良反应。

五、健康教育

1. 一般护理

FD 患者在饮食中应避免油腻及刺激性食物，戒烟、酒，养成良好的生活习惯，避免暴饮暴食及睡前进食过量；可采取少食多餐的方法；加强体育锻炼；要特别注意保持愉快的心情和良好的心境。

2. 预防护理

（1）进餐时应保持轻松的心情，不要仓促进食，也不要囫囵吞食，更不要站着进食或边走边吃。

（2）不要泡饭或和水进食，饭前或饭后不要立即大量饮用液体。

（3）进餐时不要讨论问题或争吵，讨论应在饭后 1 小时进行。

（4）不要在进餐时饮酒，进餐后不要立即吸烟。

（5）不要穿着束紧腰部的衣裤就餐。

（6）进餐应定时。

（7）避免大吃大喝，尤其是辛辣和富含脂肪的饮食。

（8）有条件可在两餐之间喝 1 杯牛奶，避免胃酸过多。

（9）少食过甜、过咸食品，食入过多糖果会刺激胃酸分泌。

（10）进食不要过冷或过烫。

（耿佳颖）

第四节　非酒精性脂肪肝

非酒精性脂肪肝是指排除过量饮酒和其他明确的肝损害因素，以弥漫性肝细胞大泡性脂肪变为病理特征的临床综合征。包括非酒精性单纯性脂肪肝、非酒精性脂肪肝及其相关肝硬化和肝细胞癌，其发病和胰岛素抵抗及遗传易感性关系密切。以 40～50 岁最多见，男女患病率基本相同。

一、病因与发病机制

非酒精性脂肪肝的危险因素包括高脂肪、高热量膳食结构，多坐少动的生活方式，代谢综合征及其他（肥胖、高血压、血脂紊乱和 2 型糖尿病等）。全球脂肪肝的流行主要与肥胖症患病率迅速增长密切相关，我国近年来发病率呈上升趋势，明显超过病毒性肝炎及酒精性肝病的发病率，成为最常见的慢性肝病之一。

二、临床表现与诊断

1. 临床表现

本病起病隐匿，发病缓慢。

（1）症状：非酒精性脂肪肝常无症状。少数患者可有乏力、右上腹轻度不适、肝区隐痛或上腹胀痛等非特异症状。严重脂肪肝可有食欲减退、恶心、呕吐等。发展至肝硬化失代偿期的临床表现与其他原因所致的肝硬化相似。

（2）体征：严重脂肪肝可出现黄疸，部分患者可有肝肿大。

2. 辅助检查

（1）血清学检查：血清转氨酶和 γ-谷氨酰转肽酶水平正常或轻中度升高，通常以丙氨酸氨基转移酶（ALT）升高为主。

（2）影像学检查：B超、CT和MRI检查对脂肪肝的诊断有重要的实用价值，其中B超敏感性高，CT特异性强，MRI在局灶性脂肪肝与肝内占位性病变鉴别时价值较大。

（3）病理学检查：肝穿刺活组织检查是确诊非酒精性脂肪肝的主要方法。

3. 诊断标准

（1）无饮酒史或每周饮酒折合乙醇量 < 40 g。

（2）除病毒性肝炎、全胃肠外营养等可导致脂肪肝的特定疾病。

（3）血清转氨酶可升高，以ALT升高为主，常伴有谷氨酰转移酶（GGT）和三酰甘油升高。

（4）除原发病临床表现外，可有乏力、腹胀、肝区隐痛等症状，体检可发现肝、脾肿大。

（5）影像学检查或肝活体组织学检查有特征性改变。

三、治疗

治疗主要针对不同的病因和危险因素，包括病因治疗、饮食控制、运动疗法和药物治疗。

（1）合理饮食，改善不良习惯，合理运动，提倡中等量的有氧运动。

（2）控制危险因素。控制饮食，控制体重在正常范围，改善胰岛素抵抗，调整血脂紊乱，并发高脂血症的患者可采用降血脂治疗，选择对肝细胞损害较小的降血脂药，如贝特类、他汀类或普罗布考类药。维生素E具有抗氧化作用，可减轻氧化应激反应，建议常规用于脂肪性肝炎治疗。

（3）促进非酒精性脂肪肝的恢复。

（4）手术治疗，肝移植。

四、护理措施

1. 饮食护理

调整饮食结构，以低糖、低脂为饮食原则。在满足基础营养需求的基础上，减少热量的摄入，维持营养平衡，维持正常血脂、血糖水平，降低体重至标准水平。指导患者避免高脂肪食物，如动物内脏、甜食（包括含糖饮料），尽量食用含有不饱和脂肪酸的油脂（如橄榄油、菜籽油、茶油等）。多食青菜、水果和富含纤维素的食物，以及瘦肉、鱼肉、豆制品等；多食有助于降低血脂的食物，如燕麦、绿豆、海带、茄子、芦笋、核桃、枸杞、黑木耳、山楂、苹果、葡萄、猕猴桃等。不吃零食，睡前不加餐。避免辛辣刺激性食物。可制作各种减肥食谱小卡片给患者，以增加患者的健康饮食知识，提高其依从性。

2. 控制体重

合理设置减肥目标，逐步接近理想体重，防止体重增加或下降过快。用体重指数（BMI）和腹围等作为监测指标，以肥胖度控制在0% ~ 10%〔肥胖度 =（实际体重 - 标准体重）/标准体重×100%〕为度。

3. 适当运动

适当增加运动可以有效地促进体内脂肪消耗。合理安排工作，做到劳逸结合，选择合适的锻炼方式，避免过度劳累。每天安排体力活动的量和时间，按减体重目标计算，对于需要亏空的能量，一般多采用增加体力活动量和控制饮食相结合的方法，其中50%应该由增加体力活动的能量消耗来解决，其他50%可由减少饮食总能量和减少脂肪的摄入量以达到需要亏空的总能量。不宜在饭后立即进行运动，也应避开凌晨和深夜运动，以免扰乱人体生物节奏；并发糖尿病患者应于饭后1小时进行锻炼。

4. 改变不良生活习惯

吸烟、饮酒均可致血清胆固醇升高，应督促患者戒烟、戒酒；改变长时间看电视、用计算机、上网等久坐的不良生活方式，增加有氧运动时间。

5. 病情监测

每半年监测体重指数、腹围、血压、肝功能、血脂和血糖，每年做肝、胆、脾B超检查。

五、健康教育

1. 疾病预防指导

让健康人群了解非酒精性脂肪肝的病因，建立健康的生活方式，改变各种不良的生活、行为习惯。

2. 疾病知识指导

教育患者保持良好的心理状态，注意情绪的调节和稳定，鼓励患者随时就相关问题咨询医护人员。让患者了解本病治疗的长期性和艰巨性，增强治疗信心，持之以恒，提高治疗的依从性。

3. 饮食指导

指导患者建立合理的饮食结构，养成习惯，戒除烟酒。实行有规律的一日三餐。无规律的饮食方式，如不吃早餐，或三餐饥饱不均，会扰乱机体的营养代谢。避免过量摄食、吃零食、夜食，以免引发体内脂肪过度蓄积。此外，进食过快不易发生饱腹感，常使能量摄入过度。适宜的饮食可改善胰岛素抵抗，促进脂质代谢和转运，对脂肪肝的防治尤为重要。

4. 运动指导

运动应以自身耐力为基础、循序渐进、保持安全心率（中等强度体力活动时心率为100～120次/分，低强度活动为80～100次/分）及持之以恒的个体化运动方案，采用中、低强度的有氧运动，如慢跑、游泳、快速步行等。睡前进行床上伸展、抬腿运动，可改善睡眠质量。每天运动1～2小时优于每周2～3次剧烈运动。

（杜　红）

第五节　酒精性肝病

一、病因与发病机制

酒精性肝病（ALD）是长期大量饮酒所致的肝脏损害。初期通常表现为脂肪肝，进而可发展成酒精性肝炎、酒精性肝纤维化和酒精性肝硬化，严重酗酒时可诱发广泛肝细胞坏死，甚至急性肝功能衰竭。本病在欧美等国多见，近年我国的发病率也有上升。多见于男性，我国发病率仅次于病毒性肝炎。

许多因素可影响嗜酒者肝病的发生和发展：①性别；②遗传易感性；③营养状态；④嗜肝病毒感染；⑤与肝毒物质并存；⑥吸烟和咖啡。

二、临床表现与诊断

1. 临床表现

患者的临床表现因饮酒的方式、个体对酒精的敏感性以及肝组织损伤的严重程度不同而有明显的差异。症状一般与饮酒的量和酗酒的时间长短有关，患者可在长时间内没有任何肝脏的症状和体征。

（1）酒精性脂肪肝：一般情况良好，常无症状或症状轻微，可有乏力、食欲缺乏、右上腹隐痛或不适。肝脏有不同程度的肿大。患者有长期饮酒史。

（2）酒精性肝炎：临床表现差异较大，与组织损害程度相关。常发生在近期（数周至数月）大量饮酒后，出现全身不适、食欲缺乏、恶心、呕吐、乏力、肝区疼痛等症状。可有发热（一般为低热），常有黄疸，肝肿大并有触痛。严重者可并发急性肝衰竭。

（3）酒精性肝硬化：发生于长期大量饮酒者，其临床表现与其他原因引起的肝硬化相似，可以门脉高压症为主要表现。可伴有慢性酒精中毒的其他表现，如精神神经症状、慢性胰腺炎等。

2. 辅助检查

（1）血常规及血生化检查：酒精性脂肪肝可有血清天门冬氨酸氨基转移酶（AST）、丙氨酸氨基转移酶（ALT）轻度升高。酒精性肝炎具有特征性的酶学改变，即AST升高比ALT升高明显，AST/ALT常>2，但AST和ALT很少>500 U/L，否则应考虑是否并发其他原因引起的肝损害。γ-谷氨酰转肽酶

（GGT）、总胆红素（TBil）、凝血酶原时间（PT）和平均红细胞容积（MCV）等指标也可有不同程度的改变，联合检测有助于诊断酒精性肝病。

（2）影像学检查：B超检查可见肝实质脂肪浸润的改变，多伴有肝脏体积增大。CT平扫检查可准确显示肝脏形态改变及分辨密度变化。重度脂肪肝密度明显降低，肝脏与脾脏的CT值之比<1，诊断准确率高。影像学检查有助于ALD的早期诊断。发展至酒精性肝硬化时各项检查发现与其他原因引起的肝硬化相似。

（3）病理学检查：肝活组织检查是确定ALD及分期、分级的可靠方法，是判断其严重程度和预后的重要依据，但很难与其他病因引起的肝脏损害相鉴别。

3. 诊断标准

（1）长期饮酒史，男性日平均饮酒折合乙醇量≥40 g，女性折合乙醇量≥20 g，连续5年；或2周内有乙醇量>80 g/d的大量饮酒史。

（2）禁酒后血清ALT、AST明显下降，4周内降至2倍正常上限值以下。如禁酒前ALT、AST<2.5倍正常上限值者，禁酒后应降至1.25倍正常上限值以下。

（3）下列2项中至少1项阳性：①禁酒后肿大的肝1周内缩小，4周内基本恢复正常；②禁酒后GGT活性明显下降，4周后降至1.5倍正常上限值以下，或小于禁酒前40%。

（4）除外病毒感染、药物、自身免疫、代谢等引起的肝损害。

三、治疗

1. 戒酒

戒酒是治疗ALD的关键。如果仅为酒精性脂肪肝，戒酒4~6周后脂肪肝可停止进展，最终可恢复正常。彻底戒酒可使轻中度酒精性肝炎的临床症状、血清氨基转移酶升高乃至病理学改变逐渐减轻，而且酒精性肝炎、纤维化及肝硬化患者的存活率明显提高。但对临床上出现肝衰竭表现（PT明显延长、腹腔积液、肝性脑病等）或病理学有明显的炎症浸润或纤维化者，戒酒未必可阻断病程发展。

2. 营养支持

长期嗜酒者酒精取代了食物所提供的热量，故蛋白质和维生素摄入不足可引起营养不良。所以酒精性肝病患者需要良好的营养支持，在戒酒的基础上应给予高热量、高蛋白、低脂饮食，并补充多种维生素（如维生素B、维生素C、维生素K及叶酸等）。

3. 药物治疗

多烯磷脂酰胆碱可稳定肝窦内皮细胞膜和肝细胞膜，降低脂质过氧化，减轻肝细胞脂肪变性及其伴随的炎症和纤维化。美他多辛有助于改善酒精中毒。糖皮质激素用于治疗酒精性肝病尚有争论，但对重症酒精性肝炎可缓解症状，改善生化指标。其他药物（如S-腺苷甲硫氨酸）有一定的疗效。

4. 肝移植

严重酒精性肝硬化患者可考虑肝移植，但要求患者肝移植前戒酒3~6个月，并且无严重的其他脏器的酒精性损害。

四、护理措施

1. 戒酒

戒酒是关键，戒酒能明显提高ALD患者5年生存率。酒精依赖者戒酒后可能会出现戒断综合征，应做好防治。

2. 心理疏导

调整心态，积极面对。

3. 饮食护理

以低脂肪、高蛋白、高维生素和易消化饮食为宜。做到定时、定量、有节制。早期可多食豆制品、水果、新鲜蔬菜，适当进食糖类、鸡蛋、鱼类、瘦肉；当肝功能显著减退并有肝性脑病征兆时，应避免高蛋白摄入；忌辛辣刺激和坚硬生冷食物，不宜进食过热食物，以防并发出血。

4. 动静结合

肝硬化代偿功能减退，并发腹腔积液或感染时应绝对卧床休息。代偿期时病情稳定可做轻松工作或适当活动，进行有益的体育锻炼，如散步、做保健操、练太极拳等。活动量以不感觉疲劳为宜。

5. 重视对原发病的防治

积极预防和治疗慢性肝炎、血吸虫病、胃肠道感染等，避免接触和应用对肝有毒的物质，减少致病因素。

五、健康教育

（1）提供宣传饮酒危害的教育片或书刊，供患者观看或阅读。

（2）宣传科学饮酒的知识，帮助患者认识大量饮酒对身体健康的危害。

（3）协助患者建立戒酒的信心，培养健康的生活习惯，积极戒酒和配合治疗。

（王国华）

第六节　消化性溃疡

消化性溃疡（PU）指胃肠道黏膜被自身消化而形成的溃疡，可发生于食管、胃、十二指肠、胃 - 空肠吻合口附近以及含有胃黏膜的 Meckel 憩室。胃溃疡（GU）和十二指肠溃疡（DU）最为常见。临床特点为慢性过程，周期性发作，节律性上腹部疼痛。PU 是全球常见病，约 10% 的人在其一生中患过本病。本病可发生于任何年龄，好发于男性，DU 多见于青壮年，GU 多见于中老年，后者的发病年龄比前者约迟 10 年。临床上 DU 多于 GU。

一、病因与发病机制

PU 是一种多因素疾病，溃疡的发生是黏膜自身防御/修复因素与黏膜侵袭因素之间失去平衡的结果。黏膜自身防御/修复因素包括：黏液/碳酸氢盐屏障、黏膜屏障、丰富的黏膜血流、上皮细胞更新、前列腺素和表皮生长因子等。黏膜侵袭因素包括：幽门螺杆菌（Hp）感染、非甾体抗炎药（NSAIDs）、胃酸和胃蛋白酶的消化作用、胆盐及乙醇等。其中 Hp 感染是 PU 最主要的病因，胃酸在溃疡形成中起关键作用。其他尚有遗传、吸烟、应激和心理因素、胃十二指肠运动异常及不良的饮食行为习惯等因素。任何原因使黏膜自身防御/修复因素减弱及（或）侵袭因素增强，都会损害胃肠黏膜，导致溃疡发生。GU 和 DU 在发病机制上有不同之处，前者主要是防御/修复因素减弱，后者主要是侵袭因素增强。

二、临床表现与诊断

（一）临床表现

1. 症状

上腹痛是 PU 的主要症状，但部分患者可无症状，或以出血、穿孔等并发症为首发症状。典型的 PU 有如下临床特点。

（1）慢性过程：腹痛长期反复发作，病史可达数年至十数年。

（2）周期性发作：发作期与缓解期相交替，发作期可为数天、数周或数月，继以较长时间的缓解，以后又复发。发作常有季节性，多在秋冬或冬春之交发病。

（3）节律性上腹部疼痛：多数患者上腹部疼痛具有节律性，节律性的消失提示可能发生并发症。PU 疼痛特点见表 9-1。

· 119 ·

表 9-1 GU 和 DU 疼痛特点的比较

鉴别项目	GU	DU
疼痛的部位	中上腹或剑突下偏左	中上腹或中上腹偏右
疼痛的时间	常在餐后约 1 小时发生，经 1~2 小时后逐渐缓解，较少发生夜间痛	常在两餐之间发生，至下次进餐后缓解，故又称空腹痛、饥饿痛，部分患者于午夜发生，称夜间痛
疼痛的性质	多呈灼痛、胀痛或饥饿样不适感	多呈灼痛、胀痛或饥饿样不适感
疼痛的节律性	进食—疼痛—缓解	疼痛—进食—缓解

此外，患者常伴反酸、嗳气、上腹胀、食欲减退等消化不良症状，还可有失眠、缓脉、多汗等自主神经功能失调的表现。

2. 体征

溃疡活动期上腹部可有局限性轻压痛，缓解期无明显体征。

3. 并发症

（1）出血：出血是 PU 最常见的并发症，也是上消化道出血最常见的病因。出血引起的临床表现取决于出血的速度和量，轻者仅表现为黑便、呕血，重者可出现周围循环衰竭，甚至低血容量性休克。

（2）穿孔：溃疡病灶向深部发展穿透浆膜层则并发穿孔，临床上分为急性、亚急性和慢性 3 种类型，以急性最为常见。急性溃疡穿孔常位于十二指肠前壁或胃前壁，发生穿孔后胃肠道的内容物渗入腹腔而引起急性弥漫性腹膜炎，是 PU 最严重的并发症。主要表现为突发的剧烈腹痛，多自上腹开始迅速蔓延至全腹，腹肌强直，有明显压痛和反跳痛，肝浊音界缩小或消失，肠鸣音减弱或消失，部分患者出现休克。

（3）幽门梗阻：主要由 DU 或幽门管溃疡引起。急性梗阻多因炎症水肿和幽门部痉挛所致，梗阻为暂时性，随炎症好转而缓解；慢性梗阻主要由于溃疡愈合后瘢痕收缩而呈持久性。幽门梗阻使胃排空延缓，患者可感上腹饱胀不适，常在餐后加重，且有反复大量呕吐，呕吐物为含酸腐味的宿食，大量呕吐后症状可以缓解。严重频繁呕吐可致脱水和低钾低氯性碱中毒，常继发营养不良。清晨空腹时检查腹部有振水音、胃蠕动波以及空腹抽出胃液量 >200 mL 是幽门梗阻的特征性表现。

（4）癌变：少数 GU 可癌变。对长期 GU 病史，年龄在 45 岁以上，经严格内科治疗 4~6 周症状无好转，大便隐血试验持续阳性者，应警惕癌变，需进一步检查和定期随访。

（二）辅助检查

1. 胃镜及胃黏膜活组织检查

是确诊 PU 首选检查方法，胃镜检查可直接观察溃疡的部位、病变大小及性质，并可在直视下取活组织作组织病理学检查和 Hp 检测。

2. X 线钡餐检查

适用于对胃镜检查有禁忌或不愿接受胃镜检查者。溃疡的 X 线直接征象是龛影，对溃疡诊断有确诊价值。

3. Hp 检测

是 PU 的常规检测项目。其结果可作为选择根除 Hp 治疗方案的依据。

4. 大便隐血检查

大便隐血试验阳性提示溃疡有活动性，如 GU 患者持续阳性，提示有癌变可能。

三、治疗

治疗原则是消除病因、缓解症状、促进溃疡愈合、防止复发和防治并发症。治疗药物包括降低胃酸的药物（包括抗酸药和抑制胃酸分泌的药物）、保护胃黏膜药物及根除 Hp 的药物。抗酸药常用碱性抗酸药，如氢氧化铝、铝碳酸镁及其复方制剂等；抑制胃酸分泌的药物有 H_2 受体拮抗药和质子泵抑制药；胃黏膜保护剂包括硫糖铝、枸橼酸铋钾和前列腺素类药物。根除 Hp 治疗目前推荐以质子泵抑制药或胶体铋为基础加上克拉霉素、阿莫西林、甲硝唑和呋喃唑酮等抗生素中的两种，组成三联治疗方案。对于大量出血经内科治疗无效、急性穿孔、瘢痕性幽门梗阻、GU 疑有癌变及正规内科治疗无效的顽固性溃疡可选择手术治疗。

四、护理措施

（一）一般护理

1. 休息与活动

溃疡活动期，症状较重或有并发症者，应卧床休息几天至 1～2 周，可使疼痛等症状缓解；溃疡缓解期，鼓励患者适当活动，劳逸结合，以不感到劳累和诱发疼痛为原则，避免餐后剧烈活动。

2. 饮食护理

（1）进餐方式：指导患者规律进食，在溃疡活动期，应做到少食多餐（每天进餐 4～5 次）、定时定量、细嚼慢咽、避免过饱，避免餐间零食和睡前进食。一旦症状得到控制，应尽快恢复正常的饮食规律。

（2）食物选择：①应选择营养丰富、易于消化的食物，如牛奶、鸡蛋及鱼等，在溃疡活动期，除并发出血或症状较重以外，一般无须规定特殊食谱；症状较重的患者以面食为主，不习惯面食者则以软饭、米粥替代。适量摄取脱脂牛奶，可中和胃酸，宜安排在两餐之间饮用，但牛奶中的钙质可刺激胃酸分泌，不宜多饮。脂肪摄取也应适量；②避免食用对胃黏膜有较强刺激的生、冷、硬食物及含粗纤维多的蔬菜、水果，如洋葱、芹菜及韭菜等，忌用强刺激胃酸分泌的食品和调味品如浓肉汤、油炸食物、浓咖啡、浓茶、醋及辣椒等。

（二）病情观察

注意观察疼痛的规律和特点，监测生命体征及腹部体征的变化，以及时发现并纠正并发症。若上腹部疼痛节律发生变化或加剧，或者出现呕血、黑便时，应立即就医。

（三）对症护理

患者出现腹痛，除按常规给予相应护理外，还应注意：①帮助患者认识和去除病因，对服用 NSAIDs 者，若病情允许，应立即停药；避免暴饮暴食和进食刺激性食物，以免加重对胃黏膜的损伤；对嗜烟酒者，应与患者共同制订切实可行的戒烟酒计划，并督促其执行；②指导患者缓解疼痛的方法，如 DU 表现为空腹痛或夜间痛时，应指导患者进食碱性食物（如苏打饼干），或遵医嘱服用制酸剂；也可采用局部热敷或针灸止痛等方法。

（四）用药护理

遵医嘱用药，注意观察疗效及药物的不良反应。

1. 降低胃酸药物

见表9-2。

表9-2　降低胃酸药的不良反应和注意事项

药物种类	常用药物	不良反应	注意事项
碱性抗酸药	氢氧化铝 铝碳酸镁	骨质疏松、食欲不振、软弱无力、便秘	餐后 1 小时和睡前服用，服用片剂时应嚼服，乳剂给药前应充分摇匀，避免与奶制品同服；避免与酸性食物及饮料同服
H_2 受体拮抗药	西咪替丁 雷尼替丁 法莫替丁 尼扎替丁	偶有精神异常、性功能紊乱、一过性肝损害、头痛、腹泻、皮疹等	餐中或餐后即刻服用，或将一日剂量在睡前服用，与抗酸药联用时，两药间隔 1 小时以上。静脉给药应控制速度，避免低血压和心律失常
质子泵抑制药	奥美拉唑	头晕	避免从事高度集中注意力的工作
	兰索拉唑	荨麻疹、皮疹、瘙痒及头痛等	发生较为严重不良反应时应及时停药
	泮托拉唑	偶有头痛和腹泻	

2. 保护胃黏膜药物

见表9-3。

表9-3 保护胃黏膜药的不良反应和注意事项

药物种类	常用药物	不良反应	注意事项
硫糖铝	硫糖铝	便秘、口干、皮疹、眩晕、嗜睡	宜在进餐前1小时服用，不能与多酶片同服，以免降低两者的效价
前列腺素类药物	米索前列醇	腹泻、子宫收缩	孕妇忌用
胶体铋	枸橼酸铋钾	舌苔发黑，便秘、大便呈黑色，神经毒性	餐前半小时口服，吸管直接吸入，不宜长期使用

3. 根治 Hp 治疗

阿莫西林服用前应询问患者有无青霉素过敏史，服用过程中注意有无迟发性过敏反应的出现，如皮疹；甲硝唑可引起恶心、呕吐等胃肠道反应，应在餐后半小时服用，可遵医嘱用甲氧氯普胺等拮抗胃肠道反应；呋喃唑酮可引起周围神经炎和溶血性贫血等不良反应，用药过程中应密切观察。

（五）并发症护理

当患者发生急性穿孔和瘢痕性幽门梗阻时，应立即遵医嘱做好各项术前准备。急性幽门梗阻时，注意观察患者呕吐量、性质、气味，准确记录出入量，指导患者禁食水、行胃肠减压，保持口腔清洁，遵医嘱静脉输液，做好解痉药和抗生素的用药护理。

（六）心理护理

紧张、焦虑的心理可增加胃酸分泌，诱发和加重溃疡，所以要向患者及其家属说明，经过正规治疗，溃疡是可以痊愈的，帮助患者树立治疗信心；指导患者采取转移注意力、听轻音乐等放松技术，使其保持良好心态，缓解焦虑、急躁情绪。

五、健康教育

1. 疾病知识指导

向患者及其家属讲解引起和加重溃疡的相关因素。指导患者生活要有规律，工作宜劳逸结合，避免过度紧张和劳累，选择合适的锻炼方式，提高机体抵抗力。指导患者养成良好的饮食习惯及卫生习惯，戒除烟酒，避免摄入刺激性食物。

2. 用药指导

指导患者遵医嘱服药，学会观察药物疗效和不良反应，不随意停药或减量，避免复发。慎用或勿用阿司匹林、泼尼松、咖啡因等。

3. 病情监测

定期复诊，并指导患者了解 PU 及其并发症的相关知识和识别方法，若上腹疼痛节律发生变化或加剧，或出现呕血、黑便时，应立即就诊。

（柴玉斌）

第十章

肾内科常见疾病的护理

第一节 肾内科护理技术

一、导尿技术

具体参见本书第五章第二节相关内容。

二、密闭式膀胱冲洗技术

（一）目的

使尿液引流通畅；治疗某些膀胱疾病；清除膀胱内血凝块、黏液、细菌等异物，预防膀胱感染；前列腺、膀胱手术后预防血块形成。

（二）用物准备

治疗盘、治疗碗（内盛碘酊棉球、镊子、无菌纱布）、冲洗液、冲洗器、无菌治疗巾、无菌手套、一次性护垫、输液架、治疗车下层备便器及垫巾，必要时备屏风。

（三）操作要点

（1）双人核对医嘱，评估患者。

（2）遵医嘱准备冲洗液。床边核对患者床号、姓名、住院号。

（3）留置双腔或三腔导尿管后，排空膀胱。

（4）将膀胱冲洗液悬挂于输液架上，液面高于床面约 60 cm，并排尽管道内空气。

（5）再次核对患者床号、姓名、住院号，连接冲洗器，三腔导尿管一头接冲洗器，另一头接尿袋，夹闭尿袋（持续冲洗无须夹闭），连接前对各个连接部位进行消毒，打开冲洗器，使溶液滴入膀胱，速度 80～100 滴/分，待患者有尿意或滴入 200～300 mL 后，关闭冲洗器，打开尿袋，排出冲洗液，遵医嘱反复进行。

（6）冲洗完毕，取下冲洗器，双腔导尿管与尿袋连接，固定尿袋。

（7）安置患者，整理用物，记录。

（四）注意事项

（1）严格无菌操作，防止医源性感染。

（2）插管动作要轻柔，以免损伤黏膜。

（3）冲洗中若有不适，及时通知医生。

（4）寒冷气候冲洗液应加温至 35 ℃，防止冷水刺激膀胱引起膀胱痉挛。

（5）冲洗过程中注意观察引流管是否通畅。

三、膀胱灌注技术

（一）目的

将药物稀释后直接灌注到膀胱，以达到治疗的目的。

（二）用物准备

治疗盘、无菌导尿包、一次性治疗巾、弯盘、50 mL 注射器、灌注药物，必要时备卵圆钳、屏风。

（三）操作要点

（1）双人核对医嘱，按要求准备用物。

（2）床边核对床号、姓名，评估患者，向患者解释以取得配合。

（3）协助患者排空膀胱，清洁外阴，保护患者隐私，关门窗，用屏风遮挡。

（4）洗手、戴口罩。取治疗巾按半铺半盖法铺治疗盘。

（5）检查药物名称、剂量、质量、有效期等，戴手套，遵医嘱按无菌操作原则配好药物，放入预备好的无菌盘内。

（6）脱手套，检查无菌包是否在有效期内，有无漏气、破损。

（7）携用物至患者床旁，再次核对。

（8）协助患者取仰卧屈膝位，双腿外展，露出外阴。

（9）戴手套，按无菌技术操作留置导尿管。

（10）再次核对患者及药物，将灌注药物经尿管注入膀胱内。

（11）注射完毕后抬高导尿管，注入 5～10 mL 空气，将尿管内剩余药液注入膀胱，尿管末端反折，拔除尿管，需留置尿管者暂夹闭尿管。

（12）撤去用物，脱手套。

（13）协助患者穿好裤子，整理床单位，告知患者每 15 分钟按左侧卧位、右侧卧位、仰卧位、俯卧位更换体位。

（14）询问患者需要，酌情开窗通风，撤去屏风。

（15）按院感要求分类处理用物，洗手，记录。

（四）注意事项

（1）严格无菌操作，防止医源性感染。

（2）插管动作要轻柔，以免损伤尿道黏膜。

（3）灌注前应少饮水，排尽尿液，避免尿液将药物稀释。

（4）灌注过程中避免对局部皮肤刺激性强的药物溢至阴囊、会阴部，以防止药物性皮炎。

（5）灌注药物排出时，需多饮水、多排尿。

（曲振宁）

第二节　急性肾小球肾炎

急性肾小球肾炎简称急性肾炎，是以急性肾炎综合征为主要临床表现的一组疾病，起病急，以血尿、蛋白尿、水肿和高血压为主要表现，可伴有一过性氮质血症。

一、病因与发病机制

本病常有前驱感染，多见于链球菌感染后，其他细菌、病毒和寄生虫感染后也可引起。好发于儿童，男性多见。前驱感染后常有 1～3 周（平均 10 天左右）的潜伏期，相当于致病抗原初次免疫后诱导机体产生免疫复合物所需时间。呼吸道感染的潜伏期较皮肤感染者短。本病大多预后良好，常在数月内临床自愈。

二、临床表现与辅助检查

1. 临床表现

（1）血尿：常为患者起病的首发症状和就诊原因，几乎所有患者均有血尿，40%～70%患者有肉眼血尿，尿液呈浑浊的红棕色，或洗肉水样，一般数天内消失，也可持续数周转为镜下血尿。

（2）蛋白尿：是肾小球发生弥漫性损伤的结果，肾小球表面阴电荷丢失或结构损伤，蛋白质漏出。几乎全部急性肾炎患者均有程度不同的蛋白尿，但多数低于 3.0 g/d，少数超过 3.5 g/d。

（3）水肿：多表现为晨起眼睑水肿，面部肿胀感，呈现所谓"肾炎面容"，一般不重。少数患者水肿较重，进展较快，数日内遍及全身，呈可凹陷性。严重水、钠潴留会引起急性左心衰。

（4）高血压：多为轻中度高血压，收缩压、舒张压均增高，经利尿后血压可逐渐恢复正常。少数出现严重高血压，甚至高血压脑病。患者表现为头痛、头晕、失眠，甚至昏迷、抽搐等。血压增高往往与水肿、血尿同时发生，也有在其后发生，一般持续 3～4 周，多在水肿消退 2 周降为正常。

（5）肾功能及尿量改变：起病初期可有尿量减少，尿量一般在 500～800 mL，少尿时可有一过性氮质血症，大多数在起病 1～2 周后，尿量渐增，肾功能恢复，只有极少数可表现为急性肾功能衰竭，出现少尿。

（6）其他表现：原发感染灶的表现及全身症状，可有头痛、食欲减退、恶心、呕吐、疲乏无力、精神不振、心悸气促，甚至发生抽搐。部分患者有发热，体温一般在 38 ℃左右。

2. 辅助检查

镜下可见血尿、蛋白尿，发病初期血清补体 C3 及总补体下降。肾小球滤过率下降，血尿素氮和肌酐升高，B 超示双肾形状饱满、体积增大，肾活检组织病理类型为毛细血管增生性肾炎。

三、治疗

以休息及对症处理为主，少数急性肾功能衰竭患者应予透析治疗。一般于发病 2 周内可用抗生素控制原发感染灶。

四、护理措施

1. 饮食护理

（1）限制钠盐摄入：有水肿、高血压或心力衰竭时严格限制钠盐摄入（<3 g/d），特别严重者禁盐，以减轻水肿和心脏负担。当病情好转，血压下降，水肿消退，尿蛋白减轻后，由低盐饮食逐渐过渡到普通饮食，防止长期低钠饮食及应用利尿药引起水、电解质紊乱或其他并发症。

（2）控制水和钾的摄入：严格记录 24 小时出入量。每天摄入水量＝前一天出量＋500 mL，摄入水量包括米饭、水果等食物含水量，饮水、输液等所含水的总量。注意见尿补钾。

（3）控制蛋白质摄入：肾功能正常时，给予正常量的蛋白质［1 g/（kg·d）］，出现氮质血症时，限制蛋白质摄入，优质动物蛋白占 50%以上，如牛奶、鸡蛋、鱼等，以防止增加血中含氮代谢产物的潴留。此外，注意饮食热量充足、易于消化和吸收。

2. 休息和活动

一般起病 1～2 周不论病情轻重均应卧床休息，能够改善肾血流量和减少并发症发生。水肿消退，肉眼血尿消失，血压接近正常后，即可下床在室内活动或到户外散步。红细胞沉降率正常时可恢复轻体力活动或上学，但应避免剧烈体力活动。一年后方可正常活动。鼓励患者及其家属参与休息计划的制订。

3. 病情观察

（1）定期测量患者体重，观察体重变化和水肿部位、分布、程度和消长情况，注意有无胸腔、腹腔、心包积液的表现；观察皮肤有无红肿、破损、化脓等情况发生。

（2）监测生命体征，尤其是血压变化，注意有无剧烈头痛、恶心、呕吐、视物模糊，甚至神志不清、抽搐等高血压脑病的表现，发现问题及时报告医生处理。

4. 皮肤护理

（1）水肿较严重的患者应穿着宽松、柔软的棉质衣裤、鞋袜。协助患者做好全身皮肤、黏膜清洁工作，指导患者注意保护好水肿皮肤，如清洗时注意水温适当、勿过分用力；平时避免擦伤、撞伤、跌伤、烫伤。

（2）注射时严格无菌操作，采用5~6号针头，保证药物能准确及时地输入，注射拔完针后，用无菌干棉球按压穿刺部位直至无液体从针口渗漏。严重水肿者尽量避免肌内和皮下注射。

5. 用药护理

遵医嘱给予利尿剂、降压药、抗生素。观察药物的疗效及可能出现的不良反应，如低钾、低氯等电解质紊乱。呋塞米等强效利尿剂有耳鸣、眩晕、听力丧失等暂时性耳毒性，也可发生永久性耳聋。密切观察血压、尿量变化，静脉给药者给药速度宜慢。

6. 心理护理

血尿可让患者感到恐惧，限制患者活动可使其产生焦虑、烦躁、抑郁等心理，鼓励其说出自己的感受和心理压力，使其充分理解急性期卧床休息及恢复期限制运动的重要性。患者卧床期间，护士尽量多关心、巡视，及时询问患者的需要并给予解决。

五、健康教育

1. 预防疾病教育

教育患者及其家属了解各种感染可能导致急性肾炎，因此，锻炼身体，增强体质，避免或减少上呼吸道及皮肤感染是预防的主要措施，并可降低演变为慢性肾炎的发生率。嘱咐患者及其家属一旦发生细菌感染及时使用抗生素，尽量治愈某些慢性病，如慢性扁桃体炎，必要时可手术治疗。

2. 随访

急性肾炎的恢复期可能需1~2年，当临床症状消失后，蛋白尿、血尿等可能依然存在，因此应加强定期随访。

（赵淑云）

第三节　急进性肾小球肾炎

急进性肾小球肾炎简称急进性肾炎，是指在肾炎综合征（血尿、蛋白尿、水肿、高血压）基础上，短期内出现少尿、无尿，肾功能急骤减退，短期内发展为尿毒症的一组临床症候群，又称急进性肾炎综合征。

一、病因与发病机制

本病病理特征表现为新月体肾小球肾炎，分为原发性和继发性两大类。一般将有肾外表现者或明确原发病者称为继发性急进性肾炎，如继发于过敏性紫癜、系统性红斑狼疮等，偶有继发于某些原发性肾小球疾病（如系膜毛细血管性肾炎及膜性肾病）者。病因不明者则称为原发性急进性肾炎，这里着重讨论原发性急进性肾炎。

二、临床表现与辅助检查

1. 临床表现

（1）迅速出现水肿，可以有肉眼血尿、蛋白尿、高血压等。

（2）短期内即有肾功能的进行性下降，以少尿或无尿较迅速地（数周至半年）发展为尿毒症。

（3）常伴有中度贫血，可伴有肾病综合征，如果得不到及时治疗，晚期出现慢性肾功能衰竭。部分患者也会出现急性左心衰竭、继发感染等并发症。

2. 辅助检查

（1）尿常规：蛋白尿，血尿，也可有管型、白细胞。

（2）血液检查：白细胞轻度增高，血红蛋白、人血白蛋白下降，血脂升高。

（3）肾功能检查：血肌酐、血尿素氮（BUN）进行性升高。

（4）免疫学检查：Ⅱ型可有血循环免疫复合物阳性，血清补体 C3 降低，Ⅰ型有血清抗肾小球基底膜抗体阳性。

（5）B 超检查：双肾体积增大、饱满。

（6）肾活检组织病理学检查：光学显微镜检查可见肾小囊内新月体形成是急进性肾小球肾炎的特征性病理改变。

三、治疗

本病纤维化发展很快，故及时肾活检，早期诊断，及时以强化免疫抑制治疗，可改善患者预后。根据病情予血浆置换、肾脏替代治疗。

四、护理措施

1. 休息

一般要待病情得到初步缓解时，才开始下床活动，即使无任何临床表现，也不宜进行较重的体力活动。

2. 饮食护理

宜摄入低盐、优质蛋白饮食，避免进食盐腌制食品如咸菜、咸肉等，进食鸡蛋、牛奶、瘦肉、鱼等优质蛋白饮食。准确记录 24 小时出入量。每日入液量 = 前一日出液量 + 500 mL，保持出入量平衡。

3. 病情观察

监测患者生命体征、尿量。尿量迅速减少，往往提示急性肾功能衰竭的发生。监测肾功能及血清电解质的变化，尤其是观察有无出现高钾血症，发现病情变化，及时报告医师处理。

4. 观察药物及血浆置换的不良反应

大剂量糖皮质激素治疗可致上消化道出血、精神症状、骨质疏松、股骨头无菌性坏死、水钠潴留、血压升高、继发感染、血糖升高等表现。环磷酰胺可致上腹部不适、恶心、呕吐、出血性膀胱炎、骨髓抑制等。血浆置换主要有出血、并发感染，特别是经血制品传播的疾病。

5. 用药护理

大剂量激素冲击治疗，使用免疫抑制药、血浆置换等时，患者免疫力及机体防疫能力受到很大抑制，应对患者实行保护性隔离，加强口腔、皮肤护理，防止继发感染。服用糖皮质激素和细胞毒药物时应注意：口服激素应饭后服用，以减少对胃黏膜的刺激；长期用药者应补充钙剂和维生素 D，以防骨质疏松。

6. 心理护理

由于该病不易治愈，多数患者可能会转变为慢性肾功能衰竭。因此，患者会产生焦虑、恐惧及悲观等心理，做好心理疏导，提高患者战胜疾病的信心。

五、健康教育

（1）预防措施：本病有前驱感染的病史，预防感染是预防发病及防止病情加重的重要措施，避免受凉、感冒。

（2）对患者及其家属强调遵医嘱用药的重要性，告知激素和细胞毒药物的作用、可能出现的不良反应和用药注意事项，鼓励患者配合治疗。服用激素及免疫抑制药时，应特别注意交代患者及其家属不可擅自增量、减量甚至停药。

（3）病情经治疗缓解后应注意长期追踪，防止疾病复发及恶化。

（4）预后：早期诊断、及时合理治疗，可明显改善患者预后。

（赫英贤）

第四节　肾病综合征

肾病综合征（NS）是指各种肾脏疾病引起的具有以下共同临床表现的一组综合征：包括大量蛋白尿（24 小时尿蛋白定量超过 3.5 g）、低蛋白血症（人血白蛋白 < 30 g/L）、水肿、高脂血症。其中大量蛋白尿及低白蛋白血症两项为诊断所必需。

一、病因与发病机制

肾病综合征是由于肾小球滤过膜对血浆蛋白的通透性增高，大量白蛋白自尿中丢失并引起一系列病理生理改变的一种临床状态。本综合征依是否有明确病因而分为原发性和继发性两种。原发性肾病综合征病因尚未阐明。继发性肾病综合征是指继发于有明确病因（如感染）、全身系统性疾病（如系统性红斑狼疮）或已明确病因的肾小球疾病（如急性链球菌感染后肾炎）者。此外还可由先天性、家族遗传性疾病引起。

二、临床表现与辅助检查

1. 临床表现

（1）大量蛋白尿：长期持续大量蛋白尿可导致营养不良，患者毛发稀疏、干脆及枯黄，皮肤苍白，消瘦或指甲上有白色横行的宽带条纹。

（2）低蛋白血症：长期低蛋白血症易引起感染、高凝、微量元素缺乏、内分泌紊乱和免疫功能低下等并发症。

（3）水肿：水肿是最常见的症状，水肿部位随着重力作用而移动，久卧或清晨以眼睑、头枕部或骶部水肿为著，起床活动后则以下肢明显，呈可凹陷性。水肿程度轻重不一，严重者常伴浆膜腔积液和（或）器官水肿，表现为胸腔、腹腔、心包或阴囊积液和（或）肺水肿、脑水肿以及胃肠黏膜水肿。高度水肿时局部皮肤发亮、变薄。皮肤破损时可有组织液渗漏不止。胸膜腔积液可致胸闷、气短或呼吸困难等；胃肠黏膜水肿和腹腔积液可致食欲减退和上腹部饱胀、恶心、呕吐或腹泻等。

（4）高血压或低血压：血压一般为中度增高，常在 140 ~ 160/95 ~ 110 mmHg。水肿明显者多见，部分患者随水肿消退血压可降至正常，部分患者存在血容量不足（由于低蛋白血症、利尿等）而产生低血压。

（5）高脂血症：血中胆固醇、三酰甘油含量升高，低密度及极低密度脂蛋白含量也增高。

2. 并发症

（1）继发感染：常见感染部位顺序为呼吸道、泌尿道、皮肤。感染是导致 NS 复发和疗效不佳的主要原因之一，甚至导致患者死亡，应予以高度重视。

（2）血栓和栓塞：以深静脉血栓最为常见。此外，肺血管血栓、栓塞，下肢静脉、冠状血管血栓和脑血栓也不少见。血栓、栓塞并发症是直接影响 NS 治疗效果和预后的重要因素。

（3）急性肾衰竭：低蛋白血症使血浆胶体渗透压下降，水分从血管内进入组织间隙，引起有效循环血容量减少，肾血流量不足，易致肾前性氮质血症，经扩容、利尿可恢复。少数 50 岁以上的患者（尤以微小病变型肾病者居多）出现肾实质性肾衰竭。

（4）蛋白质及脂质代谢紊乱：长期低蛋白血症可导致营养不良、小儿生长发育迟缓；免疫球蛋白减少造成机体免疫力低下，易致感染；诱发内分泌紊乱（如低 T_3 综合征等）；高脂血症增加血液黏稠度，促进血栓、栓塞等并发症发生，还将增加心血管系统并发症，并可促进肾小球硬化和肾小管、肾间质病变的发生，促进肾病变的慢性进展。

3. 辅助检查

（1）尿液检查：24 小时尿蛋白定量超过 3.5 g。尿中可查到免疫球蛋白、补体 C3 红细胞管型等。

（2）血液检查：人血白蛋白 <30 g/L，血脂增高，以胆固醇增高为主，血 IgG 可降低。

（3）肾功能检查：可正常，也可异常。

（4）B 超检查：双肾大小正常或缩小。

（5）肾活检组织病理学检查：不但可以明确肾小球病变类型，而且对指导治疗具有重要意义。

三、治疗

根据病情使用免疫抑制药、利尿剂及中医中药治疗，利尿、降尿蛋白、升人血白蛋白，预防并发症。

四、护理措施

1. 休息与活动

全身严重水肿，并发胸腔、腹腔积液，严重呼吸困难者应绝对卧床休息，取半坐卧位，必要时予吸氧。因卧床可增加肾血流量，使尿量增加。为防止肢体血栓形成，应保持肢体适度活动。水肿消退、一般情况好转后，可起床活动，逐步增加活动量，以利于减少并发症的发生。对高血压患者，应限制活动量。老年患者改变体位时不可过快，防止直立性低血压。

2. 饮食护理

合理饮食结构能改善患者的营养状况和减轻肾脏负担，应特别注意蛋白质的合理摄入。长期高蛋白饮食会加重肾小球高灌注、高滤过、高压力，从而加重蛋白尿、加速肾脏病变进展，应予正常量 1.0 g/（kg·d）的优质蛋白（富含必需氨基酸的动物蛋白）饮食。热量要保证充足，摄入能量应不少于126 ~ 147 kJ（30 ~ 35 kcal）/（kg·d）。水肿时应低盐（3 g/d）饮食。为减轻高脂血症，应少进食富含饱和脂肪酸（动物油脂）的食物，多吃富含不饱和脂肪酸（如植物油、鱼油等）及富含可溶性纤维（如燕麦、米糠、豆类等）的食物。注意补充各种维生素和微量元素。

3. 用药护理

（1）激素、免疫抑制药和细胞毒药物：使用免疫抑制药必须按医生所嘱时间及剂量用药，不可任意增减或停服。激素采取全日量顿服。

1）糖皮质激素：可有水钠潴留、血压升高、动脉粥样硬化、血糖升高、神经兴奋性增高、消化道出血、骨质疏松、继发感染、伤口不愈合，以及类肾上腺皮质功能亢进症的表现如满月脸、水牛背、多毛、向心性肥胖等，应密切观察患者的情况。大剂量冲击治疗时，患者免疫力及机体防御能力受到很大抑制，应对患者实行保护性隔离，防止继发感染。

2）环孢素：注意服药期间检测血药浓度，观察有无不良反应如肝肾毒性、高血压、高尿酸血症、高钾血症、多毛及牙龈增生等。

3）环磷酰胺：容易引起出血性膀胱炎、骨髓抑制、消化道症状、肝损害、脱发等，注意是否出现血尿，这类药物对血管和局部组织刺激性较大，使用时要充分溶解，静脉注射要确定针头在静脉内才可推注，防止药液漏出血管外，引起局部组织坏死。

（2）利尿药：观察治疗效果及有无低血钾、低钠、低氯性碱中毒等不良反应。使用大剂量呋塞米时注意有无恶心、直立性眩晕、口干、心悸等。

（3）中药：如雷公藤制剂，注意其对血液系统、胃肠道、生殖系统等的不良反应。

（4）抗凝剂：观察有无皮肤黏膜、口腔、胃肠道等出血倾向，发现问题及时减药并给予对症处理，必要时停药。抗凝治疗中有明显的出血症状，应停止抗凝、溶栓治疗，并注射特效对抗剂，如肝素用同剂量的鱼精蛋白对抗，用药期间应定期监测凝血时间。低分子肝素皮下注射部位宜在腹壁，肝素静脉滴注时，速度宜慢。

4. 病情观察

观察并记录患者生命体征，尤其是血压的变化。准确记录 24 小时出入量，监测患者体重变化及水肿消长情况。监测尿量变化，如经治疗尿量没有恢复正常，反而减少甚至无尿，提示严重的肾实质损害。定期测量血浆白蛋白、血红蛋白、D-二聚体、尿常规、肾小球滤过率、血清尿素氮（BUN）、血电解质等指标的变化。

5. 积极预防和治疗感染

（1）指导患者预防感染：告知患者及其家属预防感染的重要性，指导其加强营养，注意休息，保持个人卫生，指导或协助患者保持皮肤、口腔黏膜清洁，避免搔抓等导致损伤。尽量减少病区探访人次，限制上呼吸道感染者来访。寒冷季节外出注意保暖，少去公共场所等人多聚集的地方，防止外界环境中病原微生物入侵。定期做好病室的空气消毒，室内保持合适的温湿度，定时开窗通风换气。

（2）观察感染征象：注意有无体温升高、皮肤感染、咳嗽、咳痰、尿路刺激征等。出现感染征象后，遵医嘱采集血、尿、痰等标本及时送检。根据药敏试验结果使用有效抗生素并观察疗效。

6. 皮肤护理

因患者体内蛋白质长期丢失、水肿及血循环障碍，致皮肤抵抗力降低、弹性差而容易受损，若病重者卧床休息更应加强皮肤护理。使用便器应抬高臀部，不可拖拉，以防损伤皮肤。高度水肿患者可用气垫床，床单要保持平整、干燥，督促或帮助患者经常更换体位，每天用温水擦洗皮肤，教育患者及其家属擦洗时不要用力太大，衣着宽大柔软，勤换内衣裤，每天会阴冲洗 1 次。注意皮肤干燥、清洁。有阴囊水肿时可用提睾带将阴囊提起，以免摩擦破溃。注射拔针后应压迫一段时间，以避免注射部位长期向外溢液，搬动患者时注意防止皮肤擦损。

五、健康教育

1. 休息及活动指导

应注意休息，避免受凉、感冒，避免劳累和剧烈体育运动。适度活动，避免肢体血栓形成等并发症发生。

2. 心理指导

教育患者乐观开朗，对疾病治疗和康复充满信心。

3. 检查指导

密切监测肾功能变化，教会患者自测尿蛋白，了解其动态，此为疾病活动的可靠指标。

4. 饮食指导

告诉患者优质蛋白、高热量、低脂、高膳食纤维和低盐饮食的重要性，并合理安排每天饮食。水肿时注意限制水盐，避免进食腌制食物。

5. 用药指导

避免使用肾毒性药物，遵医嘱用药，介绍各类药物的使用方法、注意事项及可能的不良反应。服用激素不可擅自增减剂量或停药。在医生指导下调整用药剂量。

6. 自我病情监测与随访指导

监测水肿、尿蛋白、肾功能等的变化，注意随访，有不适时门诊随诊。

（孙桂英）

第十一章

内分泌科常见疾病的护理

第一节　内分泌科护理技术

一、便携式血糖仪血糖测定技术

（一）目的

快速测定血糖浓度并记录结果，可了解血糖的波动幅度和平均值，及时发现和处理异常情况，并可作为调整药物治疗的依据。

（二）用物准备

75%乙醇、无菌棉签、弯盘、血糖仪、一次性采血笔（或采血针头）、同型号血糖试纸、血糖记录单和笔。

（三）操作要点

1. 操作前护理

（1）检查试纸条和质控品贮存是否恰当。检查试纸条的有效期及条码是否符合。

（2）清洁血糖仪。

（3）评估患者双手手指皮肤的颜色、温度及感染情况。

（4）护士洗手，戴口罩。

2. 操作过程中护理

（1）核对床号、姓名、腕带，向患者做好解释工作。

（2）穿刺部位：通常采用指尖、足跟两侧等末梢毛细血管全血，水肿或感染的部位不宜采血。乙醇擦拭采血部位，待干后进行皮肤穿刺。

（3）插入血糖试纸，血糖仪自动开机，确认血糖仪的代码与使用的试纸代码一致。

（4）皮肤穿刺后，弃去第1滴血，将第2滴血置于试纸上指定区域。

（5）干棉签轻压针眼，将采血针头弃于锐器盒，污染的试纸弃于污物桶。

（6）整理床单位，交代注意事项。

（7）记录操作日期、时间、测定结果及操作者。

（8）出现血糖异常结果应重复检测1次，通知医生采取不同的干预措施，必要时复检静脉生化血糖。

（四）注意事项

（1）告知患者血糖监测的目的，对需要长期监测血糖的患者，教会其血糖监测的方法。

（2）操作者应了解影响血糖准确性的因素

1）贫血患者使用血糖仪测定结果可能偏高；红细胞增多症、脱水或高原地区结果可能会偏低。

2）消毒后手指未干就进行测量，可能使测定结果偏低。

3）受内源性和外源性药物的干扰，如对乙酰氨基酚、维生素 C、水杨酸、尿酸、胆红素、三酰甘油、氧气、麦芽糖、木糖等均为常见干扰物。当血液中存在大量干扰物时，血糖值会有一定偏差。

4）pH、温度、湿度、海拔高度都可能对血糖检测结果造成影响。

（3）目前临床使用的血糖仪检测技术均采用生物酶法，主要有葡萄糖氧化酶和葡萄糖脱氢酶两种，不同酶有不同的适用人群，应该根据患者不同情况，选用不同酶技术的血糖仪。

（4）建立血糖仪检测质量保证体系，包括完善的室内质控和室间质评体系。

（5）严格按照仪器制造商提供的说明书要求和操作规程进行检测。

（6）定期对操作者培训与考核。仪器的维护与保养参照使用说明书。

二、胰岛素皮下注射技术

（一）目的

外源性胰岛素是治疗糖尿病，控制血糖平稳的主要药物之一，皮下注射是糖尿病患者注射胰岛素的最基本给药方式。皮下注射吸收快、疼痛轻、注射方便，能有效控制血糖。

（二）用物准备

专用注射器、胰岛素笔、针头、乙醇、无菌棉签、污物桶、锐器盒等。

（三）操作要点

1. 操作前护理

（1）部位选择：人体适合皮下注射的部位有腹部、大腿前外侧、上臂外侧（三角肌下缘）、臀部，这些部位皮下脂肪较丰富而没有较多的神经分布。

（2）注意患者注射部位皮肤的颜色、温度、脂肪厚度及感染状况。

（3）核对胰岛素的名称、剂型，是否在有效期内，胰岛素的外观有无异常，胰岛素的温度是否接近室温。

（4）护士洗手，戴口罩。

2. 操作过程中护理

（1）核对患者床号、姓名、腕带，做好解释工作。

（2）检查胰岛素制剂的种类、开封日期、有效期及外观包装。

（3）协助患者取合适的体位，选择注射部位，乙醇消毒待干。

（4）安装针头：乙醇消毒笔芯前端橡皮膜，取出胰岛素笔针头，打开包装，顺时针旋转针头，安装完毕，注射时弃去针头保护帽即可。

（5）排气：若使用的胰岛素是混合胰岛素，需要在排气前完成充分混匀，每次排气 1~2 个单位直至有液体溢出。

（6）进针：旋转剂量调节钮，按医嘱调至所需单位数（各种胰岛素笔操作方法不同，有的产品调错剂量时可以直接回调，有的产品则需根据说明书进行具体操作）。根据皮下脂肪厚度选择垂直进针或适当倾斜角度进针；若皮下脂肪较少，可考虑捏起皮肤的注射方法，用拇指和示指，或加中指捏起皮肤然后注射，确保注射在皮下层。

（7）注射：快速进针后，用拇指按压注射键缓慢匀速推注药液，注射完毕后针头在皮下至少停留 6 秒以上，拔针后用干棉签按压针眼处 30 秒，切勿用力挤压与揉搓，取下针头弃于锐器盒中。

（8）整理床单位，收拾用物，交代注意事项。

（四）注意事项

（1）胰岛素笔与胰岛素笔芯要相互匹配，确保胰岛素的种类、剂量及注射时间准确。一般速效胰岛素（包括速效预混胰岛素）餐前 10~15 分钟注射，短效胰岛素（包括短效预混胰岛素）餐前 30 分钟注射。

（2）护士要了解患者的合作程度，评估是否能按时按量进餐，避免注射胰岛素后，患者由于各种原因未及时进餐或少量进餐而导致出现低血糖症状。如发生此类情况应及时与医生沟通。

（3）部位选择：不同注射部位胰岛素的吸收速度不同，腹部吸收最快、最完全，其后依次为上臂、大腿、臀部。注射部位的皮下硬结、脂肪组织萎缩或增生、水肿会影响胰岛素的吸收。胰岛素的注射深度同样会影响胰岛素的吸收，注射在肌肉中的胰岛素吸收速度较皮下快。需长期注射胰岛素的患者，要注意注射部位的交替，两次注射点间隔至少 1 cm 以上。

（4）具体摇匀方法：握住胰岛素笔，手臂上下缓慢摇动，使笔芯内的玻璃珠在笔芯两端之间充分滚动，在每次注射预混胰岛素前，至少重复 10 次，直至胰岛素呈白色均匀的混悬液。从冰箱取出的胰岛素，建议在室温下放置一段时间再使用。

（5）漏液问题的处理。

1）注射完毕后，在皮下应停留一定时间，尤其是注射剂量较大时应适当延长停留时间，以减少漏液现象的发生。

2）注射完毕后没有将针头及时卸下，当外界温度发生变化时，笔芯内的药液就可能经过针头泄漏出来（由冷到热），或是空气也可能进入笔芯中（由热到冷），所以拔针后及时卸下针头，是有效避免漏液的方法。

3）漏液的危害：不仅造成药液的浪费，最重要的是，漏出的胰岛素会堵塞针头，造成注射剂量的不准确。若是预混制剂，一旦发生漏液，会导致胰岛素浓度（混合比例）的改变，从而影响患者的血糖控制。

（6）告知患者低血糖的临床表现，以及如何预防和正确处理。

（7）出院前要教会长期注射胰岛素患者胰岛素注射方法。

（张华英）

第二节 腺垂体功能减退症

腺垂体功能减退症是由于腺垂体激素分泌减少或缺乏所致的症候群，可以是单种激素减少如生长激素（GH）、催乳素（PRL）缺乏或多种激素如促性腺激素（Gn）、促甲状腺激素（TSH）、促肾上腺皮质激素（ACTH）同时缺乏。腺垂体功能减退症可原发于垂体病变，或继发于下丘脑病变，表现为甲状腺、肾上腺、性腺等功能减退和（或）蝶鞍区占位性病变。临床表现变化较大，容易造成诊断延误，但补充所缺乏的激素治疗后症状可迅速缓解。

一、病因与发病机制

1. 垂体瘤

为成人最常见原因，多属于良性肿瘤。腺瘤可分功能性和非功能性。腺瘤增大可压迫正常垂体组织，引起腺垂体功能减退。颅咽管瘤可压迫邻近神经及血管组织，导致生长迟缓、视力减弱、视野缺损、尿崩症等。

2. 下丘脑病变

如肿瘤、炎症、浸润性病变（如淋巴瘤、白血病）、肉芽肿（如结节病）等，可直接破坏下丘脑神经分泌细胞，使释放激素分泌减少，从而减少腺垂体分泌各种促靶腺激素、GH 和 PRL 等。

3. 垂体缺血性坏死

妊娠期垂体呈生理性肥大，血供丰富，若围生期因前置胎盘、胎盘早期剥离、胎盘滞留、子宫收缩无力等引起大出血、休克、血栓形成，使腺垂体大部缺血坏死和纤维化，以致腺垂体功能低下，临床称为希恩综合征。

4. 蝶鞍区手术、放疗和创伤

垂体瘤切除、术后放疗以及乳腺癌作垂体切除治疗等，均可导致垂体损伤。颅骨骨折可损毁垂体柄和破坏垂体门静脉血液供应。鼻咽癌放疗也可损坏下丘脑和垂体，引起垂体功能减退。

5. 感染和炎症

各种感染如病毒、细菌、真菌等引起的脑炎、脑膜炎、流行性出血热、结核等均可引起下丘脑—垂体损伤而导致功能减退。

6. 其他

长期使用糖皮质激素，垂体卒中以及空泡蝶鞍、海绵窦处颈内动脉瘤等均可引起本病。

二、临床表现与诊断

1. 临床表现

据估计，约50%以上腺垂体组织破坏后才有症状，75%破坏时有明显临床表现，破坏达95%可有严重垂体功能减退，最早表现为 Gn、GH 和 PRL 缺乏；TSH 缺乏次之；然后可伴有 ACTH 缺乏。希恩综合征患者多表现为全垂体功能减退，但无占位性病变表现。垂体功能减退主要表现为各靶腺（性腺、甲状腺、肾上腺）功能减退。

(1) 性腺功能减退：常最早出现。女性多有产后大出血、休克、昏迷病史，表现为产后无乳、乳房萎缩、月经不再来潮、性欲减退、不育、性交痛等，检查有阴道分泌物减少，外阴、子宫和阴道萎缩，毛发脱落，尤以阴毛、腋毛为甚。成年男子性欲减退、勃起功能障碍，检查睾丸松软缩小，胡须、腋毛和阴毛稀少，无男性气质，皮脂分泌减少，骨质疏松。

(2) 甲状腺功能减退：患者怕冷、嗜睡、思维迟钝、精神淡漠，皮肤干燥变粗、苍白、少汗、弹性差。严重者可呈黏液性水肿、食欲减退、便秘、抑郁、精神失常、心率缓慢等。

(3) 肾上腺皮质功能减退：患者常有明显疲乏、软弱无力、食欲不振、恶心、呕吐、体重减轻，血压偏低。因黑色素细胞刺激素减少可有皮肤色素减退，面色苍白，乳晕色素浅淡，有别于慢性肾上腺功能减退症。对胰岛素敏感者可有血糖降低，GH 缺乏可加重低血糖发作。

(4) 垂体功能减退性危象（简称垂体危象）：在全垂体功能减退症基础上，各种应激如感染、败血症、腹泻、呕吐、失水、饥饿、寒冷、急性心肌梗死、脑卒中、手术、外伤、麻醉及使用镇静剂、催眠药、降糖药等均可诱发垂体危象。临床表现为：①高热型（体温高于40℃）；②低温型（体温低于30℃）；③低血糖型；④低血压、循环虚脱型；⑤水中毒型；⑥混合型。各种类型可伴有相应的症状，突出表现为循环系统、消化系统和神经精神方面的症状，如高热、循环衰竭、休克、恶心、呕吐、头痛、神志不清、谵妄、抽搐、昏迷等严重垂危状态。

另外，生长激素分泌不足，成人一般无特殊症状，儿童可引起侏儒症。垂体内或其附近肿瘤压迫症候群除有垂体功能减退外，还伴有占位性病变的体征，如视野缺损、眼外肌麻痹、视力减退、头痛、嗜睡、多饮多尿、多食等下丘脑综合征。

2. 辅助检查

(1) 性腺功能测定：女性有血雌二醇水平降低，没有排卵及基础体温改变，阴道涂片未见雌激素作用的周期性变化，男性见血睾酮水平降低或为正常低值，精子数量减少、形态改变、活动度差，精液量少。

(2) 肾上腺皮质功能测定：24小时尿17-羟皮质类固醇及游离皮质醇排量减少，血浆皮质醇浓度降低，但节律正常，葡萄糖耐量试验示血糖呈低平曲线改变。

(3) 甲状腺功能测定：血清总 T_4、游离 T_4 均降低，总 T_3 和游离 T_3 正常或降低。

(4) 腺垂体激素测定：促卵泡生成激素（FSH）、黄体生成素（LH）、TSH、ACTH、PRL 及 GH 血浆水平低于正常低限。

(5) 其他检查：可用 X 线、CT、MRI 了解病变部位、大小、性质及其对邻近组织的侵犯程度。

3. 诊断要点

根据病史、症状、体征，结合实验室检查和影像学发现，可做出诊断。需排除以下疾病：多发性内分泌腺功能减退症、神经性厌食、母爱剥夺综合征等。

三、治疗

1. 病因治疗

垂体功能减退症可由多种病因引起，应针对病因治疗。肿瘤患者可通过手术、化疗或放疗等措施治疗。对颅内占位性病变，必须先解除压迫及破坏作用，减轻和缓解颅内高压症状，提高生活质量。对于出血、休克而引起缺血性垂体坏死，关键在于预防，加强产妇围生期的监护，及时纠正产科病理状态。国内自采用新法接生及重视围生医学、加强产前保健后，因分娩所致大出血的发生率已显著下降，产后垂体坏死已大为减少。

2. 激素替代治疗

多采用靶腺激素替代治疗，需要长期甚至终身维持治疗。治疗过程中应先补给糖皮质激素，然后补充甲状腺激素，以防止肾上腺危象发生。所有替代治疗宜经口服给药。

（1）肾上腺糖皮质激素：多选用氢化可的松，生理剂量为 20～30 mg/d，剂量随病情变化而调节，应激状态下需适当增加用量。

（2）甲状腺激素：生理剂量为左甲状腺素 50～150 μg/d 或甲状腺干粉片 40～120 mg/d，对于老年人、冠心病、骨密度低的患者，宜从最小剂量开始，并缓慢递增剂量，以免加重肾上腺皮质负担，诱发危象。

（3）性激素：病情较轻的育龄期女性需采用人工月经周期治疗，可维持第二性征和性功能，促进排卵和生育。男性患者用丙酸睾酮治疗，可促进蛋白质合成、增强体质、改善性功能与性生活，但不能生育。

3. 垂体危象治疗

首先给予 50% 葡萄糖注射液 40～60 mL 迅速静注以抢救低血糖，然后用 5% 葡萄糖盐水 500～1000 mL 中加入氢化可的松 50～100 mg 静滴，以解除急性肾上腺功能减退危象。有循环衰竭者按休克原则治疗，感染致败血症者应积极抗感染治疗，水中毒患者应加强利尿，可给予泼尼松或氢化可的松。低温与甲状腺功能减退有关，可给予小剂量甲状腺激素，并采取保暖措施使患者体温回升。高温者应予降温治疗。禁用或慎用麻醉剂、镇静剂、催眠药或降糖药等，以防止诱发昏迷。

四、护理措施

1. 饮食护理

指导患者进食高热量、高蛋白、高维生素、易消化的饮食，少食多餐，以增强机体抵抗力。

2. 垂体危象护理

（1）避免诱因：避免感染、失水、饥饿、寒冷、外伤、手术、不恰当用药等诱因。

（2）病情监测：密切观察患者的意识状态、生命体征变化，注意有无低血糖、低血压、低体温等情况。评估患者神经系统体征以及瞳孔大小、对光反射的变化。

（3）紧急处理配合：一旦发生垂体危象，立即报告医师并协助抢救。

1）迅速建立静脉通路，补充适当的水分，保证激素类药物及时准确使用。

2）保持呼吸道通畅，给予氧气吸入。

3）低温者应保暖，高热型患者应给予降温处理。

4）做好口腔护理、皮肤护理，保持排尿通畅，防止尿路感染。

五、健康教育

1. 避免诱因

指导患者保持情绪稳定，注意生活规律，避免过度劳累。冬天注意保暖，更换体位时动作应缓慢，以免发生晕厥。平时注意皮肤的清洁，预防外伤，少到公共场所或人多之处，以防发生感染。

2. 用药指导

教会患者认识所服药物的名称、剂量、用法及不良反应，如肾上腺糖皮质激素过量易致欣快感、失眠；服甲状腺激素应注意心率、心律、体温、体重变化等。指导患者认识到随意停药的危险性，必须严格遵医嘱，按时按量服用药物，不得随意增减药量。

3. 观察与随访

指导患者识别垂体危象的征兆，若有感染、发热、外伤、腹泻、呕吐、头痛等情况发生，应立即就医。外出时随身携带识别卡，以防意外发生。

（段丽娜）

第三节　生长激素缺乏症

生长激素缺乏症是指自儿童期起病的垂体前叶（腺垂体）生长激素（GH）部分或完全缺乏而导致的生长发育障碍性疾病。可为单一的 GH 缺乏，也可同时伴垂体前叶其他激素特别是促性腺激素（Gn）缺乏。其患病率约为 1/10 000，男性较女性更易患病。

一、病因与发病机制

导致 GH 缺乏的病因可分为 3 类，即原发性垂体疾患、下丘脑疾患以及外周组织对 GH 不敏感。

1. 原发性垂体前叶功能低下

（1）先天性异常：包括先天性脑发育异常，如全前脑综合征、垂体前叶缺如、脑中线发育缺陷以及家族性全垂体前叶功能低下、家族性 GH 缺乏症等。

（2）颅内肿瘤：如垂体无功能性腺瘤、颅咽管瘤等鞍内或鞍上肿瘤的压迫致垂体前叶萎缩。

（3）其他损伤：如颅脑外伤、颅内感染、颅内肿瘤的放疗等，组织细胞增多症对垂体的浸润以及结节病等。

2. 继发于下丘脑疾病的 GH 缺乏

（1）特发性：此系 GH 缺乏症的最常见病因，多因出生时损伤所致；GH 缺乏症儿童中的 50%～60% 有围生期损伤史，如难产、出生后窒息，也可伴有其他垂体前叶激素缺乏。

（2）颅内感染、颅内放疗后、肉芽肿病（如组织细胞增生症）、下丘脑肿瘤（如颅咽管瘤）、精神社会因素（情感剥夺性侏儒症）等可致下丘脑功能异常，促生长激素释放激素（GHRH）产生不足。

3. GH 不敏感综合征

（1）遗传性 GH 抵抗症：由于遗传性 GH 受体缺乏或不足，致促生长因子（IGF-1）生成减少或缺如。血 GH 水平升高，而 IGF-1 水平低。

（2）无活性 GH：患者表现为垂体性侏儒，但血 GH 正常或升高，GH 分子结构、GH 受体以及受体后反应均正常。推测病因可能与 GH 无生物活性有关。

二、临床表现与辅助检查

（一）临床表现

1. GH 缺乏的表现

患者出生时或出生后身材矮小，生长节律变慢，身高较正常平均值低，但体态匀称，骨龄延迟，牙齿成熟也较晚。皮肤较细腻，皮下脂肪组织丰富，成年期面容呈"小老头"。

2. 其他垂体前叶激素缺乏的表现

可只表现为单一垂体 GH 缺乏或加上一两种或数种垂体前叶激素缺乏，一般常见为 Gn 缺乏，其次为 ACTH 或 TSH 缺乏，如 Gn 缺乏可出现性腺不发育，ACTH 和 TSH 缺乏时，临床表现常不明显，或有低血糖等症状。

（二）辅助检查

1. 血生长激素基础值测定

GH 分泌呈脉冲式，大部分分泌峰值在睡眠的第 3~4 期，而且不同年龄、性别，性激素水平的差异很大，清晨空腹测定 GH 可作为筛查。

2. 兴奋试验

（1）胰岛素低血糖兴奋试验：空腹过夜，基础状态下，快速静脉注入普通胰岛素 0.1~0.15 U/kg，分别于注射前及注射后 30、60、90、120 分钟取血测血糖及垂体 GH 水平，如血糖下降至 50 mg/dL（2.8 mmol/L）以下或降至空腹血糖的 50% 以下为有效的低血糖刺激，如注射胰岛素后垂体 GH > 5ng/mL 为反应正常。

（2）左旋多巴兴奋试验：清晨空腹口服左旋多巴，成人 0.5 g，儿童 15 kg 体重以下口服 0.125 g，15~30 kg 者口服 0.25 g，30 kg 以上者口服 0.5 g。服药前及服药后 30、60、90、120 分钟取血测垂体 GH 水平，如垂体 GH >5ng/mL 为反应正常。

（3）精氨酸兴奋试验：空腹过夜，基础状态下，半小时内静脉滴注精氨酸 0.5 g/kg 体重，最大量不超过 20 g，滴注前及滴注后 30、60、90、120 分钟取血测垂体 GH 水平，如垂体 GH >5ng/mL 为反应正常。

（4）生长激素释放激素（GHRH）兴奋试验：静脉注射 GHRH 1~2 μg/L，注射前及注射后 30、60、90、120 分钟取血 GH。如峰值 ≤5 μg/L，属无反应；6~10 μg/L 为轻度反应；11~50 μg/L 为有反应。如上述试验无反应，而 GHRH 试验有反应提示为下丘脑疾病引起。

3. 定位检查

CT、磁共振检查有无下丘脑或垂体肿瘤。

三、治疗

（一）一般治疗

合理膳食，荤素搭配，保证足够的蛋白质、维生素、钙、锌等营养物质。保证充足的睡眠，每天睡 9~12 小时，晚上 9 点应该上床睡觉。保证每天 1~2 小时的运动，包括打球、跳绳、跑步等。

（二）药物治疗

1. 生长激素替代治疗

目前对生长激素缺乏症的治疗主要采用基因重组人生长激素替代治疗。无论特发性或继发性生长激素缺乏性矮小均可用生长激素治疗。开始治疗年龄越小，效果越好。对颅内肿瘤术后导致的继发性生长激素缺乏症、恶性肿瘤或有潜在肿瘤恶变及严重糖尿病患儿禁用。

2. 类胰岛素 1 号生长因子

生长激素受体缺陷者，由于类胰岛素 1 号生长因子产生障碍，外源性生长激素治疗无效，近年来国际上采用类胰岛素 1 号生长因子治疗，对促进生长有一定疗效。

3. 其他激素治疗

垂体前叶多种激素不足的患儿同时给予相应激素治疗。

四、护理措施

1. 心理护理

因患者个子矮，有一定思想压力及负担，应多与患者谈心，加强心理护理，增强其治疗疾病的信心。

2. 饮食护理

鼓励患者进食高热量、高蛋白、高维生素饮食，鼓励患者多饮牛奶补充钙质，促进骨骼发育。

3. 活动与休息

鼓励患者加强体育锻炼，促进骨骼发育、身高生长。

4. 兴奋试验护理

（1）向患者及其家属讲解兴奋试验的过程以及如何配合，指导患者试验前禁食水 8 小时，试验过程中可少量进水，但仍需禁食，建立静脉通路，并遵医嘱给药，监测患者用药后有无恶心、低血糖等症状。如行胰岛素低血糖生长激素刺激试验，需监测血糖，试验过程中应保留 1 条静脉通路，同时备好 50% 的葡萄糖注射液或升糖速度较快的饮料和食物，以防血糖过低出现危险。进行左旋多巴生长激素兴奋试验时，因空腹服用左旋多巴可出现恶心、呕吐，因此应观察患者的胃肠道反应，如将药物呕吐出，应及时通知医生，遵医嘱补服药物，保证试验的准确性。

（2）正确留取血标本送化验检查。

5. 生活护理

因此病患者年龄偏小，对年幼患儿应加强生活护理，注意安全，并按儿科护理常规护理。

6. 用药护理

（1）试验用药：进行左旋多巴兴奋试验时需注意有无恶心、呕吐等胃肠道反应，并做好护理。进行胰岛素低血糖兴奋试验时遵医嘱用药，同时应密切观察患儿心率、神志、血糖等，观察患者有无出汗等低血糖反应。

（2）如用 GH 治疗，则应让患者按时、准确用药，并注意观察用药后身高增长速度。指导患者出院后仍需遵医嘱用药，教会患者监测药效的方法，定期随诊，用药过程中如出现不良反应及时就医。

五、健康教育

GH 缺乏症患者一般年龄较小，在治疗期间应指导患者及其家属规律服药，监测身高以及药物不良反应，出院后遵医嘱随诊，饮食方面适量食用含钙量高的食物，但是不可过量，如出现不良症状及时就诊。

（付玉华）

第四节　嗜铬细胞瘤

嗜铬细胞瘤是神经嵴起源的嗜铬细胞肿瘤，肿瘤细胞主要合成和分泌大量的儿茶酚胺（CA）。

肿瘤一部分来源于肾上腺髓质的嗜铬细胞，另一部分来源于肾上腺外的嗜铬组织，称为肾上腺外的嗜铬细胞瘤。

一、病因与发病机制

散发型嗜铬细胞瘤的病因仍不清楚，常为单个，80% ~ 85% 的肿瘤位于肾上腺内，右侧略多于左侧，少部分肿瘤位于肾上腺以外的嗜铬组织。家族型嗜铬细胞瘤则与遗传有关，常为多发性，多位于肾上腺内，可累及双侧肾上腺，肾上腺外少见。

二、临床表现与诊断

主要表现为高血压和头痛、心悸、多汗三联征，高血压表现为阵发性、持续性或在持续性高血压的基础上有阵发性加重。

少数严重病例表现为嗜铬细胞瘤高血压危象，其特点表现为血压骤升达超警戒水平或高、低血压反复交替发作，血压大幅度波动，时而急剧升高，时而突然下降，甚至出现低血压休克。有的患者在高血压危象时发生脑出血或急性心肌梗死。

其他表现包括：直立性低血压和休克、胸痛、心绞痛，甚至急性心肌梗死，基础代谢率上升，出现不耐热、多汗、体重减轻等表现，血糖升高，精神紧张、焦虑、烦躁，严重者有恐惧感或濒死感。有的患者可出现晕厥、抽搐、症状性癫痫发作等精神、神经症状。

三、治疗

手术切除是嗜铬细胞瘤最终的治疗手段。术前必须进行一段时间（一般为 2 周）的肾上腺能受体阻滞治疗，以抑制过度受刺激的交感神经系统，恢复有效血容量，提高患者的手术耐受力。手术成功的关键是充分的术前准备，术前应常规给予药物治疗。

1. α 肾上腺受体阻滞药

酚苄明（氧苯苄胺）是首选的 α 受体阻滞药。常用于手术前准备，一般应用在 2 周以上。

2. 补充血容量

血压基本控制后，患者可食用高钠饮食，必要时在手术前静脉输注血浆或其他胶体溶液。血容量恢复正常后，发生直立性低血压的频率和程度可明显减轻。

3. 其他降压药治疗

钙通道阻滞药、血管紧张素转换酶抑制剂（ACEI）对嗜铬细胞瘤引起的高血压也有一定的降低作用。硝普钠可用于嗜铬细胞瘤高血压危象发作时或手术中血压持续增高时的抢救。

四、护理措施

1. 心理护理

由于嗜铬细胞瘤分泌大量激素对机体代谢的影响，可引起多系统功能异常，术前需进行多项特殊检查和充分的术前准备，因此应向患者耐心解释疾病相关知识、检查的目的及手术治疗的必要性，以消除其焦躁情绪，减少刺激，避免因过度激动和悲伤而加重病情，使其主动配合治疗和护理。

2. 饮食护理

给予低盐、高蛋白饮食，多食富含钾、钙、维生素的食物，并发糖尿病患者给予糖尿病饮食，以控制血糖。因患者基础代谢增高，常出汗，消耗大，应鼓励患者多饮水。

3. 活动护理

患者可因精神刺激、身体活动、肿瘤被挤压而出现发作性高血压，因此应限制患者活动范围，勿远离病房，防止跌倒，加强防护措施。针对诱因，采取措施减少高血压发作，并随时做好发作时的抢救工作。

4. 观察血压、心率变化

应用药物控制血压、心率时，应注意用药前后血压、心率的变化及用药后反应，特别是静脉应用扩血管药物治疗时要随血压变化调整合适的滴速，避免血压骤升骤降，血压控制正常或接近正常 2～4 周，血压稳定方可手术。

5. 预防感染

防止着凉，避免感冒；保持室内空气新鲜，每天开窗通风 2 次，每次 30 分钟；保持床铺清洁，注意患者皮肤卫生；术前 1 天遵医嘱应用足量抗生素。

五、健康教育

1. 心理疏导

给患者讲解保持平静心情，避免兴奋、激动的意义。

2. 指导患者学会自我护理

防止外伤，注意卫生，预防感染。防止着凉及感冒。尽量避免诱发因素，如突然的体位变化、取重物、咳嗽、情绪激动、挤压腹部等高血压发作诱因。

3. 用药指导

术后需肾上腺皮质激素替代治疗者应坚持服药，在肾上腺功能恢复的基础上逐渐减量，切勿自行加减药量。术后血压仍较高者，需服用降压药治疗，定时测量血压，根据血压调整药量，勿自行加减药量或停药。

4. 定期复查

术后 2 周复查血、尿内邻苯二酚胺及其代谢产物的含量，观察有无变化。

（王　坤）

第十二章

血液内科常见疾病的护理

第一节　血液内科护理技术

一、成分输血技术

（一）目的

成分输血是将血液中的各种有效成分分离出来，精制成高纯度和高浓度的制品，根据患者病情需要，有针对性地输注有关血液成分，以达到治疗的目的。

（二）用物准备

静脉输液物品、标准输血器（最好是 Y 型双接头）、静脉注射用生理盐水。

（三）操作要点

1. 输血前护理

（1）护士根据交叉配血医嘱，持输血申请单采集患者交叉配血标本或血型检测标本。

（2）护士执行输血医嘱时，由专人持取血单到输血科取血，取血人员与输血科工作人员共同核对输血记录单、血袋标签等，内容包括：采供血机构的名称、血型、血液品种、有效期、献血编码、储存条件。核对确认一致，血袋无破损、渗漏，血液颜色正常，符合要求方可取血。

（3）输血前，由 2 名医护人员共同核对输血记录单及血袋标签各项内容准确无误，血袋无破损渗漏，血液颜色正常，方可输血。

2. 输血过程中护理

（1）输血时，由 2 名医护人员带输血记录单共同到患者床旁核对姓名、性别、年龄、病历号或床号、血型等，确认所有信息相符，再次核对血液信息后，用符合标准的输血器进行输血。

（2）输血时要遵循先慢后快的原则，输血开始前 15 分钟要慢，以 2 mL/min 为宜，并严密观察病情变化，若无不良反应，再根据患者情况调整速度。一般情况下，成人输血速度为 5 ~ 10 mL/min，或 5 ~ 10 mL/（kg·h），年老体弱、婴幼儿及心肺功能障碍者，输血速度宜减慢至 1 mL/（kg·h），急性大出血患者需快速输血时，成人输血速度可达 50 ~ 100 mL/min 或 >50 mL/（kg·h），儿童 >15 mL/（kg·h）。

（3）全血、成分血和其他血液制品应从血库取出后 30 分钟内输注，1 个单位的全血或成分血必须在取回后 4 小时内输完；如室温高，可适当加快滴速，防止时间过长，血液发生变质。输血中再次核对患者及血液各项信息，血液输完时，用静脉注射用生理盐水冲洗输血器及管道。

3. 输血后护理

（1）输血完毕拔针后，用无菌棉签压迫针孔止血，嘱患者 24 小时内不得洗涤针孔处，填写输血相关记录入病历，再次核对患者及血液信息。

（2）输血后血袋置入医疗垃圾袋中存放在医疗垃圾桶旁，由专人收集送回输血科。科内存放不超过 24 小时。一次性输血器和注射器使用后按医疗废物要求处置。

（四）注意事项

1. 输血前

（1）严格遵守 1 位护士 1 次只能为 1 位患者采集交叉配血用的血标本或 1 次只能为 1 位患者进行输血的原则。

（2）交叉配血用的血标本需直接从静脉或动脉采集，不得从输注的静脉中抽取。

（3）取血过程中，血袋要轻拿轻放，不宜震荡，以免破坏血细胞。每项操作前需向患者做好解释与心理护理工作，以取得患者及其属的配合。

2. 输血中

（1）取回的血液应尽快输注，不得自行保存，严禁将其他药物加入血液中，如需稀释只能用静脉注射用生理盐水，输血前后均需用静脉注射用生理盐水冲洗输血器。

（2）同一输血器连续使用 4 小时以上应更换，因为输血时间过长，部分血液成分在过滤器黏附沉淀，影响滴速；也有发生细菌污染的可能，易引发输血不良反应。同时输注多种血液成分时，应先输注血小板、冷沉淀，再输注血浆、红细胞等。

（3）进行加压输血或者紧急非同型相容性血液输注时，护士要全程陪护、严密观察，直至输血结束。输血过程中出现异常情况时，立即减慢速度或停止输血，用静脉注射用生理盐水维持静脉通路；立即通知值班医师和输血科值班人员，及时检查、治疗和抢救；将原血袋妥善保管，以备查明原因。

二、血液成分单采技术

（一）目的

治疗性血液成分单采是指用血细胞分离机单采患者的某一血液成分，然后根据治疗目的废弃或用置换液替代或做某种处理后回输自身的治疗手段。治疗性单采能去除异常的血浆成分和细胞成分，为许多难治性疾病和危重症提供了有效的治疗手段。

（二）用物准备

血细胞分离机、一次性消耗品管路、外周血管穿刺包或深静脉置管包。

（三）操作要点

1. 采集前护理

（1）首先选择责任心强、技术过硬及有一定护理经验的高年资护士担当单采术的配合者。协助医生与患者沟通，针对患者性别、年龄、文化程度等不同的具体情况，以通俗的语言讲解单采目的、适应证、操作过程极有可能发生的不良反应，认真解答患者提出的问题。做好术前心理准备工作，使患者放下思想包袱，积极配合治疗。指导患者家属在治疗同意书上签字，条件许可带领患者熟悉单采室环境。

（2）评估患者一般情况，了解患者常规检查、生命体征和双臂静脉情况。

（3）护士在术前 1 小时进行紫外线消毒、通风，做好单采室卫生，保持单采室清洁并准备好各种术前、术中用药及抢救物品。指导患者保持双臂皮肤清洁，穿着易穿脱宽大上衣，术前少量进食清淡饮食，适量饮水，排空小便并于术前 5~10 分钟让患者口服葡萄糖酸钙 10~20 mL，肌注苯海拉明或地塞米松抗过敏。

2. 采集过程中护理

（1）护士为患者提供安全舒适的环境，安置患者于单采室，协助患者采取舒适体位，一般取平卧位或半坐卧位。连接监护设备，监护患者血压、心率、血氧饱和度及呼吸情况，做好心理安慰工作。

（2）选择适合的静脉。穿刺选择较粗、直的外周静脉，首选双侧贵要静脉，选择的穿刺进针点应能使者在穿刺后略有活动度，管路可用多条输液贴固定，避免松动。严格无菌消毒，力争一次完成穿刺，妥善固定，取下回输侧止血带，手臂成放松状态；采血侧继续止血带加压，并嘱患者握拳、放松，慢节奏至单采术后。

（3）单采术过程中保持静脉通畅的同时，也要严密观察生命体征的变化。15~30 分钟监测一次体温、呼吸、脉搏、血压的变化，如发现异常及时通知医生处理，必要时暂停采集。待患者稍休息症状好转，再继续进行单采术。

（4）若进行血浆置换，一定要严格执行三查八对，与医生反复核对血型无误后方可更换血浆袋，置换过程中严防液体走空。

（5）在单采术进行后 90 分钟或抗凝剂用量达到 250 mL 时，注意观察是否有低血钙症状，尤其女性患者，表现为口唇麻木、畏寒，严重者出现手足抽搐、心动过速等，出现低血钙症状时应及时口服补钙。

3. 采集后护理

（1）单采结束后由于单采针粗于常规静脉穿刺针，拔针后一定要夹无菌棉球加压按压针眼处，20分钟后至不出血为止，以减少穿刺局部皮肤瘀血乃至血肿，以免给需二次单采患者的静脉穿刺增强难度。对于病情危重、凝血功能差者，给予弹力绷带加压包扎穿刺部位 30 分钟。并嘱 24 小时内不能沾水，保持局部干燥，待患者休息 20～30 分钟之后测体温、呼吸、脉搏、血压正常，嘱患者缓慢起身，送患者回病房，适量进食水后休息。

（2）患者回房后定时监测生命体征变化，并嘱患者适量活动，动作要轻柔，饮食上补充必要的营养，按时巡视，密切观察针眼处有无出血、血肿及穿刺处感染情况发生。继续观察有无低血钙症状及过敏反应，可进食含钙高的牛奶、骨头汤等，若发生问题及时妥善处理。

（孙　健）

第二节　血小板减少症

血小板减少症是指血小板数低于正常范围 [（100～300）×10^9/L] 所引起的病症。血小板减少可能是由于血小板产生不足，脾脏对血小板阻留，血小板受到破坏或者血小板利用增加以及血小板被稀释等。但是无论何种原因所导致的严重血小板减少，都会引起典型的出血症状，最常见的出血有鼻出血、皮肤黏膜出血，全身可出现散在的出血点，或患者受轻微外伤，撞击部位出现散在性瘀斑。还有的会出现胃肠道出血、泌尿生殖系统出血，有的女性患者月经量增多，经期延长。当出现胃肠道大量出血或中枢神经系统内出血时可危及患者生命。

一、病因与发病机制

引起血小板减少的原因很多，一般认为有以下 5 个方面。

1. 医源性血小板减少

（1）大量输血可引起血小板减少性紫癜：快速大量地输注库血可引起血小板减少，其发病机制尚不明确，血小板减少的程度跟输血量有关。大多数专家认为库血中有血小板凝集因子，引起血小板凝集，从而消耗了大量的血小板。对于需要紧急输注 10～12 个单位以上库血的患者同时输注浓集的血小板能够防止血小板减少症的发生。

（2）低温麻醉所致的血小板减少：在低温麻醉时，有时会出现一过性的血小板减少症，一般不会引起出血，多数情况是可以逆转的。个别患者在复温后血小板减少可能会持续存在，从而引起出血。

（3）电离辐射所致的血小板减少：短期内机体接受大剂量的电离辐射或机体长期受到大剂量的电离辐射，可以引起造血功能受到抑制，血小板生成障碍，从而引起血小板减少。

（4）体外循环所致血小板减少：体外循环进行手术的患者，在进行体外循环时，血小板可与异物表面相互作用，从而导致血小板功能激活，血小板聚集，在肺循环及体外循环机的滤网中被清除掉，引起血小板的减少。

2. 生成障碍所致的血小板减少

（1）骨髓损伤：①理化因素造成的骨髓损伤；②骨髓浸润性病变；③病原微生物；④造血干细胞病变。

（2）先天性缺陷：如先天性巨核细胞生成不良，此病罕见，巨核细胞及血小板明显减少，常伴先天畸形，如肾脏、心脏、骨骼畸形等。预后差，约2/3患儿8个月内死于颅内出血。母体孕期患风疹、口服甲苯磺丁脲（D860）可为发病因素。

（3）无效性血小板生成：无效性血小板生成是指巨核细胞每天生成的血小板数量不到正常的50%。常见于部分维生素 B_{12} 或叶酸缺乏的巨幼细胞性贫血患者，表现为血小板减少，有的患者有出血倾向，有的表现为全血减少，骨髓巨核细胞正常甚至增加，因此为无效性血小板生成。无效性血小板生成的表现特征为骨髓巨核细胞增多，但血小板的更新率降低。

3. 分布异常所致的血小板减少

（1）脾功能亢进：脾功能亢进是指各种不同疾病引起的脾脏肿大和血细胞减少的综合征。临床表现为脾脏肿大伴有一种或多种血细胞减少，而骨髓造血细胞增生，切除脾脏后，血象恢复正常。

（2）骨髓纤维化：骨髓纤维化是指以骨髓中成纤维细胞增殖，胶原纤维沉积，伴有肝脏、脾脏等器官髓外造血为特征的一种疾病。其临床特征为贫血，肝脾肿大，在外周血中发现幼粒、幼红细胞，骨髓呈不同程度的纤维化。

（3）肝脾疾病：在正常情况下，体内约1/3的血小板停滞在脾脏，当发生脾脏肿大时，如门脉高压症、高雪病、淋巴瘤、结节病等，血小板计数可能会减少，但体内血小板的总数并没有减少。注射肾上腺素后，在一定的时间内，血小板计数可明显升高。有时可能同时存在血小板破坏增加的因素。肝脏疾病所导致的血小板减少与血小板生成素合成减少及脾功能亢进有关。

4. 破坏增多所致的血小板减少

（1）免疫性血小板减少：①同种免疫性血小板减少：如新生儿同种免疫血小板减少症、血小板输注无效等；②自身免疫性血小板减少：如继发性血小板减少性紫癜、特发性血小板减少性紫癜等。

（2）非免疫性血小板减少：如血栓性血小板减少性紫癜、溶血性尿毒症综合征、弥散性血管内凝血、妊娠并发血小板减少等。

5. 感染性因素所致的血小板减少

感染性血小板减少症是因为病毒、细菌或其他感染因素所致的血小板减少性出血疾病。可导致血小板减少的病毒感染包括麻疹、风疹、单纯疱疹、巨细胞病毒感染、水痘、病毒性肝炎、流行性感冒、传染性单核细胞增多症、腮腺炎、流行性出血热、登革热等。病毒可侵犯巨核细胞，使血小板生成减少。病毒也可以吸附于血小板上，导致血小板破坏增加。某些严重的麻疹患者以及流行性出血热患者因为弥散性血管内凝血而消耗血小板。许多细菌感染可致血小板减少，如革兰阳性及阴性细菌败血症、细菌性心内膜炎、脑膜炎奈瑟球菌、菌血症、伤寒、结核病、猩红热、布氏杆菌病。细菌毒素抑制了血小板的生成，或使血小板破坏增加，也可能是由于毒素影响血管壁功能而增加血小板消耗。单纯血小板减少患者，如果有明确的感染病史，在原发感染控制后，血小板会恢复正常。

二、护理措施

1. 一般护理

患者应卧床休息，出血严重时更应该绝对卧床休息并保持心情平静。在饮食方面给予高蛋白、高维生素、有营养、容易消化的软食，预防消化道出血。有消化道出血时应适当禁食，避免胃肠道蠕动加重出血。患者应保持口腔清洁卫生，勤漱口，预防口腔感染，并且注意保护牙龈，使用软毛牙刷刷牙。保持大便通畅，避免用力解大便，避免用力咳嗽引起颅内压升高而造成颅内出血。

2. 心理护理

患者要有一个健康、愉快、积极配合治疗的心理，不良的情绪负担容易造成机体免疫功能降低，影响疾病的恢复。医务人员要通过良好的沟通交流，让患者信任，并通过举例说明来缓解患者的负面情绪，使患者积极配合治疗，早日康复。

3. 出血的护理

（1）鼻出血：鼻出血多为鼻中隔出血，要让患者取平卧位，保持心情平静，给予1：1000的肾上腺素棉球填塞鼻孔。出现大量的鼻出血时，应该给予凡士林油纱条作后鼻孔填塞止血。但填塞的时间一般不超过 72 小时，并且要注意患者鼻翼部位有无红肿感染的征兆。

（2）口腔黏膜或牙龈出血的护理：保持口腔的清洁卫生，勤漱口，可以用大头棉签或棉球代替牙刷来清洁牙齿和口腔。

（3）皮肤黏膜出血的护理：注意观察患者的皮肤情况，指导患者着宽松的衣物，避免摩擦引起出血。严格执行无菌操作，做完穿刺后一定要注意压迫止血，直到不再出血为止。尽量避免损伤性的操作。

（4）消化道出血的护理：观察患者有无呕血、便血、腹痛等消化道出血的征兆，观察患者的面色、血压、四肢温度变化。出现呕血时应将患者的头偏向一侧，保持呼吸道通畅，防止窒息。

（5）颅内出血的护理：随时了解患者有无头痛、恶心、呕吐、视物模糊等情况，观察患者的意识变化。预防和及早发现颅内出血是抢救患者的关键。

4. 用药护理

遵医嘱服用药物，不能擅自更改药物的剂量或停药。

三、健康教育

（1）平时应穿着稍微宽大的衣服，保持皮肤、黏膜的清洁卫生，避免抓伤，禁止掏鼻孔，养成良好的生活习惯。

（2）进食软食，避免吃粗硬的食物，预防胃肠道出血。

（3）遵医嘱服用药物，不能擅自更改药物的剂量或停药，避免接触引起血小板降低的药物，如阿司匹林等。

（4）预防感染，特别是预防病毒感染，如上呼吸道感染、麻疹、水痘、风疹等。

（姜文玲）

第三节 血栓性血小板减少性紫癜

血栓性血小板减少性紫癜（TTP）是一种少见的血栓性微血管疾病，伴有微血管病性溶血性贫血。该病由 Moschowitz 在 1925 年首先报道。其临床特征主要表现为血小板减少性紫癜、中枢神经系统异常、微血管病性溶血性贫血、发热以及肾功能衰竭，具备前面 3 项临床特征的 TTP 患者占 70% ~80%，称为三联征，约有 30% 的 TTP 患者同时具备以上 5 项临床特征，称为五联征。

流行病学调查显示 TTP 的发病率为 $1/10^6$，发病年龄为 10 ~40 岁，女性多于男性，男、女比例为 1∶3。本病发病急，病情凶险，如果没有得到及时有效的治疗，患者的死亡率可以达到 50% 以上。

一、病因与发病机制

（一）病因

目前对于 TTP 的病因尚未明确，多数 TTP 患者没有明显的病因，少数患者有感染、药物过敏、妊娠、免疫性疾病、中毒以及遗传等因素存在。

1. 感染

可见细菌、立克次体、流感病毒、呼吸道及肠道病毒、单纯疱疹、肺炎支原体等感染。

2. 药物过敏

有部分患者发病前使用了抗生素（如青霉素类、磺胺类等）、碘、四环素、苯妥英钠、氯喹、阿司匹林、普鲁卡因胺、口服避孕药、注射疫苗等，有些抗肿瘤的化疗药物如环孢素、丝裂霉素以及骨髓移植都可以诱发 TTP。

3. 妊娠

研究表明，习惯性流产以及分娩后期都容易发生 TTP。

4. 免疫性疾病

如风湿性关节炎、类风湿关节炎、脊柱炎、系统性红斑狼疮、干燥综合征、多动脉炎等可以诱发 TTP。

5. 中毒

漆类、染料、一氧化碳、蜜蜂叮咬以及狗咬伤等可诱发 TTP。

6. 遗传

有报道显示同一家族中有几个人发生了 TTP，也有报道姐妹二人均在妊娠期发病，提示该病有家族遗传倾向。

（二）发病机制

关于 TTP 的发病机制目前还没有完全定论。有的学者认为该病可能起源于内皮细胞受损，从而促进血小板在血管内聚集而形成血栓，也有的学者认为由于血小板聚集能力过强，形成了血小板栓子，黏附在血管内皮，从而引起其继发性改变。目前认为 TTP 可能的发病机制主要有以下 5 个方面。

1. 内皮细胞损坏

由于内皮细胞受损，导致由内皮细胞产生或合成的多种生物活性物质减少，如前列环素（PGI_2）减少，正常情况下 PGI_2 能抑制诱导血小板聚集，由于血液中的 PGI_2 浓度降低，纤溶活性减弱，导致血管收缩加强，血小板聚集和凝固性增加，从而产生血栓。

2. 促血小板聚集的因子增多

由于血小板聚集能力过强，形成了血小板栓子，这些栓子黏附于血管内皮，从而引起一系列的微血管改变。

3. 免疫异常

有报道指出，TTP 发病时血小板表面的相关免疫球蛋白（PAIgG）增高，当治疗好转时降低。血小板表面附着有 IgG 时易遭到单核－巨噬细胞系统的破坏，致使血液循环中血小板减少。

4. 小血管病变

有文献报道 TTP 可并发有系统性红斑狼疮、多发性结节性动脉炎、类风湿关节炎、类风湿脊柱炎等疾病，这些疾病的特点是都有不同程度的血管炎病变。

5. 弥散性血管内凝血（DIC）

有学者对 TTP 患者体内的血浆凝血酶－抗凝血酶Ⅲ复合物（TAT）和纤溶酶-α_2-抗纤溶酶复合物（PAP）进行了研究，当患者疾病得到缓解后，其体内的 PAP 和 TAT 均明显下降。

二、临床表现与辅助检查

（一）临床表现

TTP 患者起病急，病情进展迅速。根据患者的临床表现可分为：同时具有血小板减少、微血管病性溶血性贫血、中枢神经系统症状的三联征和与三联征同时存在并伴有肾脏损伤和发热症状的五联征。

1. 血小板减少引起的出血

出血部位以皮肤、黏膜为主，表现为散在的瘀点、瘀斑或紫癜。还会出现鼻出血、视网膜出血、胃肠道出血和生殖泌尿系统出血，严重的患者还会出现颅内出血。出血的程度、范围与血小板减少的程度相关。

2. 中枢神经系统症状

典型的 TTP 患者首先出现神经系统症状，严重者往往有不同程度的意识紊乱、头痛和（或）失语、口齿不清、眩晕、惊厥、痉挛、视力障碍、感觉异常、知觉障碍、定向障碍、嗜睡、精神错乱、谵妄、昏迷、脑神经麻痹等。神经系统表现的多变性也是本病的特点之一，神经系统的异常表现与脑循环障碍有关，其严重程度也与疾病的预后密切相关。

3. 微血管病性溶血性贫血

TTP 患者会有不同程度的贫血。主要原因是当血流通过有病变的微血管时，红细胞由于受到机械性损伤而破裂，从而引起不同程度的贫血、黄疸、间接胆红素增高。少数患者还会伴有肝脾肿大。

4. 肾脏损害

肾脏损害主要表现为蛋白尿、镜下血尿和管型尿，肉眼血尿较少见。大多数患者会伴有轻中度的肾损害，极少数患者由于肾脏血管广泛受累，肾皮质缺血坏死而引起少尿、无尿和急性肾功能衰竭。

5. 发热

50% 以上的患者会出现发热症状，发热可发生在疾病的不同时期。发热的原因可能与下列因素有关。

（1）继发感染。

（2）下丘脑体温调节功能紊乱。

（3）组织坏死。

（4）溶血产物的释放。

（5）内源性致热源的释放，由于异常的内皮细胞和（或）抗原抗体反应激活单核 - 吞噬细胞系统所导致。

6. 其他

由于血栓的形成导致不同器官血液循环障碍可以引起以下疾病。

（1）心肌出血、坏死，并发各种心律失常、心肌梗死和心力衰竭。

（2）呼吸功能不全，血栓影响了肺功能的正常进行。

（3）淋巴结肿大、皮肤坏死、皮疹、动脉周围炎、高血压等。

（4）腹痛、肝脾肿大、急性胰腺炎。

（5）肌肉关节疼痛、胸膜炎、雷诺现象等结缔组织病的表现。

（二）辅助检查

1. 血常规检查

外周血可见患者的血小板减少，有不同程度的贫血表现，为正细胞正色素性贫血，1/3 的患者血红蛋白小于 60 g/L。95% 的患者血常规中可看到变形红细胞及其碎片。患者的白细胞数为正常或稍微增高，很少有患者的白细胞超过 20×10^9/L。

2. 骨髓象检查

多数患者的骨髓象正常，或呈增生性贫血骨髓象；巨核细胞数正常或增多，多数为幼稚巨核细胞，呈成熟障碍。

3. 溶血指标检查

直接抗人球蛋白试验往往为阴性，但继发性者少数可为阳性。血清胆红素增高、游离血红蛋白增高、结合珠蛋白下降及血红蛋白尿阳性，提示有血管内溶血。

4. 血清乳酸脱氢酶（LDH）检查

LDH 水平增高，其增高水平与溶血程度和临床病程一致，可以作为临床判断预后及疗效的一个重要指标。

5. 出凝血检查

凝血时间、部分凝血活酶时间、凝血因子时间一般正常，少数患者检查结果延长。凝血因子 V、Ⅷ 均正常。

6. 免疫血清学检查

系统性红斑狼疮细胞、抗核因子、类风湿因子可为阳性。补体大多数正常。

7. 肾功能检查

可见镜下血尿、蛋白尿，血肌酐、尿素氮增高，少数患者可达到急性肾功能衰竭的标准。

（三）诊断依据

（1）临床表现为三联征或五联征。

（2）血小板计数低于 $100 \times 10^9/L$。

（3）有微血管病性溶血的异常化验。

三、治疗

1. 血浆疗法

（1）血浆置换（PE）：PE 为首选的治疗方法。自 1976 年开始使用 PE 治疗 TTP 后，TTP 的预后大为改善，提高了 TTP 患者的生存率。目前主张一旦确诊应及早进行 PE，常规用量为每天 40～80 mL/kg 的新鲜冷冻血浆，疗程 5～7 天。

（2）血浆输注（PI）：单纯的 PI 方法简单易行，适用于紧急抢救或基层医院的救治，但 PI 的疗效没有 PE 明显，并且输注大量的血浆会加重心、肾负担，引起心、肾功能不全。

2. 肾上腺皮质激素

单独使用肾上腺皮质激素类的药物治疗 TTP 效果较差，应该联合血浆置换一起使用。一般用泼尼松 60～80 mg/d，不超过 200 mg/d。对于不能口服的患者也可用相应剂量的氢化可的松或地塞米松静脉滴注。

3. 免疫抑制药

Pallavicini 提出了当 TTP 患者使用 PE 和常规药物治疗无效时，可以使用免疫抑制药治疗，如长春新碱静脉注射，每周 2 mg。临床上也有的患者对环孢素和免疫球蛋白治疗有效。

4. 抗血小板药物

常用阿司匹林（600～2400 mg/d）、双嘧达莫（400～600 mg/d）、吲哚美辛（消炎痛）等药物，可在综合治疗 TTP 中起辅助作用，待完全缓解后作维持治疗。

5. 脾脏切除术

目前脾脏切除术主要用于 PE 无效或多次复发病情得不到控制的 TTP 患者。

6. 成分输血

当患者出现严重贫血时可以为其输注压积红细胞或洗涤红细胞，减轻患者的贫血状态。因为血小板输注可以加重血小板的聚集和微血管的血栓，所以只有在血小板严重减少、危及患者生命的时候，才考虑输注血小板，并且血小板的输注最好在患者应用 PE 治疗后谨慎进行。

四、护理措施

1. 心理护理

TTP 起病急，病情发展迅速，死亡率高。目前 PE 为首选治疗方法，疗效好，但治疗费用高，并且患者及其家属对 PE 不了解，感到陌生、恐惧。要及时疏导患者的不良情绪，讲解治疗的方法、操作的过程，取得患者及其家属的配合。

2. 出血的预防和护理

指导患者卧床休息，避免情绪激动。观察患者的皮肤黏膜、大小便情况，了解患者出血的情况。密切观察患者的神志变化，如有变化应及时处理，防止颅内出血造成的危害。严格交接班。

3. 预防感染

病房内应保持适宜的温、湿度，每日开窗通风 2 次，每日空气消毒 2 次。保持皮肤清洁、卫生。严格执行无菌操作，预防感染。

4. PE 的护理

（1）做好 PE 的准备工作，向患者讲解其配合的要点、操作的方法、目的及注意事项，消除其陌生感，使得 PE 顺利进行。熟识患者的状况，包括社会、生理和心理状态。选择合适的血管穿刺，减轻患者痛苦。同时应该备 PE 所需的药品，保证患者的安全。

对于血管条件差的患者建议行股静脉插管，保证血液通道的畅通，使得 PE 顺利进行。

（2）PE 过程中严密观察患者的体温、脉搏、呼吸、血压的变化，观察有无不良反应发生，尤其是枸橼酸钠中毒，注意补充钙剂，防止枸橼酸钠中毒。一般每 200 mL 枸橼酸钠可补充 10% 葡萄糖酸钙 10 mL，可以通过静脉或口服给药。

（3）PE 后的护理：观察穿刺部位有无出血、红肿。观察患者的意识状况。要严格交接班，对有股静脉插管的患者要注意其股静脉置管是否妥善固定，有无松脱现象，并注意股静脉插管的接头是否牢固。

PE 结束后，如患者不需要再行 PE，可以考虑拔除股静脉置管，拔管后应按压穿刺部位 15～30 分钟，并用沙袋加压 1～2 小时，同时注意观察穿刺部位有无出血，股静脉置管拔管的当天不宜淋浴，防止穿刺部位感染。

五、健康教育

（1）TTP 发病较急，病情进展迅速，出血严重者需绝对卧床。缓解期应注意休息，避免过度劳累，避免外伤。

（2）保持大便通畅，勿用力排便，防止因腹压增高引起出血，同时避免剧烈咳嗽、打喷嚏。

（3）饮食应软而细，以高蛋白、高维生素、易消化饮食为主，避免进食辛辣刺激及油炸的食物，以免形成口腔血疱，甚至诱发消化道出血。如有消化道出血，应注意饮食调节，必要时禁食，或进流食或冷流食，待出血情况好转，才可逐步过渡为少渣半流食、软饭、普食等。

（4）患者应养成良好的生活习惯，禁烟、酒。

（5）对于发热的患者指导其多饮水，防止体内水分过多流失。

（张海英）

第四节　重度贫血

贫血是指外周血中单位体积内血红蛋白（Hb）浓度、红细胞计数（RBC）和（或）血细胞比容（HCT）低于相同年龄、性别和地区的正常值低限的一种常见的临床症状。一般认为在平原地区，成年男性 Hb < 120 g/L，RBC < 4.5×10^{12}/L 和（或）HCT < 42%，成年女性 Hb < 110 g/L（孕妇 110 g/L），RBC < 4.0×10^{12}/L 和（或）HCT < 38% 即可诊断为贫血。其中以 Hb 浓度低于正常值为最重要的衡量标准，RBC 计数的多少不一定反映是否贫血以及贫血的程度。如在小细胞性贫血的时候，RBC 计数减少的程度往往比 Hb 减少的程度要轻，而当发生大细胞性贫血时，RBC 计数的减少程度则比 Hb 的下降显著。目前临床一般根据 Hb 的多少将贫血分为 4 个等级：当 Hb 浓度低于正常参考值但高于 90 g/L 为轻度贫血，Hb 浓度低于 90 g/L 但高于 60 g/L 为中度贫血，Hb 浓度低于 60 g/L 但高于 30 g/L 为重度贫血，Hb 浓度低于 30 g/L 为极重度贫血。

一、病因与发病机制

由于引起贫血的原因多种多样，发生贫血的机制也很复杂，诊断时比较困难，不同的学者、专家看待问题的角度也不相同，对贫血的分类也就不相同。目前大概可以从 5 个角度来对贫血进行分类。

1. 按发生贫血的原因分类

（1）红细胞生成减少：造血原料不足或利用障碍。

（2）骨髓造血功能异常。

（3）继发性贫血：见表 12-1。

表 12-1 继发性贫血

原因	类型
慢性肝脏疾病	肝性贫血
慢性肾脏疾病	肾性贫血
	缺乏红细胞生成素的贫血
恶性肿瘤	各种白血病、恶性肿瘤等引起骨髓浸润性贫血
内分泌疾病	甲状腺、肾上腺、垂体等疾病引起的贫血
慢性感染、炎症	慢性病性贫血

（4）红细胞破坏过多：内源性因素与外源性因素，见表12-2、表12-3。

表 12-2 内源性因素红细胞破坏过多所致贫血的

原因	类型
红细胞膜先天缺陷引起的贫血	遗传性球形红细胞增多症
	遗传性椭圆形红细胞增多症
	棘形红细胞增多症
	口形红细胞增多症
溶血性贫血	葡萄糖-6-磷酸脱氢酶缺乏引起的贫血
	红细胞酶缺陷引起的贫血
	丙酮酸激酶缺乏引起的贫血
	其他酶缺乏引起的贫血
珠蛋白合成异常引起的贫血	地中海贫血
	不稳定血红蛋白病
	氧亲和力改变的血红蛋白病
	镰形细胞病
	血红蛋白 C、D、E 病
	血红蛋白 M 病
血红素或卟啉代谢异常导致的贫血	卟啉病
	硫化血红蛋白症
	高铁血红蛋白症

表 12-3 外源性因素红细胞破坏过多所致贫血的

原因	类型
机械性损伤引起的贫血	创伤性、心源性溶血性贫血
	行军性血红蛋白血症
	人造心脏瓣膜溶血性贫血
	微血管病性溶血性贫血
免疫性溶血性贫血	自身免疫性溶血性贫血
	新生儿同种免疫性溶血病
	药物免疫性溶血性贫血
	阵发性睡眠性血红蛋白尿
	阵发性寒冷性血红蛋白尿
	冷凝集素综合征
理化生物因素所造成的贫血	化学毒物及药物性溶血性贫血
	大面积烧伤、感染性溶血性贫血
脾功能亢进症	单核—吞噬细胞系统破坏增多

2. 按外周血成熟红细胞的大小分类（表12-4）

平均红细胞体积，是指每个红细胞的平均体积，以飞升（fL）为单位。平均红细胞血红蛋白含量，是指每个红细胞内所含血红蛋白的平均量，以皮克（pg）为单位。平均红细胞血红蛋白浓度，是指平均每升红细胞中所含血红蛋白浓度（g/L）。平均红细胞体积（MCV）、平均红细胞血红蛋白含量（MCH）、平均红细胞血红蛋白浓度（MCHC）是根据红细胞计数（RBC）、血红蛋白（Hb）量和血细胞比容（HCT）值计算出来的。

MCV = 每升血中血细胞比容/每升血中红细胞数，正常值为 80～100 fL。

MCH = 每升血液中血红蛋白浓度/每升血液中红细胞数，正常值为 27～34 pg。

MCHC = 每升血液中血红蛋白浓度/每升血液中红细胞比容，正常值为 320～360。

表 12-4　贫血分类（按外周血成熟红细胞的大小分类）

贫血类型	MCV	MCH	MCHC	常见疾病及病因
正常细胞性贫血	正常	正常	正常	再生障碍性贫血 溶血性贫血 急性失血 急性溶血
大细胞性贫血	正常	正常	正常	巨幼细胞性贫血 叶酸和维生素 B_{12} 缺乏或吸收障碍
单纯小细胞性贫血	正常	正常	正常	慢性感染性贫血 慢性肝肾疾病性贫血
小细胞低色素性贫血	正常	正常	正常	缺铁性贫血 慢性失血性贫血铁缺乏、维生素 B_6 缺乏 珠蛋白肽链合成障碍慢性失血等

3. 按红细胞系统生成的过程分类

（1）干细胞增殖和分化过程的障碍：①多能造血干细胞，如原发性和继发性再生障碍性贫血；②红系祖细胞，如先天性和获得性纯红细胞再生障碍性贫血、肾性贫血、内分泌疾病引起的贫血。

（2）已分化红细胞的增生和成熟障碍：①DNA 合成障碍，如叶酸和维生素 B_{12} 缺乏引起的巨幼细胞性贫血；②Hb 合成障碍，如缺铁性贫血、高铁血红蛋白症、地中海贫血等；③原因不明或多种异常引起，如铁粒幼细胞贫血、慢性继发性贫血等。

4. 按红细胞的病理变化分类

（1）红细胞膜异常：多为溶血性贫血，并且多有红细胞形态的异常，如遗传性球形红细胞增多症、遗传性椭圆形红细胞增多症。

（2）红细胞质异常：①铁代谢异常，如缺铁性贫血；②血红素异常，如高铁血红蛋白症、硫化血红蛋白症；③珠蛋白合成异常，如地中海贫血、异常血红蛋白病；④酶异常，如葡萄糖-6-磷酸脱氢酶缺乏引起的贫血、丙酮酸激酶缺乏引起的贫血等。

（3）红细胞核的异常：叶酸和维生素 B_{12} 缺乏导致的巨幼细胞贫血。

（4）病态红细胞生成：多见于恶性疾病，如骨髓增生异常综合征、白血病等。常见多核红细胞。

5. 按骨髓的病理形态分类

（1）增生性贫血：如缺铁性贫血、急慢性失血性贫血、溶血性贫血、继发性贫血等。

（2）巨幼细胞性贫血：如叶酸和维生素 B_{12} 缺乏引起的贫血。

（3）增生不良性贫血：如原发性和继发性再生障碍性贫血。

二、临床表现与诊断

血液携氧功能降低是贫血的病理生理基础。贫血症状的有无或轻重，取决于贫血的程度、贫血发生的速度、循环血量有无改变、患者的年龄以及心血管系统的代偿能力等。若贫血发生缓慢，机体能逐渐适应，即使贫血较重，也可维持生理功能；反之，如短期内发生贫血，即使贫血程度不重，也可能出现明显的症状。年老体弱或心、肺功能减退者，症状较明显。

1. 疲倦、乏力、精神萎靡

身体软弱无力、疲乏、困倦，是因肌肉缺氧所致。此为最常见和最早出现的症状。

2. 皮肤、黏膜苍白

皮肤、黏膜苍白是贫血最常见的体征。一般首先观察睑结膜、手掌大小鱼际及甲床的颜色。

3. 循环和呼吸系统表现

轻中度的贫血患者在情绪激动或体力活动后会出现明显的循环和呼吸改变，如心悸、气短、头昏、乏力等症状。当贫血严重或发生迅速的贫血时，患者即使在休息时也可能出现上述症状，长期贫血以及心脏超负荷工作且供氧不足会导致贫血性心脏病，此时不仅有心率变化，还可有心律失常和心功能不全。

4. 中枢神经系统表现

头晕、头痛、耳鸣、眼花、注意力不集中、嗜睡等均为常见症状。晕厥甚至神志模糊可见于贫血严重或贫血发生急骤者，特别是老年患者。

5. 消化系统表现

食欲减退、腹部胀气、恶心、便秘等为最多见的症状。

6. 生殖系统表现

女性患者常出现月经失调，如闭经或月经过多。在男、女两性中性欲减退均多见。

7. 泌尿系统表现

贫血严重者可有轻度蛋白尿及尿浓缩功能减低。

三、治疗

1. 病因治疗

治疗贫血的原则着重采取适当措施以消除病因。很多时候，原发病比贫血本身的危害严重得多（例如胃肠道肿瘤），其治疗也比贫血更为重要。在病因诊断未明确时，不应乱投药物使情况复杂，增加诊断上的困难。

2. 输血

输血主要的优点是能迅速减轻或纠正贫血。因此必须正确掌握输血的适应症，如需大量输血，为了减轻心血管系统的负荷过和减少输血反应，可输注浓缩红细胞。

3. 药物治疗

切忌滥用补血药，必须严格掌握各种药物的适应症。例如维生素 B_{12} 及叶酸适用于治疗巨幼细胞性贫血；铁剂仅用于缺铁性贫血，不能用于非缺铁性贫血，因会引起铁负荷过重，影响重要器官（如心、肝、胰等）的功能；维生素 B_6 用于铁粒幼红细胞性贫血；皮质类固醇用于治疗自身免疫性溶血性贫血；睾丸酮用于再生障碍性贫血等。

4. 脾切除

脾脏是破坏血细胞的重要器官，与抗体的产生也有关。

5. 骨髓移植

骨髓移植是近年来一种新的医疗技术，目前仍在研究试用阶段，主要用于急性再生障碍性贫血之早期未经输血或极少输过血的病人，如果移植成功，可能获得治愈。

四、护理措施

1. 心理护理

重度贫血患者往往因为病程较久，会产生一种恐惧与灰心的心理，担心治疗及预后。同时患者全身乏力，活动后加重循环和呼吸的压力，出现心悸、气短、呼吸频率加快，患者的生活自理能力有所下降，因此产生悲观的情绪。还有部分患者经济压力大，而长久的治疗效果不佳更增加了经济负担，有的患者甚至产生悲观厌世的心理。从患者入院时，即应以微笑来面对患者，向其讲解医院的住院环境，消除其对环境的陌生感，更好地完成角色的转变。在住院过程中更应该关心患者，及时了解患者的心理变化，指导其保持良好的心态，积极配合检查治疗，鼓励患者与亲友或病友多沟通交流，减少其孤独感，促进早日康复。

2. 用药护理

现在的贫血发病率高，市场上有各种治疗贫血的药品和保健品，这些所谓的治疗贫血的药品和保健品对患者的贫血能否起到治疗作用不得而知。患者用药一定要在查清贫血发生的原因后，在医师指导下合理使用药物。患者服用药物有一定的不良反应，护理人员应该向其讲解这些不良反应，让患者自己了解这些不良反应，减轻恐惧心理。例如，正在服用雄激素类药物的患者，容易长痤疮，毛发增多，声音变粗，女性患者出现停经、伴男性化等表现，但病情缓解后，逐渐减药，不良反应也会消失。而肌内注射丙酸睾酮的患者，局部皮下组织容易产生硬结，当发现有硬结时，要及时理疗、热敷，以促进药物的吸收，防止感染。

3. 卧床休息

红细胞的主要功能是携氧，因此贫血发生后就可出现因组织缺氧引起的一系列症状及体征。因此，贫血患者应以卧床休息为主，轻度贫血的患者可以在家属的陪同下适当下床活动，预防跌倒。严重贫血的患者应该卧床休息，必要时给予低流量的氧气吸入。对于需要长期卧床休息的患者来说，压疮是最常见的并发症，要积极预防压疮的发生，协助患者定时翻身，并保持皮肤清洁卫生。

4. 饮食护理

贫血原因很多，日常生活以及饮食应该注意营养搭配合理，食物必须多样化，食谱要广，忌食辛辣、生冷及不易消化的食物，不能偏食，否则也可能因某种营养素的缺乏而引起贫血。食物要富有营养并易于消化，饮食要有规律，有节制，禁暴饮暴食。缺铁性贫血的患者要多食含铁丰富的食物，如猪肝、猪血、瘦肉、奶制品、豆类、大米、苹果、绿叶蔬菜等。茶叶中含有叶酸、维生素 B_{12}，因此多饮茶有利于巨细胞性贫血的治疗。但缺铁性贫血不宜饮茶，因为饮茶不利于人体对铁剂的吸收，适当补充酸性食物则有利于铁剂的吸收。

5. 预防感染

保持皮肤、黏膜的清洁卫生，常洗澡，勤换衣物，防止皮肤破损、感染。保持室内空气新鲜，早晚通风 2 次，每次 30 分钟以上，室内空气每天消毒 2 次，每次 30 分钟。限制患者家属及亲朋好友探视的次数、人数，有呼吸道感染的禁止探视。如果出现感染的征兆应立即给予抗生素治疗。

五、健康教育

（1）向患者及其家属讲解贫血发生的原因、临床表现、治疗方法及不良反应，指导患者保持良好的心理状态，积极配合治疗。

（2）使患者及其家属了解治疗药物的不良反应，积极配合治疗。

（3）加强患者营养，摄入高蛋白、高热量、高维生素等富含营养、易消化的饮食。

（4）向患者及其家属讲解吸氧注意事项，讲解输血的作用。

（姜晓艺）

第十三章

神经内科常见疾病的护理

第一节　神经内科护理技术

一、脑室引流管护理技术

（一）目的
保持脑室引流管通畅，维持正常颅内压；防止逆行性感染；便于观察脑室引流液性状、颜色、量。

（二）用物准备
无菌治疗巾、引流袋、换药包（血管钳2把、纱布2块）、无菌手套、消毒瓶、棉签、笔、纸、弯盘。

（三）操作要点
1. 观察引流情况
（1）核对床号、姓名。
（2）向患者解释，取得合作，戴口罩。
（3）从上至下缓慢挤压引流管是否通畅，检查伤口敷料有无渗出。

2. 更换引流袋
（1）戴手套，取合适体位，暴露引流管。
（2）头下铺无菌治疗巾，打开换药包，用血管钳在管口上方5 cm处夹紧引流管，使管口朝上。
（3）取无菌纱布1块，包裹接头处分离引流管、袋。
（4）竖直抬高引流管，使引流液完全流入引流袋内，反折接头放于一旁。
（5）用碘酊棉签分别消毒引流管的内径、引流管横面、引流管外径。
（6）取无菌纱布包盖已消毒的引流管外径。
（7）取出引流袋，关紧下端活塞，连接引流袋于引流管上。
（8）固定引流袋高于侧脑室平面10~15 cm，以维持正常颅内压。
（9）松开血管钳，观察引流是否通畅。

3. 处置、宣教
（1）撤治疗巾，放入弯盘，脱手套，整理患者衣裤及床单位。
（2）记录引流液颜色、性状、引流量于护理单上。
（3）处置用物，健康宣教：①指导患者按要求卧位；②引流袋位置不能随意移动；③保持伤口敷料清洁，不可抓挠伤口。

（四）注意事项
（1）严密观察患者的意识、瞳孔及生命体征变化。
（2）严格无菌操作，每天更换引流袋，预防感染，妥善固定，引流管开口需高于侧脑室10~

15 cm，以维持正常的颅内压。

（3）严密观察并记录引流液的颜色、性状及引流量；正常脑脊液无色透明，无沉淀，术后 1～2 天脑脊液可略呈血性，以后转为淡黄色，脑室引流不宜超过 5～7 天。若引流液由清亮变浑浊，伴有体温升高可能发生颅内感染，应及时报告医生。

（4）注意保持引流通畅：引流管不可受压、扭曲、打折，保持引流管通畅。适当限制患者头部活动范围，患者翻身及治疗活动时，动作应轻柔，先行保护好引流管，避免牵拉，以免脱出。搬运患者时应将引流管夹闭，以免管内脑脊液反流入脑室。

（5）正常脑脊液每天分泌 400～500 mL，每天引流量不超过 500 mL 为宜，注意引流过度的表现：出汗，头痛，恶心，心动过速。特殊情况如颅内感染患者因脑脊液分泌过多，引流量可相应增加，但应注意水电解质平衡。

（6）针对患者的精神症状如躁动等，应给予适当约束。

二、管饲喂养技术

（一）目的

神经疾病患者出现意识障碍、精神障碍、吞咽困难、延髓麻痹、神经性呕吐等临床症状时，不能通过自行进食方式供给营养，需遵医嘱给予管饲喂养，使患者早期得到营养支持，保证良好的营养状态，提高自身免疫力，利于疾病的早期康复。

（二）用物准备

治疗车、型号适宜的胃管、清洁手套、胶布、20 mL 注射器、听诊器、纱布、棉签、液状石蜡、温水、治疗碗、手电、鼻饲营养液、鼻饲营养袋、肠内营养输注泵。

（三）操作要点

1. 操作前护理

护士着装整洁，洗手，戴口罩。核对患者，向患者及其家属解释鼻饲的目的、方法及配合的注意事项，解除患者顾虑，取得合作，操作前签署操作知情同意书。协助患者摆好体位。

2. 操作过程中护理

（1）再次核对患者正确无误后协助患者摆放体位。清醒患者抬高床头，半卧位或坐位；昏迷患者床头抬高 30°。

（2）清洁准备放置胃管的鼻腔，并再次观察鼻腔有无异常。

（3）测量胃管置入深度。测量鼻尖→耳垂→剑突的距离。正常成年人胃管置入深度为 45～55 cm。

（4）使用润滑油充分润滑胃管后将胃管迅速置入，插入深度 10～20 cm 觉得有阻力时嘱患者或协助其低头，并做吞咽动作，继续插入直至胃管到达测量长度。

（5）使用胶布妥善固定胃管，并在胃管上贴好"胃肠"标识。

（6）利用听气过水声或回抽胃液等方法确定胃管位置正常。

（7）根据医嘱进行鼻饲。

（8）进行鼻饲的患者选择适宜配套的肠内营养输注泵及泵管，严格按照主管医生的医嘱（包括鼻饲液种类、每天泵入总量及泵入速度）进行操作。

（9）鼻饲时密切观察患者病情变化，生命体征是否平稳，有无呛咳、反流、呕吐、误吸等异常情况。

3. 操作后护理

（1）鼻饲完毕后用 20～40 mL 温水将胃管冲净，妥善固定。肠内营养输注泵管需每天更换。

（2）观察鼻饲后患者的反应，有无呕吐、腹胀、腹泻等症状。

（3）再次评估患者合作情况，保证管路安全。

（4）操作后洗手，妥善处理用物，签字并详细记录。

（四）注意事项

（1）患者在鼻饲过程中突然出现呛咳、面色发绀、呼吸急促或咳出类似营养液颜色的分泌物时，应立即停止鼻饲并通知医生；抽吸胃内容物，观察胃内残留量，存在误吸时给予气道吸引，尽可能地将呕吐误吸物吸净，若患者存在血氧下降，则应配合医生抢救。

（2）给予口服药物前后，停止泵入营养液 30 分钟，防止与营养液相互作用，导致患者出现胃肠痉挛、腹泻等并发症；药物应研磨后给予，鼻－空肠造瘘管、胃－空肠造瘘管给药后应加强冲管，避免管路堵塞。

（3）鼻饲原则为鼻饲量从少到多，鼻饲速度从慢到快，严格遵医嘱执行。

（4）营养液室温放置，更换时要现用现开启，禁止一次将营养液全部开启。

（5）吸痰、翻身、外出检查前半小时，暂停鼻饲营养。

（6）每天鼻饲前回抽胃液或鼻饲中定时回抽胃内容物，异常时通知医生给予相应处理。

（7）鼻饲营养液通路与静脉通路分开悬挂，并在鼻饲泵管旁悬挂"胃肠"提示标志。

（张晓楠）

第二节　脑血管疾病

脑血管疾病（CVD）是由于各种血管源性脑病变引起的脑功能障碍。根据神经功能缺失的时间可将脑血管疾病分为短暂性脑缺血发作（不足 24 小时）和脑卒中（超过 24 小时）；根据病理性质可分为缺血性脑卒中和出血性脑卒中，前者又称为脑梗死，包括脑血栓形成和脑栓塞，后者包括脑出血和蛛网膜下腔出血。CVD 是神经系统的常见病和多发病，死亡率约占所有疾病的 10%，已成为重要的严重致残疾病。

一、短暂性脑缺血发作

短暂性脑缺血发作（TIA）是指颈动脉或椎－基底动脉系统短暂性供血不足，引起的短暂性、局限性、反复发作的脑功能缺损或视网膜功能障碍。临床症状多在 1 小时内可缓解，最长不超过 24 小时，影像学检查无责任病灶。

（一）护理要点

向患者讲解疾病的发病特点，指导患者活动时注意安全，避免单独行动，防止发生外伤。告知患者疾病的危害：如果控制不好，TIA 将会进展为脑梗死，使患者从思想上真正重视疾病。

（二）护理措施

1. 基础护理

病房空气新鲜，温度、湿度适宜，空间设置要和谐、轻松，物品干净，摆放整齐、协调。

2. 病情观察

注意观察患者的症状、体征，如意识、血压、心率、脉搏、呼吸、头晕、头痛、恶心、呕吐、肢体麻木、下肢无力等，并观察短暂性脑缺血发作的特点、频率、间隔时间，病情是否加重等，准确而详细地记录，可以为医生提供第一手资料，便于随时调整治疗方案。

3. 心理护理

短暂性脑缺血发作起病急，患者多无足够的心理准备，多数心理负担重，出现明显的心理障碍，如紧张、恐惧、失望、悲观、焦虑、自卑等，对预后缺乏信心。治疗前要向患者讲明用药的目的、疗效及不良反应，消除患者的焦虑、恐惧心理，配合治疗及护理。所以除对患者进行常规治疗外，还要注意其存在的不良心理状态，积极主动对患者进行心理疏导、安慰，引导倾诉烦恼，提高他们对疾病的认识，调动其潜在能力，鼓励、支持和帮助患者增强自信心，使其积极配合治疗，改善临床愈后。

4. 用药护理

在给予药物治疗的同时，应做好用药护理工作，如静脉给药时，注意观察患者是否出现瘙痒、血管发红、疼痛等药物刺激反应，如出现应立即停药并给予妥善处理；使用低分子肝素治疗时，应选择脐周围为最佳注射位置，并注意交替注射位置，不可在同一部位反复注射；对于口服药物者，指导患者按医嘱正确服药，不能随意更改、终止或自行购药服用。对无症状的患者更应该强调用药的重要性，让其认识到不遵医行为将导致的严重危害。告知患者药物的作用，不良反应的观察及用药注意事项。

5. 饮食护理

TIA 患者饮食应在护理人员的指导下进食，护理人员应向患者讲解控制饮食的重要性。饮食原则包括：低盐、低脂、低胆固醇、低糖、优质高蛋白、富含维生素及纤维素的饮食为主，营养均衡；注意纠正饮食不良习惯，如忌食辛辣、刺激、油腻、生冷的食物，减少酱类、腌制类及咖啡、浓茶、可乐等饮品的摄入，忌烟、酒；体重超重或肥胖者，应减少饮食的摄入量，并注意少食多餐，不过饱，睡前不进食等。

6. 并发出血的护理

低分子肝素的出血倾向低，但用药后仍有再出血的危险。用药期间应注意检测血小板出凝血时间，凝血酶原时间等的变化，同时密切观察皮肤、黏膜有无出血点、瘀斑及牙龈出血，尤其应观察注射部位有无出血倾向，有时会出现局部紫绀，嘱患者不要紧张，停药后可吸收，局部压迫 3 min 可减少皮下出血。如有出血征象及时报告医生相应处理。

（三）健康教育

1. 疾病知识指导

（1）TIA 是指各种脑血管病变引起的短暂性、局限性、反复发作的脑功能缺损或视网膜功能障碍。临床症状多在 1 小时内可缓解，最长不超过 24 小时，影像学检查无责任病灶。

（2）TIA 发生的主要原因有动脉粥样硬化、血流动力学改变及血液成分改变等。心源性栓子、动脉粥样硬化的斑块脱落，在血流中形成微栓子，随血流到小动脉而堵塞血管，出现脑局部供血不足，而随着斑块的破裂或溶解，症状缓解。此型 TIA 发作频率低，但症状多样，每次发作持续时间长，可持续 2 小时。还有脑动脉完全狭窄或闭塞，当某些原因使血压急剧波动时，侧支循环短时间内无法建立，则会发生该处脑组织的供血不足。还有一些血液系统疾病，如血小板增多、严重贫血以及各种原因导致的血液高凝状态等也可导致 TIA 发病。

（3）TIA 的特点是急性发病，每次发作时间短，最长不超过 24 小时，反复发作，且每次发作症状相似，不遗留视网膜或脑神经功能障碍。根据其缺血部位不同，临床症状多样，表现为肢体偏瘫、偏身感觉障碍，失语，双下肢无力，视力障碍，眩晕，复视，跌倒发作等。

（4）TIA 主要的辅助检查有 CT 或 MRI，但结果大多正常，血常规、凝血四项、生化检查也是必要的。

（5）TIA 确诊后需针对病因治疗，治疗心律失常，控制高血压、糖尿病、高脂血症、血液系统疾病等。日常活动中要防止颈部活动过度等诱发因素。药物治疗可选择抗血小板凝集药物，对预防复发有一定的作用。对于发作时间较长、频繁发作且逐渐加重，同时无明显抗凝治疗禁忌证患者进行抗凝治疗，主要药物有肝素、低分子肝素、华法林等。

2. 饮食指导

（1）每日食盐摄入量应在 6 g 以下，对于高血压患者则控制在 3 g 以下，防止食盐摄入过多导致血压升高。

（2）以清淡饮食为主，多食用豆类、植物油、粗粮、蔬菜、水果等，适量进食瘦肉、牛奶，对于体重超标的患者，建议减肥，并控制体重。

（3）糖尿病患者忌食糖及含糖较多的糕点、水果、罐头等，严格控制血糖，因为糖尿病可以导致脑动脉硬化提前发生。

（4）调整饮食，降低胆固醇的摄入量，每日不超过 3 个蛋黄，少食动物内脏。

（5）戒烟限酒，烟酒可以导致高血压或使血压升高，但戒烟、限酒需要一个过程，防止突然戒断导致不良反应的发生。

3. 日常活动指导

（1）适当户外活动，如快走、慢跑、散步等，每次30~40分钟，以不感到疲劳和紧张为原则。

（2）打太极拳、垂钓、登山等，可以缓解头晕、头痛的症状，同时也可以促进血液循环。

（3）每天静坐冥思1~2次，每次30分钟左右，排除杂念，放松身心，有助于缓解神经性头痛，降低血压。

4. 日常生活指导

（1）出现头晕、头痛、复视及恶心、呕吐症状的，患者要及时就医，以卧床休息为主，注意枕头不宜太高，以免影响头部的血液供应。在仰头或头部转动时动作缓慢，幅度不可过大，防止因颈部活动过度或过急导致TIA发作而跌伤。变换体位时动作要轻慢，以免诱发眩晕而增加呕吐次数。尽量避免患者单独活动，以免发生意外伤害。

（2）心烦、耳鸣、急躁易怒、失眠多梦的患者要多注意休息，睡前避免服用一些易导致兴奋的饮料，如咖啡、浓茶等。

（3）记忆力减退，注意力不集中，常有健忘发生的患者，身边应常备纸笔，以便随时记录一些重要事情，以免再次发生遗忘。

（4）TIA频繁发作的患者应避免重体力劳动，要重视疾病的危险性。必要时在如厕、洗浴及外出活动时有家属陪伴，以免发生意外。

（5）出院后定期门诊随访，动态了解血压、血脂、血糖和心脏功能，预防并发症和TIA的复发。

5. 用药指导

（1）遵医嘱正确服药，不可以随意更改药品的种类、剂量、时间、用法，甚至终止服药。

（2）因抗凝治疗会导致皮肤有出血点，个别患者还会有消化道出血，所以在用药时要严密观察有无出血倾向。

（3）在使用阿司匹林或奥扎格雷等抗血小板凝集药物治疗时，可出现食欲缺乏、皮疹或白细胞减少等不良反应，所以一定要严格遵医嘱用药。

6. 保持心态平衡

（1）积极调整心态，稳定情绪，培养自己的兴趣爱好。

（2）建议多参加一些文体活动以陶冶情操，丰富个人生活。

（3）增强脑的思维活动，但要做到劳逸结合。

7. 预防复发

（1）遵医嘱正确用药。

（2）定期复诊，监测血压、血脂等，保持情绪稳定，避免生气、激动、紧张。适当体育活动，如散步、太极拳等。

二、脑梗死

脑梗死（CI）又称缺血性脑卒中，包括脑血栓形成、腔隙性脑梗死和脑栓塞等，是指因脑部血液循环障碍，缺血、缺氧所致的局限性脑组织的缺血性坏死或软化。好发于中老年人，多见于50岁以上的动脉硬化患者，且多伴有高血压、冠心病或糖尿病；男性稍多于女性。通常有前驱症状，如头晕、头痛等，部分患者发病前曾有TIA史。常见表现如失语、偏瘫、偏身感觉障碍等。临床上根据部位不同可分为前循环梗死、后循环梗死和腔隙性梗死。

（一）护理要点

急性期加强病情观察（昏迷患者使用格拉斯哥昏迷量表评定），防治脑疝；低盐低脂饮食，根据洼田饮水试验的结果，3分以上的患者考虑给予鼻饲，鼻饲时防止食物反流，引起窒息；偏瘫患者保持肢体功能位，定时协助更换体位，防止压疮，活动时注意安全，生命体征平稳者早期康复介入；失语患者进行语言康复训练，要循序渐进，持之以恒。

（二）护理措施

1. 一般护理

（1）生活护理：卧位（强调急性期平卧，头高足低位，头部抬高15°~30°），皮肤护理，压疮预防，个人卫生护理等。

（2）安全护理：病房安装护栏、扶手、呼叫器等设施；床、地面、运动场所尽量创造无障碍环境；患者使用安全性高的手杖、衣服、鞋；制订合理的运动计划，注意安全，避免疲劳。

（3）饮食护理：鼓励进食，少食多餐；选择软饭、半流食或糊状食物，避免粗糙、干硬、辛辣等刺激性食物；保持进餐环境安静，减少进餐时的干扰因素；提供充足的进餐时间；掌握正确的进食方法（如吃饭或饮水时抬高床头，尽量端坐，头稍前倾）；洼田饮水试验2~3分的患者不能使用吸管吸水，一旦发生误吸，迅速清理呼吸道，保持呼吸道通畅；洼田饮水试验4~5分的患者给予静脉营养支持或鼻饲，做好留置胃管的护理。根据护理经验，建议脑梗死患者尽量保证每天6~8瓶（3000~4000 mL）的进水量，可有效地帮助改善循环，补充血容量，防止脱水。

2. 用药护理

（1）脱水药：保证用药的时间、剂量、速度准确，注意观察患者的反应及皮肤颜色、弹性的变化，保证充足的水分摄入，准确记录24小时出入量，注意监测肾功能。

（2）溶栓抗凝药：严格遵医嘱剂量给药，监测生命体征，观察有无皮肤及消化道出血倾向，观察有无并发颅内出血和栓子脱落引起的小栓塞。扩血管药，尤其是应用尼莫地平等钙通道阻滞药时，滴速应慢，同时监测血压变化。使用低分子右旋糖酐改善微循环治疗时，可能出现发热、皮疹甚至过敏性休克，应密切观察，目前临床不常用。

3. 心理护理

重视患者精神及情绪的变化，提高对抑郁、焦虑状态的认识，及时发现患者的心理问题，进行针对性护理（解释、安慰、鼓励、保证等），以消除患者的思想顾虑，稳定情绪，增强战胜疾病的信心。

4. 康复护理

（1）早期康复干预，重视患侧刺激，保持良好的肢体位置，注意体位变换，床上运动训练。

（2）恢复期功能训练。

（3）综合康复治疗，合理选用针灸、理疗、按摩等辅助治疗。

5. 语言训练

（1）沟通方法指导：提问简单的问题，借助卡片、笔、本、图片、表情或手势沟通，提供安静的语言交流环境，关心、体贴、缓慢、耐心等。

（2）语言康复训练：如肌群运动、发音、复述、命名训练等，遵循由少到多、由易到难、由简单到复杂的原则，循序渐进。

（三）健康教育

1. 疾病知识指导

（1）概念：脑梗死是因脑部的血液循环障碍，缺血、缺氧所引起的脑组织坏死和软化，它包括脑血栓形成、腔隙性脑梗死（腔梗）和脑栓塞等。

（2）形成的主要原因：年龄（多见于50~60岁及60岁以上）、性别（男性稍多于女性）、脑动脉粥样硬化、高血压、高脂血症、糖尿病、脑动脉炎、血液高凝状态、家族史等，脑栓塞形成的主要原因有风湿性心脏病、二尖瓣狭窄并发心房颤动、血管粥样硬化斑块、脓栓、脂肪栓子等。

（3）主要症状：脑血栓形成常伴有头晕、头痛、恶心、呕吐的前驱症状，部分患者曾有短暂性脑供血不全，发病时多在安静休息中，应尽快就诊，以及时恢复血液供应。早期溶栓一般在发病后的6小时之内，脑栓塞起病急，多在活动中发病。

（4）常见表现：脑血栓形成常表现为头晕、头痛、恶心、言语笨拙、失语、肢体瘫痪、感觉减退、饮水或进食呛咳、意识不清等，脑栓塞常表现为意识不清、失语、抽搐、偏瘫、偏盲（一侧眼睛看不清或看不见）等。

（5）常用检查项目：凝血四项、血常规、血糖、血脂、血液流变学、同型半胱氨酸等血液检查，CT、MRI、数字减影血管造影（DSA）、经颅多普勒超声（TCD）等影像学检查。

（6）治疗：在急性期进行个体化治疗，此外酌情给予改善脑循环，脑保护，抗脑水肿，降颅内压，调整血压、血糖、血脂，控制并发症，康复治疗等。脑栓塞治疗与脑血栓形成有相同之处，此外需治疗原发病。

（7）预后：脑血栓形成在急性期病死率为5%～15%，存活者中50%留有后遗症，脑栓塞有10%～20%的患者10天内再次栓塞，再次栓塞病死率高，2/3患者遗留不同程度的神经功能缺损。

2. 康复指导

（1）康复的开始时间：一般在患者意识清楚、生命体征平稳、病情不再发展后48小时即可进行。

（2）康复护理的具体内容如下，要请专业的康复医生进行训练。

1）躯体康复：①早期康复干预，重视患侧刺激，保持良好的肢体位置，注意体位变换，床上运动训练（关节被动运动、起坐训练）；②恢复期功能训练；③综合康复治疗，合理选用针灸、理疗、按摩等辅助治疗。

2）语言训练：①沟通方法指导，提问简单的问题，借助卡片、笔、本、图片、表情或手势沟通，提供安静的语言交流环境，关心、体贴、缓慢、耐心等；②语言康复训练，如肌群运动、发音、复述、命名训练等，遵循由少到多、由易到难、由简单到复杂的原则，循序渐进。

（3）康复训练所需时间较长，需要循序渐进，树立信心，持之以恒，不要急功近利和半途而废。家属要关心体贴患者，给予生活照顾和精神支持，鼓励患者坚持锻炼。康复过程中加强安全防范，防止意外发生。

（4）对于康复过程中的疑问请询问医生或康复师。

3. 饮食指导

（1）合理进食，选择高蛋白、低盐、低脂、低热的清淡食物，改变不良的饮食习惯，如油炸食品、烧烤等，多食新鲜蔬菜水果，避免粗糙、干硬、辛辣等刺激性食物，避免过度食用动物内脏、动物油类，每日食盐量不超过6 g。

（2）洼田饮水试验2～3分者，可将患者的头偏向一侧，喂食速度慢，避免交谈，防止呛咳、窒息的发生；洼田饮水试验4～5分者，遵医嘱给予鼻饲饮食，密切防止食物反流引起窒息。

（3）增加粗纤维食物摄入，如芹菜、韭菜等，适当增加进水量，顺时针按摩腹部，减少便秘发生。患者数天未排便或排便不畅，可使用缓泻剂，诱导排便。

4. 用药指导

（1）应用溶栓、抗凝、降纤类药物的患者应注意有无胃肠道反应，以及柏油样便、牙龈出血等出血倾向。为保障用药安全，在使用溶栓、抗凝、降纤等药物时需检查出凝血机制，患者应予以配合。

（2）口服药按时服用，不要根据自己感受减药、加药，忘记服药或在下次服药时补上忘记的药量会导致病情波动；不能擅自停药，需按照医生医嘱（口服药手册）进行减量或停药。

（3）静脉输液的过程中不要随意调节滴速，如有疑惑需询问护士。

5. 日常生活指导

（1）患者需要安静、舒适的环境，保持平和、稳定的情绪，避免各种不良情绪影响。改变不良的生活方式，如熬夜、赌博等，适当运动，合理休息和娱乐，多参加有益的社会活动，做力所能及的工作及家务。

（2）患者起床、起坐、低头等体位变化时动作要缓慢，转头不宜过猛过急，洗澡时间不能过长，外出时有人陪伴，防止意外发生。

（3）气候变化时注意保暖，防止感冒。

（4）戒烟、限酒。

6. 预防复发

（1）遵医嘱正确用药，如降压、降脂、降糖、抗凝药物等。

（2）出现头晕、头痛、一侧肢体麻木无力、口齿不清或进食呛咳、发热、外伤等症状时及时就诊。

（3）定期复诊，动态了解血压、血脂、血糖以及肝肾功能，预防并发症和复发。

三、脑出血

脑出血是指原发性非外伤性脑实质内的出血，占急性 CVD 的 20%～30%。高血压并发动脉硬化是自发性脑出血的主要病因，高血压患者约有 1/3 的机会发生脑出血，而 93.91% 的脑出血患者都有高血压病史。脑出血常发生于 50～60 岁男性，冬春季易发，发病前常无预感，多在情绪紧张、兴奋、用力排便时发病，可出现头痛、头晕、肢体麻木等先驱症状，也可在原有疾病基础上突然加重。

（一）护理要点

脑出血患者在临床护理中最重要的是绝对卧床休息，保持大便通畅和情绪稳定；根据出血量多少、部位不同决定绝对卧床时间；加强病情观察；高血压患者调整血压；观察患者应用脱水药后的情况。

（二）护理措施

1. 一般护理

（1）休息与安全：急性期患者绝对卧床 2～4 周，头部抬高 15°～30° 减轻脑水肿，烦躁患者加护床挡，必要时给予约束带适当约束；病室保持清洁、安静、舒适，室内空气新鲜，室温保持在 18～22 ℃，相对湿度 50%～70%。

（2）日常生活护理：以高蛋白、高维生素、易消化的清淡饮食为主，发病 24 小时后仍有意识障碍、不能经口进食者，应给予鼻饲饮食，同时做好口腔护理。协助更换体位，加强皮肤护理，防止压疮；保持二便通畅，尤其二便失禁患者注意保护会阴部皮肤清洁干燥，早期康复介入，保持肢体功能位置。

2. 病情观察及护理

（1）密切观察意识、瞳孔及生命体征变化。掌握脑疝的前驱症状，如头痛剧烈、喷射状呕吐、血压升高、脉搏洪大、呼吸深大伴鼾声、意识障碍加重等。发现异常情况，及时报告医生。

（2）保持呼吸道通畅：患者取平卧位，将头偏向一侧，及时清除呕吐物及咽部分泌物，防止呕吐物及分泌物误入气管引起窒息。

（3）建立静脉通道，遵医嘱用药，颅内压增高者遵医嘱给予脱水药。维持血压稳定，患者的血压保持在 150～160/90～100 mmHg 为宜，过高易引起再出血，过低则可使脑组织灌注量不足。

（4）定时更换体位，翻身时注意保护头部，转头时要轻、慢、稳。呼吸不规则患者，不宜频繁更换体位。

（5）如患者痰液较少或呼吸伴有痰鸣音，鼓励患者咳嗽，指导患者有效排痰的方法，痰液较多、部位较深或咳痰无力时给予吸痰，吸痰前协助患者翻身、轻叩背，叩背顺序要由下向上、由外向内，力度适宜。

（6）密切观察上消化道出血的症状和体征。如呕吐的胃内容物呈咖啡色，则应考虑是否发生应激性溃疡，留取标本做隐血试验。急性消化道出血期间应禁食，恢复期应避免食用刺激性食物及含粗纤维多的食物。观察患者有无头晕、黑便、呕血等失血性休克表现。

（7）保持良好肢体位置，做好早期康复护理。对于脑出血软瘫期的患者，加强良好姿位摆放，避免一些异常反射的出现，例如牵张反射。

3. 用药护理

使用脱水降颅压药物，如 20% 甘露醇注射液、呋塞米注射液、甘油果糖、托拉塞米注射液等，注意监测尿量与水电解质的变化，防止低钾血症和肾功能受损。应用抗生素，防止呼吸系统感染、泌尿系统感染等并发症。

4. 心理护理

患者常因偏瘫、失语、生活不能自理而产生悲观、恐惧的心理，护士应经常巡视病房，与之交谈，了解患者心理状态，耐心解释，给予安慰，帮助患者认识疾病，树立信心，配合治疗和护理。同时还要关注患者家属的心理护理，由于患者病情危重，家属多有紧张情绪，加之陪护工作很辛苦，导致身心疲惫，故在患者面前易表现出烦躁、焦虑、易怒，易引起患者情绪波动，可能加重病情。

（三）健康教育

1. 疾病知识指导

（1）脑出血是指原发性（非外伤性）脑实质内的出血，占全部脑卒中的 20% ~ 30%。

（2）脑出血的病因：①高血压并发细小动脉硬化；②颅内肿瘤；③动静脉畸形；④其他：脑动脉炎、血液病、脑底异常血管网症、抗凝或溶栓治疗、淀粉样血管病。

（3）脑出血的诱因：寒冷气候、精神刺激、过度劳累、不良生活习惯（吸烟、酗酒、暴饮暴食、食后沐浴等）。

（4）脑出血的治疗：脑出血急性期治疗的主要原则为防止再出血、控制脑水肿、维持生命功能和防治并发症。①一般治疗，绝对卧床休息，保持呼吸道通畅，预防感染等。②调控血压。③控制脑水肿。④应用止血药和凝血药。⑤手术治疗（大脑半球出血量 >30 mL 和小脑出血量 >10 mL）。⑥早期康复治疗。

2. 康复指导

（1）急性期应绝对卧床休息 2 ~ 4 周，抬高床头 15° ~ 30° 减轻脑水肿。发病后 24 ~ 48 小时尽量减少头部的摆动幅度，以防加重出血。四肢可在床上进行小幅度翻动（1 次/2 小时），有条件可使用气垫床预防压疮。

（2）生命体征平稳后应开始在床上进行主动训练，时间从每次 5 ~ 10 分钟开始，渐至每次 30 ~ 45 分钟，如无不适，每天可作 2 ~ 3 次，不可过度用力憋气。

（3）康复训练需要请专业的医师，可以为患者进行系统的康复训练。

3. 饮食指导

选择营养丰富、低盐、低脂饮食，如鸡蛋、豆制品等。避免食用动物内脏、动物油类，每日食盐量不超过 6 g，多吃蔬菜、水果，尤其要增加粗纤维食物，如芹菜、韭菜等，适量增加进水量，预防便秘发生。洼田饮水试验 2 ~ 3 分者，可将患者头偏向一侧，喂食速度慢，避免交谈，尽量选用糊状食物，防呛咳、窒息，洼田饮水试验 4 ~ 5 分者，遵医嘱给予静脉营养支持或鼻饲饮食。

4. 用药指导

（1）口服药按时服用，不要根据自己感受减药、加药，忘记服药或在下次服药时补上忘记的药量会导致病情波动；不能擅自停药，需按照医生医嘱（口服药手册）进行减或停药。

（2）静脉输液过程中不要随意调节滴速，如有疑惑请询问护士。

5. 日常生活指导

（1）患者需要一个安静、舒适的环境，特别是发病 2 周内，应尽量减少探望，保持稳定的情绪，避免各种不良情绪影响。

（2）脑出血急性期，请不必过分紧张。大小便需在床上进行，不可自行下床如厕，以防再次出血发生；保持大便通畅，可食用香蕉、火龙果、蜂蜜，多进水，适度翻身，顺时针方向按摩腹部，减少便秘发生；若患者 3 天未排便，可使用缓泻剂，诱导排便，禁忌用力屏气排便，防止诱发二次脑出血。

（3）病程中还会出现不同程度的头痛，向患者解释这是本病常见的症状，随着病情的好转，头痛症状会逐渐消失。

（4）部分患者有躁动、不安的表现，为防止自伤（如拔出各种管道、坠床等）或伤及他人，应在患者家属同意并签字的情况下酌情使用约束带，使用约束带期间应注意松紧适宜，定时松放，密切观察局部皮肤血运情况，防止皮肤破溃；放置床挡可防止患者发生坠床，尤其是使用气垫床的患者，使用时要防止皮肤与铁制床挡摩擦而发生刮伤。

（5）长期卧床易导致肺部感染，痰多不易咳出，加强翻身、叩背，促使痰液松动咳出，减轻肺部感染。咳痰无力者，可给予吸痰。

6. 预防复发

（1）遵医嘱正确用药。

（2）定期复诊，监测血压、血脂等，保持情绪稳定，避免生气、激动、紧张。适当体育活动，如散步、太极拳等。预防并发症和脑出血的复发。

四、蛛网膜下腔出血

蛛网膜下腔出血（SAH）指脑底部或脑表面的病变血管破裂，血液直接流入蛛网膜下腔引起的一种临床综合征，占急性脑卒中的10%左右。其最常见的病因为颅内动脉瘤。SAH以中青年常见，女性多于男性；起病突然，最典型的表现是异常剧烈的全头痛，个别重症患者很快进入昏迷，因脑疝而迅速死亡，此类患者最主要的急性并发症是再出血。

（一）护理要点

急性期绝对卧床4~6周，谢绝探视，加强病情观察，根据出血的部位和量考虑是否外科手术治疗，头痛剧烈可遵医嘱给予脱水药和止痛药；保持情绪稳定和二便通畅，恢复期的活动应循序渐进，不能操之过急，防止再次出血。

（二）护理措施

1. 心理护理

指导患者了解疾病的过程与预后，头痛是因为出血、脑水肿致颅内压增高，血液刺激脑膜或脑血管痉挛所致，随着出血停止、血肿吸收，头痛会慢慢缓解。必要时给予止痛和脱水降颅压药物。

2. 用药护理

遵医嘱使用甘露醇时应快速静脉滴注，必要时记录24小时尿量，定期查肾功能；使用排钾利尿药时要注意防止离子紊乱，可静脉补钾或口服补钾；使用尼莫地平等缓解脑血管痉挛的药物时可能出现皮肤发红、多汗、心动过缓或过速、胃肠道不适等反应，应适当控制输液速度，密切观察是否有不良反应发生。

3. 活动与休息

绝对卧床休息4~6周，向患者及其家属讲解绝对卧床的重要性，为患者提供安静、安全、舒适的休养环境，控制探视，避免不良的声、光刺激，治疗护理活动也应集中进行。如经1个月左右治疗，患者症状好转，经头部CT检查证实血液基本吸收，可遵医嘱逐渐抬高床头，床上坐位，下床站立和适当活动。

4. 病情监测

SAH再发率较高，以5~11天为再发高峰，81%发生在首次出血后1个月内。表现为首次出血后病情好转的情况下，突然再次出现剧烈头痛、恶心、呕吐、意识障碍加重，原有症状和体征重新出现等。

（三）健康教育

1. 疾病知识指导

（1）概念：SAH是指脑底部或脑表面的病变血管破裂，血液直接流入蛛网膜下腔引起的一种临床综合征，约占急性脑卒中的10%。

（2）形成的主要原因：其最常见的病因为颅内动脉瘤，占50%~80%，其次是动静脉畸形和高血压性动脉粥样硬化，还可见于烟雾病、颅内肿瘤、血液系统疾病、颅内静脉系统血栓和抗凝治疗并发症等。

（3）主要症状：出现异常剧烈的全头痛，伴一过性意识障碍和恶心、呕吐；发病数小时后出现脑膜刺激征（颈项强直＋Kernig征＋Brudzinski征）；25%的患者可出现精神症状。

（4）常用检查项目：首选CT检查，其次是脑脊液检查、脑血管影像学检查、TCD检查。

（5）治疗：一般治疗与高血压性脑出血相同；安静休息；脱水降颅压；防止再出血（常用氨甲苯酸注射液）；预防血管痉挛（常用尼莫地平注射液）；放脑脊液疗法；外科手术治疗。

（6）预后：与病因、出血部位、出血量、有无并发症及是否得到适当的治疗有关。

2. 饮食指导

给予高蛋白、高维生素、清淡、易消化、营养丰富的流食或半流食，指导患者多进食新鲜的水果和蔬菜，如米粥、蛋羹、面条、芹菜、韭菜、香蕉等，保证水分摄入，少量多餐，防止便秘。

3. 避免诱因

向患者及其家属普及保健知识，提高其自我管理理念，定期体检，及时发现颅内血管异常，立即就医；已发病的患者应控制血压在理想范围，避免情绪激动，保持大便通畅，必要时遵医嘱使用镇静剂和缓泻剂等药物。

4. 检查指导

SAH 患者一般在首次出血 3 周后进行 DSA 检查，应告知 DSA 的相关知识，指导患者积极配合，以明确病因，尽早手术，解除隐患和危险。

5. 照顾者指导

家属应关心、体贴患者，为其创造良好的休养环境，督促其尽早检查和手术，发现再出血征象及时就诊。

（马　峰）

第三节　中枢神经系统感染性疾病

中枢神经系统（CNS）感染性疾病是指各种生物病原体侵犯 CNS 实质、脑膜和血管等引起的急性或慢性炎症性（或非炎症性）疾病。引起疾病的生物病原体包括病毒、细菌、螺旋体、寄生虫、真菌、立克次体和朊蛋白等。临床根据 CNS 感染的部位不同可分为：脑炎、脊髓炎或脑脊髓炎，主要侵犯脑和（或）脊髓实质；脑膜炎、脊膜炎或脑脊膜炎，主要侵犯脑和（或）脊髓软膜；脑膜脑炎：脑实质和脑膜并发受累。生物病原体主要通过血行感染、直接感染和神经干逆行感染等途径进入 CNS。

一、病毒性脑膜炎

病毒性脑膜炎是一组由各种病毒感染引起的脑膜急性炎症性疾病。多为急性起病，出现病毒感染的全身中毒症状，如发热、头痛、畏光、恶心、呕吐、肌痛、食欲减退、腹泻和全身乏力等，并伴有脑膜刺激征，通常儿童病程超过 1 周，成人可持续 2 周或更长。本病大多呈良性过程。

（一）护理要点

急性期患者绝对卧床休息，给予高热量、高蛋白、高维生素、易消化的流质或半流质饮食，不能进食者给予鼻饲。密切观察病情变化，除生命体征外，必须观察瞳孔、精神状态、意识改变以及有无呕吐、抽搐症状，及时发现是否有脑膜刺激征和脑疝的发生。

（二）护理措施

1. 一般护理

（1）为患者提供安静、温湿度适宜的环境，避免声光刺激，以免加重患者的烦躁不安、头痛及精神方面的不适感。

（2）衣着舒适，患者内衣以棉制品为宜，勤洗勤换，且不易过紧；床单保持清洁、干燥、无渣屑。

（3）提供高热量、高蛋白、高维生素、低脂肪的易消化饮食，以补充高热引起的营养物质消耗。鼓励患者增加饮水量，1000 ~ 2000 mL/d。

（4）做好基础护理，给予口腔护理，减少患者因高热、呕吐引起的不适感，并防止感染；加强皮肤护理，防止降温后大量出汗带来的不适。

2. 病情观察及护理

（1）严密观察患者的意识、瞳孔及生命体征变化，及时准确地报告医生。积极配合医生治疗，给予降低颅内压的药物，减轻脑水肿引起的头痛、恶心、呕吐等，防止脑疝的发生。保持呼吸道通畅，及时清除呼吸道分泌物，定时拍背、吸痰，预防肺部感染。

（2）发热患者应减少活动，以减少耗氧量，缓解头痛、肌痛等症状。发热时可采用温水擦浴、冰袋和冷毛巾外敷等物理降温措施。必要时遵医嘱使用药物降温，使用时注意药物的剂量，尤其对年老体弱及伴有心脑血管疾病者应防止出现虚脱或休克现象；监测体温应在行降温措施30分钟后进行。

（3）评估患者头痛的性质、程度及规律，注意恶心、呕吐等症状是否加重。患者头痛时指导其卧床休息，改变体位时动作要缓慢。讲解减轻头痛的方法，如深呼吸、倾听音乐、引导式想象、生物反馈治疗等。

（4）意识障碍患者给予侧卧位，备好吸引器，及时清理口腔，防止呕吐物误入气管而引起窒息。观察患者呕吐的特点，记录呕吐的次数，呕吐物的性质、量、颜色、气味，遵医嘱给予止吐药，帮助患者逐步恢复正常饮食和体力。指导患者少量多次饮水，以免引起恶心及呕吐；剧烈呕吐不能进食或严重水电解质失衡时，给予外周静脉营养，准确记录24小时出入量，观察患者有无失水征象，依失水程度不同，患者可出现软弱无力、口渴、皮肤黏膜干燥和弹性减低，尿量减少、尿比重增高等表现。

（5）抽搐的护理：抽搐发作时，应立即松开衣领和裤带，取下活动性义齿，及时清除口鼻腔分泌物，保持呼吸道通畅；放置压舌板于上、下臼齿之间，防止舌咬伤，必要时用舌钳将舌拖出，防止舌后坠阻塞呼吸道；患者谵妄、躁动时给予约束带约束，勿强行按压肢体，以免造成肢体骨折或脱臼。

（三）健康教育

1. 疾病知识指导

（1）概念：病毒性脑膜炎又称无菌性脑膜炎，是一组由各种病毒感染引起的脑膜急性炎症性疾病，主要表现为发热、头痛和脑膜刺激征。

（2）形成的主要原因：85%~95%的病毒性脑膜炎由肠道病毒引起，主要经粪–口途径传播，少数经呼吸道分泌物传播。

（3）主要症状：多为急性起病，出现病毒感染全身中毒症状，如发热、畏光、头痛、肌痛、食欲减退、腹泻和全身乏力等，并伴有脑膜刺激征。幼儿可出现发热、呕吐、皮疹等，而颈项强直较轻微甚至缺如。

（4）常用检查项目：血常规、尿常规、腰椎穿刺术、脑电图、头部 CT 及 MRI 等。

（5）治疗：主要治疗原则是对症治疗、支持治疗和防治并发症。对症治疗如剧烈头痛可用止痛药，癫痫发作可首选卡马西平或苯妥英钠，抗病毒治疗可用阿昔洛韦，脑水肿可适当应用脱水药。

（6）预后：预后良好。

（7）其他：如疑为肠道病毒感染应注意粪便处理，注意手部卫生。

2. 饮食指导

（1）给予高蛋白、高热量、高维生素等营养丰富的食物，如鸡蛋、牛奶、豆制品、瘦肉等，有利于增强抵抗力。

（2）长期卧床的患者易引起便秘，用力屏气排便、过多的水钠潴留都易引起颅内压增高，为保证大便通畅，患者应多食粗纤维食物，如芹菜、韭菜等。

（3）应用甘露醇、呋塞米等脱水剂期间，患者应多食含钾高的食物如香蕉、橘子等，并要保证水分摄入。

（4）不能经口进食者，遵医嘱给予鼻饲，制订鼻饲饮食计划表。

3. 用药指导

（1）脱水药：保证药物滴注时间、剂量准确，注意观察患者的反应及皮肤颜色、弹性的变化，记录24小时出入量，注意监测肾功能、血电解质。

（2）抗病毒药：应用阿昔洛韦时注意观察患者有无谵妄、皮疹、震颤及血清转氨酶暂时增高等不良反应。

4. 日常生活指导

（1）保持室内环境安静、舒适、光线柔和。

（2）高热的护理：①体温上升阶段，寒战时注意保暖；②发热持续阶段，给予物理降温，必要时遵医嘱使用退热药，并要注意补充水分；③退热阶段，要及时更换汗湿衣服，防止受凉。

（3）腰椎穿刺术后患者取去枕平卧位 4~6 小时，以防止低颅压性头痛的发生。

二、化脓性脑膜炎

化脓性脑膜炎即细菌性脑膜炎，又称软脑膜炎，是由化脓性细菌导致的脑脊膜炎症反应，脑和脊髓的表面轻度受累，是 CNS 常见的化脓性感染疾病。病前可有上呼吸道感染史，主要临床表现为发热、头痛、呕吐、意识障碍、偏瘫、失语、皮肤瘀点及脑膜刺激征等。通常起病急，好发于婴幼儿和儿童。

（一）护理要点

密切观察患者的病情变化，定时监测患者的生命体征、意识、瞳孔变化及颅内压增高表现。做好高热患者的护理。对有肢体瘫痪及失语的患者，给予康复训练，预防并发症。加强心理护理，帮助患者树立战胜疾病的信心。

（二）护理措施

1. 一般护理

（1）环境舒适：保持病室安静，经常通风，用窗帘适当遮挡窗户，避免强光对患者的刺激，减少患者家属的探视。

（2）饮食护理：给予清淡、易消化且富含营养的流质或半流质饮食，多吃水果和蔬菜。意识障碍的患者给予鼻饲饮食，制订饮食计划表，保证患者摄入足够的热量。

（3）基础护理：给予口腔护理，保持口腔清洁，减少因发热、呕吐等引起的口腔不适；加强皮肤护理，保持皮肤清洁干燥，特别是皮肤有瘀点、瘀斑时避免搔抓破溃。

2. 病情观察及护理

（1）加强巡视，密切观察患者的意识、瞳孔、生命体征及皮肤瘀点、瘀斑的变化，婴儿应注意观察囟门。若患者意识障碍加重，呼吸节律不规则，双侧瞳孔不等大、对光反射迟钝，躁动不安等，提示脑疝的发生，应立即通知医生，配合抢救。

（2）备好抢救药品及器械、抢救车、吸引器、简易呼吸器、氧气装置及硬脑膜下穿刺包等。

3. 用药护理

（1）抗生素：给予抗生素皮试前，询问有无过敏史。用药期间监测患者的血常规、血培养、药敏试验等结果。用药期间了解患者有无不适主诉。

（2）脱水药：保证药物按时、准确滴注，注意观察患者的反应及皮肤颜色、弹性的变化，注意监测肾功能、血电解质。避免药液外渗，如有外渗，可用硫酸镁湿热敷。

（3）糖皮质激素：严格遵医嘱用药，保证用药时间、剂量的准确，不可随意增量、减量，询问患者有无心悸、出汗等不适主诉；用药期间监测患者的血常规、血糖变化；注意保暖，预防交叉感染。

4. 心理护理

根据患者及其家属的文化水平，介绍患者的病情及治疗和护理的方法，使其积极主动配合。关心和爱护患者，及时解除患者的不适，增强其信任感，帮助患者树立战胜疾病的信心。

5. 康复护理

有肢体瘫痪和语言沟通障碍的患者可以进行如下的康复护理。

（1）保持良好的肢体位置，根据病情，给予床上运动训练，包括：①桥式运动，患者仰卧位，双上肢放于体侧，或双手十指交叉，双上肢上举；双腿屈膝，足支撑于床上，然后将臀部抬起，并保持骨盆成水平位，维持一段时间后缓慢放下；也可以将健足从治疗床上抬起，以患侧单腿完成桥式运动；

②关节被动运动，为了预防关节活动受限，主要进行肩关节外旋、外展，肘关节伸展，腕和手指伸展，髋关节外展，膝关节伸展，足背屈和外翻；③起坐训练。

（2）对于清醒患者，要更多关心、体贴患者，增强其自我照顾能力和信心。经常与患者进行交流，促进其语言功能的恢复。

（三）健康教育

1. 疾病知识指导

（1）概念：化脓性脑膜炎是由化脓性细菌感染所致的脑脊膜炎症，脑和脊髓的表面轻度受累。通常急性起病，是 CNS 常见的化脓性感染疾病。

（2）形成的主要原因：化脓性脑膜炎最常见的致病菌为肺炎链球菌、脑膜炎双球菌及 B 型流感嗜血杆菌。这些致病菌可通过外伤、直接蔓延、血液循环或脑脊液等途径感染软脑膜和（或）蛛网膜。

（3）主要症状：寒战、高热、头痛、呕吐、意识障碍、腹泻和全身乏力等，有典型的脑膜刺激征。

（4）常用检查项目：血常规、尿常规、脑脊液检查、头部 CT 及 MRI、血细菌培养等。

（5）治疗：①抗菌治疗，未确定病原菌时首选第三代头孢菌素，如头孢曲松或头孢噻肟，因其可透过血脑屏障，在脑脊液中达到有效浓度；如确定病原菌为肺炎球菌，首选青霉素，对其耐药者，可选头孢曲松，必要时联合万古霉素治疗；如确定病原菌为脑膜炎球菌，首选青霉素；如确定病原菌为铜绿假单胞菌，可选头孢他啶；②激素治疗；③对症治疗。

（6）预后：本病病死率及致残率较高，但预后与机体情况、病原菌和是否尽早应用有效的抗生素治疗有关。

（7）宣教：搞好环境和个人卫生。

2. 饮食指导

给予高热量、清淡、易消化的流质或半流质饮食，按患者的热量需要制订饮食计划，保证足够热量的摄入。注意食物的搭配，增加患者的食欲，少食多餐。频繁呕吐不能进食者，给予静脉输液，维持水电解质平衡。

3. 用药指导

（1）应用脱水药时，保证输液速度。

（2）应用激素类药物时不可随意减量，以免发生"反跳"现象，激素类药物最好在上午输注，避免由于药物不良反应引起睡眠障碍。

4. 日常生活指导

（1）协助患者洗漱、如厕、进食及个人卫生等生活护理。

（2）做好基础护理，及时清除大小便，保持臀部皮肤清洁干燥，间隔 1～2 小时更换体位，按摩受压部位，必要时使用气垫床，预防压疮。

（3）偏瘫的患者确保有人陪伴，床旁安装护栏，地面保持平整干燥、防湿、防滑，注意安全。

（4）躁动不安或抽搐的患者，床边备牙垫或压舌板，必要时在患者家属知情同意下用约束带，防止患者舌咬伤及坠床。

三、结核性脑膜炎

结核性脑膜炎（TMD）是由结核杆菌引起的脑膜和脊髓膜的非化脓性炎症性疾病，是最常见的神经系统结核病。主要表现为结核中毒症状、发热、头痛、脑膜刺激征、脑神经损害及脑实质改变，如意识障碍、癫痫发作等。本病好发于幼儿及青少年，冬春季较多见。

（一）护理要点

密切观察患者的病情变化，观察有无意识障碍、脑疝及抽搐加重的发生。做好用药指导，定期监测抗结核药物的不良反应。对抽搐发作、肢体瘫痪及意识障碍的患者加强安全护理，防止外伤，同时给予相应的对症护理，促进患者康复。

（二）护理措施

1. 一般护理

（1）休息与活动：患者出现明显结核中毒症状，如低热、盗汗、全身无力、精神萎靡不振时，应以休息为主，保证充足的睡眠，生活规律。病室安静，温湿度适宜，床铺舒适，重视个人卫生护理。

（2）饮食护理：保证营养及水分的摄入。提供高蛋白、高热量、高维生素的饮食，每天摄入鱼、肉、蛋、奶等优质蛋白，多食新鲜的蔬菜、水果，补充维生素。高热或不能经口进食的患者给予鼻饲饮食或肠外营养。

（3）戒烟、酒。

2. 治疗及用药护理

（1）抗结核治疗：早期、联合、足量、全程、顿服是治疗 TMD 的关键。强调正确用药的重要性，督促患者遵医嘱服药，养成按时服药的习惯，使患者配合治疗。告知药物可能出现的不良反应，密切观察，出现如眩晕、耳鸣、巩膜黄染、肝区疼痛、胃肠道不适等不良反应时，及时报告医生，并遵医嘱给予相应的处理。

（2）全身支持治疗：减轻结核中毒症状，可使用皮质类固醇等抑制炎症反应，减轻脑水肿。使用皮质类固醇时要逐渐减量，以免发生"反跳"现象。注意观察皮质类固醇的不良反应，正确用药，减少不良反应。

（3）对症治疗：根据患者的病情给予相应的抗感染、脱水、降低颅内压、解痉治疗。

3. 体温过高的护理

（1）重视体温的变化，定时测量体温，给予物理或药物降温后，观察降温效果，以及患者有无虚脱等不适出现。

（2）采取降温措施。①物理降温。使用冰帽、冰袋等局部降温，温水擦浴、乙醇擦浴等全身降温，观察患者的反应，防止继发效应抵消治疗作用及冻伤的发生。身体虚弱的患者在降温过程中，控制时间，避免能量的消耗。②药物降温。遵医嘱给予药物降温，不可在短时间内将体温降得过低，同时注意补充水分，防止患者虚脱。儿童避免使用阿司匹林，以免诱发 Reye 综合征，即患者先出现恶心、呕吐，继而出现 CNS 症状，如嗜睡、昏睡等。小心谨慎使用金刚烷胺类药物，以免 CNS 不良反应的发生。

4. 意识障碍的护理

（1）生活护理：使用床挡等保护性器具。保持床单清洁、干燥、无渣屑，减少对皮肤的刺激，定时给予翻身、拍背，按摩受压部位，预防压疮的发生。注意口腔卫生，保持口腔清洁。做好大小便护理，满足患者的基本生活需求。

（2）饮食护理：协助患者进食，不能经口进食时，给予鼻饲饮食，保障营养及水分的摄入。

（3）病情监测：密切观察患者的生命体征及意识、瞳孔变化，出现异常及时报告医生，并配合医生处理。

（三）健康教育

1. 疾病知识指导

（1）病因及发病机制：结核杆菌通过血行直接弥散或经脉络丛播散至脑脊髓膜，形成结核结节，结节破溃后结核菌进入蛛网膜下腔，导致 TMD。此外，结核菌可因脑实质、脑膜干酪灶破溃所致，脊柱、颅骨、乳突部的结核病灶也可直接蔓延引起 TMD。

（2）主要症状：多起病隐匿，病程较长，症状轻重不一。①结核中毒症状，如低热、盗汗、食欲减退、疲乏、精神萎靡等；②颅内压增高和脑膜刺激症状，如头痛、呕吐、视盘水肿及脑膜刺激征；③脑实质损害，如精神萎靡、淡漠、谵妄等精神症状或意识状态的改变；部分性、全身性的痫性发作或癫痫持续状态；偏瘫、交叉瘫、截瘫等脑卒中样表现；④脑神经损害，如动眼、外展、面及视神经易受累及，表现为视力下降、瞳孔不等大、眼睑下垂、面神经麻痹等。

（3）常用检查项目：脑脊液检查、头部 CT 及 MRI、红细胞沉降率等。

（4）治疗：①抗结核治疗，如异烟肼、利福平、吡嗪酰胺、链霉素、乙胺丁醇等，至少选择3种药物联合治疗，根据所选药物给予辅助治疗，防止药物不良反应；②皮质类固醇，用于减轻中毒症状、抑制炎症反应、减轻脑水肿、抑制纤维化，可用地塞米松或氢化可的松等；③对症治疗，包括降低颅内压、解痉、抗感染等。

（5）预后：与患者的年龄、病情轻重、治疗是否及时和彻底有关。部分患者预后较差，甚至死亡。

2. 饮食指导

提供高蛋白、高热量、高维生素、易消化吸收的食物，每天摄入鱼、肉、蛋、奶等优质蛋白，多食新鲜的蔬菜、水果，补充维生素，保证水分的摄入。

3. 用药指导

（1）抗结核药时要遵医嘱正确使用，早期、足量、联合、全程、顿服是治疗本病的关键。药物不良反应较多，如使用异烟肼时需补充维生素 B_6 以预防周围神经病；使用利福平、异烟肼、吡嗪酰胺时需监测肝酶水平，及时发现肝脏损伤；使用链霉素时定期进行听力检测，及时应对前庭毒性症状。

（2）使用皮质类固醇药物时，观察用药效果，合理用药，减少不良反应的发生。

（3）应用脱水、降颅压药物时注意电解质的变化，保证水分摄入；使用解痉、抗感染等药物时给予相应的护理，如注意观察生命体征的变化等。

4. 日常生活指导

（1）指导患者注意调理，合理休息，生活规律，增强抵抗疾病的能力，促进身体康复。

（2）减少外界环境不良刺激，注意气候变化，预防感冒发生。

（3）保持情绪平稳，积极配合治疗，树立战胜疾病的信心。

（王景佳）

第四节　运动障碍性疾病

运动障碍性疾病又称锥体外系疾病，是以运动迟缓、不自主运动、步态及肌张力异常为主要临床表现的神经系统疾病，多与基底核（又称基底节）功能紊乱有关。基底核由壳核、尾状核、苍白球、丘脑底核及黑质组成，这些结构通过广泛的联系综合调节运动功能。临床常见的运动障碍性疾病有帕金森病、肝豆状核变性等。

一、帕金森病

帕金森病（PD），又称震颤麻痹，是一种常见于中老年的神经变性疾病。该病男女均可发病，女性发病率低于男性，随着年龄的增长，发病率增高。主要临床特征为静止性震颤、肌强直、运动迟缓、步态异常等。

（一）护理要点

患者需要充足的休息，保证生活环境、设施的安全性，给予患者每日充足的营养摄入。严密观察患者的症状及服药后的缓解程度；督促患者按时按量遵照医嘱服用药物。

（二）护理措施

1. 一般护理

（1）为患者准备辅助行走的工具，如拐杖；患者下床活动前做好准备工作，如给予双下肢按摩。

（2）选用质地柔软、宽松、易穿脱的衣服，如拉链式或粘贴式衣服。病室增加扶手，调整室内座椅及卫生间设施的高度，有助于患者在室内活动。避免使用易碎物品，防止患者受伤。日常生活用品置于患者易于取拿的位置。床旁设置呼叫器。

（3）保证患者每日有足够的营养摄入，以满足机体消耗。

（4）鼓励患者规律排便、排尿，根据个人排便习惯，选择固定时间及舒适体位进行尝试性排便，同时，可顺时针方向按摩腹部，促进排便。

2. 病情观察及护理

（1）观察患者用药后的效果及是否出现药物不良反应。用药应从小剂量开始，逐渐增加，直到可以控制疾病症状的剂量，且用药需严格遵照服药时间。因此，该病患者的用药必须专人管理，定时定量遵照医嘱给患者服药，切勿擅自更改药量、漏服或停药，如长期如此，会导致各器官严重受损。长期服药时，患者会出现药物不良反应，如恶心、呕吐、心律失常、"开—关"现象、异动症、剂末现象甚至精神症状，因此，应严密观察患者用药后的反应。

（2）观察患者是否出现关节僵直、肌肉萎缩，尽早开始肢体功能锻炼。早期鼓励患者下床活动，例如大踏步、起坐练习、太极拳等，常规功能锻炼后适当增加具有针对性的锻炼，如深呼吸、提肛运动等。晚期不能进行自主功能锻炼的患者可给予肢体被动功能锻炼。

（3）观察患者的心理变化。护士及患者家属应变换角色，做一名良好的听众。由于患病后，患者的生活会受到很大的影响，严重者需长期卧床，生活完全不能自理，因此会产生自卑心理，不愿与他人交流，甚至有轻生的想法，所以作为一名听众，应理解患者所想，给予其心理支持，讲解疾病的相关知识和以往成功病例，帮助患者树立战胜疾病的信心。定时给患者及其家属举办座谈会，介绍疾病相关的最新信息，鼓励患者之间相互交流，彼此给予信心，这样不仅使患者对疾病有更深入的了解，也可以让患者家属更了解患者，更好地进行家庭照顾。

3. 管道维护

（1）患者病情严重时会出现进食、饮水呛咳，甚至吞咽障碍，为保证患者进食量充足及避免误吸发生，应评估患者有无食管-胃底静脉曲张，对于食管癌和食管梗阻者，可建议给予鼻饲管置管，讲解置管的配合方法、注意事项。

（2）部分患者长期服用药物，会出现排尿困难的不良反应，必要时可给予留置导尿。尿管及尿袋明确标记留置日期；妥善固定尿管，避免牵拉、打折；尿袋勿高于患者膀胱，避免尿液回流，继发感染；医用聚氯乙烯尿袋每7天更换一次，硅胶尿管每14天更换一次，注明更换日期。每天给予2次会阴护理，观察尿液的颜色、量和性状，避免尿路感染，必要时可遵照医嘱给予膀胱冲洗。

（三）健康教育

1. 疾病知识指导

（1）概念：PD是中老年常见的神经系统变性疾病，主要临床体征为静止性震颤、运动迟缓、肌强直和姿势步态不稳。主要病理改变是黑质多巴胺能神经元变性和路易小体形成。

（2）病因：①年龄老化，PD患者常见于中老年人，说明该疾病与年龄老化有关；②环境因素，长期接触杀虫剂或除草剂等工业化学品等可能是本病的危险因素；③遗传因素，据报道10%的患者有家族史。

（3）主要症状：常见于中老年人，女性发病率略低于男性。起病缓慢，进行性加重，先发症状多为震颤，其次为步行障碍、肌强直和运动迟缓。

（4）常用检查项目：头部CT或MRI，功能性脑影像正电子发射计算机断层扫描（PET）或单光子发射计算机断层扫描（SPECT）等。

（5）治疗：包括药物治疗、外科手术治疗及康复治疗。药物治疗应从小剂量开始，逐渐加量，目的是以最小剂量达到满意效果。

（6）预后：此病为慢性进展性疾病，不可治愈。部分患者早期可继续工作，逐渐丧失工作能力。也有疾病迅速发展者，多死于感染、肺炎等并发症。

2. 饮食指导

（1）鼓励患者进食高热量、高维生素、高纤维素且容易咀嚼的食物，例如蔬菜、水果、奶类等，也可进食适量优质蛋白及营养素，以补充机体需要。指导患者多选择粗纤维食物，如芹菜等，多饮水，预防便秘的发生。

（2）患者发病后，胃肠功能、咀嚼功能均有减退，营养摄入不足，加之肢体震颤会消耗大量的能量。因此，为满足患者的机体消耗，宜少食多餐，必要时可将食物切成小块状，便于咀嚼。

（3）为患者提供安静的进餐环境，充足的进餐时间，如进餐时间过长，可将食物再次加热后食用。餐具尽量使用钢制材料，不易破碎；选择汤匙或叉子等进食，以方便患者使用。

3. 用药指导

PD 患者需长期服药，甚至终身服药，药量及服药时间必须严格遵守医嘱，药物剂量不可随意增减，甚至擅自停药，以免加快病情进展。服药后如发生不良反应，应及时告知医生，给予对症处理。

（1）左旋多巴制剂：早期会出现恶心、呕吐、食欲减退、腹痛、直立性低血压等不良反应，此时可遵照医嘱减少药物剂量或更改服药时间，以缓解症状。当出现严重的精神症状，如欣快、幻觉、精神错乱、意识模糊等，立即告知医生，给予处理。长期服用左旋多巴制剂，患者会出现异常运动和症状波动的不良反应。异常运动是肌张力障碍样不随意运动，表现为摇头，以及双臂、双腿和躯干的各种异常运动。波动症状包括"开—关现象"和"剂末恶化"两种。"开—关现象"指每天多次波动于运动减少和缓解两种状态之间，同时伴有异常运动。出现"开—关现象"，可遵照医嘱适当减少每次口服剂量，增加每日口服次数，但每日服药总量不变或加用多巴胺受体激动剂，减少左旋多巴的剂量，以预防和缓解发生。"剂末恶化"指每次用药后，药物的作用时间逐渐缩短，表现为症状有规律性的波动。当出现"剂末恶化"症状时，可增加单日总剂量，分多次服用。服药期间应避免使用维生素 B_6、氯丙嗪、利舍平、氯氮等药物，防止出现直立性低血压或降低药效。为延长左旋多巴的使用时间、减少左旋多巴的使用剂量及药物不良反应，左旋多巴常配合盐酸普拉克索和（或）恩他卡朋联合口服，但盐酸普拉克索会出现低血压的不良反应，因此在应用此类药物前和服药中应监测患者血压，如血压偏低，及时告知医生，给予调整药物剂量，甚至停药。

（2）抗胆碱能药物：常出现口干、眼花、视物模糊、便秘、排尿困难，甚至影响智能，严重者会出现幻觉等精神症状。此类药物较适用于年轻患者，老年患者应慎用，前列腺肥大及闭角型青光眼患者禁用此药。

（3）金刚烷胺：不良反应有口渴、心绪不宁、踝部水肿、视力障碍等，但均少见。哺乳期妇女及严重肾衰竭患者禁用。忌与酒同服。避免睡前服用，以免影响睡眠质量。

（4）多巴胺受体激动剂：常见不良反应与左旋多巴相近，区别在于直立性低血压及精神症状的发生率偏高，异动症的发生率偏低。

4. 日常生活指导

（1）指导患者家属多了解患者在生活、心理等方面的需要，鼓励患者做力所能及的事，鼓励患者进行自我照顾。生活不能自理的患者，应做好安全防护。由于患者病程较长，因此，指导患者家属进行协同护理，掌握相关生活护理方法，以保证患者出院后得到较高质量的生活照顾。

（2）起病初期，轻度运动障碍患者能够做到基本的生活自理，因此只需协助及保证患者安全。

（3）肢体震颤患者，应更为重视安全，避免发生烫伤、烧伤、割伤等。让患者使用钢制碗筷及大把手的汤匙进食。

（4）对于有精神症状或智能障碍的患者，安排专人进行护理，24 小时监管，保证患者正常治疗及生活安全。

（5）卧床、完全不能自理的患者，保证衣物及床单整洁，定时给予翻身及皮肤护理，必要时也可给予泡沫贴或气圈保护骨隆突处。生活用品摆放在病床附近，以便拿取。呼叫器设置在床旁墙壁，触手可及，随时呼叫。

（6）协助患者进食或喂食，进食后及时清理口腔。口角有分泌物时及时给予擦拭，保持衣物及个人卫生清洁，从而保证患者形象良好，避免产生自卑心理。

（7）与患者沟通需诚恳、和善，耐心倾听，充分了解患者心理及生活需要。如患者语言沟通障碍，可为患者准备纸笔进行书面沟通或进行手势沟通。

（8）患者外出需有人陪伴，随时佩戴腕带或患者信息卡（注明患者姓名、住址、联系方式、病史、就诊医院、科室），防止走失或出现突发情况。

5. 康复指导

（1）疾病初期，鼓励患者参加各项社交活动，坚持适当的锻炼，如太极拳、散步等，确保身体各关节及肌肉得到适当的活动。

（2）疾病中期，患者会出现运动障碍或某些特定动作困难，所以，可有计划、有针对性地进行功能锻炼。如患者坐起困难，可反复练习此动作。患者处于疾病中期时仍可完成基本的生活自理，因此，可通过完成日常生活自理进行功能训练，如穿脱衣服、拖地等。鼓励患者大踏步、双臂自然摆动进行锻炼，如出现突然僵直，指导患者放松，不可强行牵拉。

（3）疾病晚期，患者卧床，不能完成主动功能锻炼，需要给予被动功能锻炼，活动关节，按摩四肢肌肉，切勿过度用力，以保持关节功能，防止肌肉萎缩发生。

（4）对于言语障碍及吞咽困难的患者，进行鼓腮、伸舌、龇牙、紧闭口唇等动作锻炼面部肌肉功能。言语障碍者，指导患者练习读单字、词汇等，以锻炼患者协调发音。

二、肝豆状核变性

肝豆状核变性（HLD），又称 Wilson 病，是一种遗传性铜代谢障碍所致的肝硬化和以基底节为主的遗传性脑部变性疾病。儿童、青少年期起病，也可有少数推迟至成年发病，欧美国家较为罕见，我国较多见。临床多表现为精神症状、肝功能损害、肝硬化及角膜色素环（K-F 环）等。

（一）护理要点

为患者提供安静、设施安全的病室，以保证其正常生活。选择低铜或无铜食物，严格控制铜的摄入。严密观察患者的病情变化，如电解质的变化、是否出现黄疸等。增进与患者的沟通，发现心理问题及时解决。

（二）护理措施

1. 一般护理

（1）选择安静、整洁的病室。病室内、走廊及卫生间设置扶手，方便患者扶着行走；病室地面清洁、平坦；日常生活用品放置在患者触手可及的位置；患者下床活动时，专人陪伴，确保患者安全。疾病早期，未影响患者正常生活，如患者正在上学，应指导患者家属与学校相互沟通，随时监测患者生活状态及是否出现病情变化。出现严重肝功能损害表现时，指导患者卧床休息，选择舒适、安静的病房。出现神经及精神症状时，应专人护理，佩戴腕带，必要时在家属的同意下使用约束带，保证患者安全，满足患者生活需要。

（2）限制铜的摄入，选择低铜或不含铜的食物，避免进食贝类、动物内脏、巧克力等含铜量较高的食物，避免使用铜质餐具。指导患者进食低铜、低脂、高热量、高蛋白、高维生素、易于消化的食物，如水果、蔬菜、面条等。

（3）保持床整洁、干净、无渣屑，保持患者皮肤完整。指导患者避免情绪过度紧张，鼓励其参加适当的运动，如散步。

2. 病情观察及护理

（1）监测患者尿铜及血清电解质的变化，如有异常，应及时通知医生，遵照医嘱给予对症处置。

（2）监测患者是否出现肝损害表现，如黄疸、肝脾肿大、腹水甚至意识障碍等；是否有眼部变化，如 K-F 环（铜在角膜弹力层沉积产生的角膜色素环）。

（3）观察患者是否出现牙龈出血、皮下出血甚至鼻腔及消化道出血等，如出现病情变化，应及时通知医生。

（4）患者多是青少年期起病，病因多为遗传，因此可能在一个家族中会有多人患病，患者容易产生很大压力，出现自卑心理，与人沟通减少等。护士应担当倾听者的角色，耐心听取患者的倾诉，同时在此过程中，了解患者的心理变化，发现患者的心理问题，给予其有针对性的心理支持。向患者讲解疾病相关知识，帮助患者树立战胜疾病的信心。

（三）健康教育

1. 疾病知识指导

（1）概念：HLD 是一种铜代谢障碍导致基底核变性和肝功能损害的疾病。

（2）病因：遗传因素。

（3）主要症状：主要有进行性加重的锥体外系症状、神经系统症状、肝脏症状及眼部损害。

（4）常用检查项目：血清铜蓝蛋白及铜氧化酶测定，肝功能检查，头部 CT 和 MRI 等。

（5）治疗：控制铜摄入，药物控制铜的吸收（如锌剂、四硫铜酸铵等），促进铜的排泄（如 D-青霉胺、三乙基四胺等），手术治疗。

（6）预后：早期发现，早期治疗，一般较少影响生存质量及生存期。少数病例死于急性肝衰竭及晚期并发感染。

2. 用药指导

指导患者严格遵医嘱长期服用药物，观察用药后的不良反应，及时告知医生，予以处置。

（1）常用抑制铜吸收药物：锌剂，减少铜在肠道中的吸收，可增加尿铜和粪铜的排泄量，不良反应常出现消化道症状，如恶心、呕吐等，若出现以上症状，应及时告知医生。

（2）常用促进铜排泄药物。①D-青霉胺，是首选药物。应用此药前先进行青霉素皮试，皮试结果为阴性方可使用 D-青霉胺。当出现发热、皮疹等过敏症状时，要及时告知医生，遵医嘱停药。服用 D-青霉胺，可以出现消化道症状、皮肤变脆容易破损等，长期服用时可出现免疫系统症状，如狼疮综合征、再生障碍性贫血、肾病综合征等。长期服用 D-青霉胺患者，医生建议同时服用维生素 B_6，防止继发视神经炎。②二硫丁二钠，不良反应较轻，可出现鼻腔或牙龈出血。

3. 日常生活指导

（1）规范生活习惯，保证充足睡眠。如需要，可协助患者完成日常生活，日常用品放置在易于拿取的位置。

（2）指导患者调整情绪，避免过度紧张和情绪激动。

（3）鼓励患者参加各项社交活动，坚持锻炼。

（4）卧床患者保持病床整洁，定时翻身拍背，按摩骨隆突处，避免皮肤完整性受损。

4. 康复指导

HLD 患者会出现神经系统症状，如肢体不自主震颤、动作迟缓等，康复训练可见本节帕金森病患者的康复指导。

（朱　岩）

参考文献

[1]刁永书，文艳秋，陈林，等．肾脏内科护理手册［M］．2版．北京：科学出版社，2016.

[2]张铭光，杨小莉，唐承薇，等．消化内科护理手册［M］．2版．北京：科学出版社，2015.

[3]郎红娟，侯芳．神经外科专科护士实用手册［M］．北京：化学工业出版社，2016.

[4]陈茂君，蒋艳，游潮．神经外科护理手册［M］．北京：科学出版社，2015.

[5]陈金宝，刘强，姜桂春．肿瘤护理学［M］．上海：上海科学技术出版社，2016.

[6]刘梦清，余尚昆．外科护理学［M］．北京：科学出版社，2016.

[7]潘瑞红．专科护理技术操作规范［M］．武汉：华中科技大学出版社，2016.

[8]孟共林，李兵，金立军．内科护理学［M］．北京：北京大学医学出版社，2016.

[9]赵艳伟．呼吸内科护理工作指南［M］．北京：人民卫生出版社，2016.

[10]丁淑贞．心内科护理学［M］．北京：中国协和医科大学出版社，2015.

[11]游桂英，方进博．心血管内科护理手册［M］．北京：科学出版社，2015.

[12]刘玲，何其英，马莉．泌尿外科护理手册［M］．北京：科学出版社，2015.

[13]张欣．血液科护理［M］．北京：中国中医药出版社，2015.

[14]张静芬，周琦．内分泌科护理学［M］．北京：科学出版社，2016.

[15]陆一春，刘海燕．内科护理学［M］．北京：科学出版社，2016.

[16]王兰．肾脏内科护理工作指南［M］．北京：人民卫生出版社，2015.

[17]杨海新，郝伟伟，赵素婷．神经内科实用护理［M］．北京：军事医学科学出版社，2015.

[18]翁素贞，叶志霞，皮红英．外科护理［M］．上海：复旦大学出版社，2016.

[19]池晓玲．手术室护理实践指南［M］．北京：人民卫生出版社，2015.

[20]李艳梅．神经内科护理工作指南［M］．北京：人民卫生出版社，2016.

[21]沈翠珍．内科护理［M］．北京：中国中医药出版社，2016.